U0318572

中国叙事医学与医者职业素养

杨晓霖 著

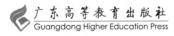

广东高等教育出版社
Guangdong Higher Education Press

· 广州 ·

图书在版编目（CIP）数据

中国叙事医学与医者职业素养 / 杨晓霖著. —广州：广东高等教育出版社，2023.12
ISBN 978-7-5361-7453-5

Ⅰ. ①中… Ⅱ. ①杨… Ⅲ. ①叙述学 – 应用 – 医学 – 教材 ②医学 – 职业道德 – 教材 ③医学伦理学 – 教材 Ⅳ. ①R

中国国家版本馆 CIP 数据核字（2023）第 080887 号

ZHONGGUO XUSHI YIXUE YU YIZHE ZHIYE SUYANG

出版发行	广东高等教育出版社
	地址：广州市天河区林和西横路
	邮编：510500　　营销电话：（020）87553735
	网址：http://www.gdgjs.com.cn
印　刷	佛山市浩文彩色印刷有限公司
开　本	787 mm × 1092 mm　1/16
印　张	19.75
字　数	420 千
版　次	2023 年 12 月第 1 版
印　次	2023 年 12 月第 1 次印刷
定　价	56.00 元

序

　　我第一次结识杨晓霖教授是 2018 年在深圳大梅沙的亚洲医学人文菁英训练营授课会场。当时国内医学人文界的主要学者大多参加，她作为一名年轻的学者讲授叙事医学给我留下很深印象。随后我们在许多医学交流场合相遇，这些年来，她一直在叙事医学领域耕耘开拓，收获颇丰。这次她的两本新书"人文与叙事"系列的《中国叙事医学与医者职业素养》和《医者叙事能力与职业发展》邀我作序，便欣然应允。饶有兴趣地阅读了这两部著作的书稿，感慨杨晓霖教授在著作中所展现出来的博学多思、人文情怀以及时代担当。

　　人文情怀是一种普遍存在于人类之间的本真情感，是一种对自我的关怀和对他人的关注、关切和照护。人文情怀具体表现为对人的尊严、价值、命运的维护、追求和关切，因为人是万物之灵。个人的人文精神也是个人知识、文化、修养、品德、气质等的综合体现。人文是满足人的普遍精神需求，安抚人的心灵的养心之学。

　　医学的人文情怀是一种与人类健康息息相关的本真情感。医疗是与疾病抗争的过程，医学是安慰、帮助、拯救，最终引向的应该是疾病的疗愈和痛苦的消除。所以医学是一门与人文联系最为紧密的学科，或者说医学人文具有普世性、天然性和永恒性。因为医学是关于人的科学，人文是尊重人的价值（生命、智慧、情感和灵魂），而医学与这些都有着根本的、千丝万缕的联系。

医学与人文关系密切，还可以从近100年来诺贝尔文学奖颁给以医学、医生为主题的作品给以佐证：加缪的《鼠疫》、索尔仁尼琴的《癌症楼》以及莫言的《蛙》等作品都是对医学场景或医生命运的描述以揭示人性、针砭时弊，拓展的是人们对医学认知的固有边界和思维空间。几乎所有伟大的文学艺术作品都必然浸淫着人类对生命与死亡、疾病与痛苦的审视。

现代医学发展取得了巨大的进步，进入前所未有的繁荣阶段，但也陷入了巨大的困境和迷茫。由于医学被过度神话，直接导致患者和患者家属对医生或者"治愈"期望值过高，临床实践中一旦出现一些不可控的突发性事件（误诊、漏诊或者治疗失败等），医患危机瞬间爆发，伤医事件屡见不鲜。很难想象医生每天都要战战兢兢工作的场景，这不利于医学的发展和进步，更不利于年轻人实现投身医学的初心；我们更难想象等我们有一天生病了，没有医院或者医生给我们看病的场景。

我认为，走出现代医学困境有如下几个途径：第一个，制度的变革，改革医药卫生体制，消除市场崇拜，让医疗事业回归基本、回归公益。第二个，走出技术崇拜的迷雾，将生物—心理—社会医学模式落到实处，叙事医学就是一个很好的模式。第三个，提高医生的人文修养，重塑医疗行业的职业形象和道德自觉。提高医生的人文素养和文化知识，鼓励医生多阅读文、史、哲等经典，提倡医生非职业性阅读兴趣面，同时鼓励医生多阅读诗、书、画等方面的经典剧作。医生通过扩大阅读面可以提升人文情怀和职业素养。

与此同时，我也认为，医者要实现职业上的可持续发展，需要养成叙事性反思写作的习惯。创作可以提高医者的推断能力和职业反思能力，同时疗愈自己的灵魂。写作能够帮助医生成为更好的医生，同时，医生职业也为力透纸背的写作提供了丰富多元的感人素材。医生出身的作家不乏其人，比如创作《药》和《狂人日记》的鲁迅，创作《活着》和《许三观卖血记》的余华，创作《红处方》和《血玲珑》的毕淑敏，《福尔摩斯探案集》的作者柯南道尔，《第六病室》的作者契诃夫，《光与影》《遥远的落日》的作者渡边淳一，还有毛姆、冰心、冯唐……

医者，艺也。袁钟教授曾经提出，医院需要用艺术唤起神圣使命，用艺术觉悟至上悲悯，用艺术点燃生命之光，用艺术抚慰痛苦心灵，用艺术超越生死极限。作为一种人文艺术，叙事性阅读和写作的过程不仅可以培养医者临床观察所需要的文本细读能力，也能培养医者的好奇心和叙事预测与推理能力。艺术可以激发情感、智慧，丰富人的心灵，一个人的审美倾向一定程度决定着他的世界观、人生观、价值观的塑造，艺术修养可以提升文化品位、创造能力和生活品质，所以医生作为大知识分子应该培养艺术爱好，提升审美能力。

医学是不断进步的科学，新知识、新发现、新技术层出不穷，医学又是"包罗万象"牵涉众多的学科。有人说医学是"顶天立地"的科学：顶天——它高耸云端，代表着现代科学的前沿；立地——它关系生老病死，甚至关系柴、米、油、盐、茶等许多世俗事务。所以医生要不断地学习，终生学习，要有广泛的学习兴趣、知识视野。既要入云端，又要接地气。

我认为医生的灵魂应该是丰富的、高贵的，有道德、有信仰。医生的信仰可以是对崇高事业的追求，比如，诺贝尔奖获得者史怀哲是音乐家、哲学博士、神学博士，他30岁在哲学和艺术领域已经卓有成就。当时他看到非洲缺医少药的报道，就毅然放弃音乐事业，开始学医，38岁获得医学博士学位、医师资格，然后将非洲一个养鸡的农舍改造成一间小诊所，为当地人看病近半个世纪。可以说，史怀哲把行医作为一种神圣的精神事业，传播上苍之爱。

医生职业是一切职业中最美好、最崇高的事业。无论医学如何进步，人道、人性的光芒永远是医学救助的价值皈依。我们所投身的领域是一个特殊行业，所考虑的都是事关人的生死存亡的大事，殊不知我们自身有时也已处于困境与迷茫。我们的成功受到知识和能力极限的局限，受到疫苦和死亡必然性的限制。医学需要科学、需要艺术、需要革新、需要追求，也需要谦卑。医学的奇妙之处在于需要我们有一颗不断进取向上的心，一颗充满脉脉温情的心。

叙事医学可以表达，可以抚慰医学的乡愁，也可以展现医学的艺术维度，展现医者的温情与谦卑。叙事医学可以说是一种能够高度融合医学的专业性和人文的普世性的新兴学科。近 10 年来，南方医科大学一直在引领着中国叙事医学体系构建。据说，南方医科大学即将设立校级叙事医学中心，我相信，在"大健康"和"新医科"的语境下，中国叙事医学学者将为医院的高质量发展以及健康中国目标的实现贡献持续的人文力量和叙事智慧。

莫道弦歌无人识，青山明月不曾空。

杨晓霖教授撰写的《中国叙事医学与医者职业素养》《医者叙事能力与职业发展》引经据典，以包容的情怀萃取并融合东西方医学人文精华，用不同语境下的临床故事充分阐释中国叙事医学体系的内涵和本质，是国内不可多得的叙事医学研究专著和医学人文教材。期待全国医务工作者能将这两本著作和我的《让人文照亮医学》作为案头或者手边读物，在繁重的临床工作之余，能时常轻松地翻阅，增加人文知识，提高人文修养，享受人文乐趣，让人文的阳光照亮职业行程，让人文的雨露滋润心灵。

是为序。

中山大学医学院教授和博导

广东省医学会会长

自　序

　　笔者在从事叙事医学理论研究和实践之前，已经在叙事学理论和文学叙事研究领域积累多年，相关研究成果主要发表在《外国文学》、《当代外国文学》、《外国语文》、《外国文学动态研究》、*Frontiers of Narrative Studies*（ESCI）、《叙事》（中国版）、《叙事研究》等期刊上，出版《语言·文化·叙事》《生命的交响与变奏：文学家生命虚构叙事研究》《人文与叙事：文学中的医学》等论著。

　　2008年，笔者进入南方医科大学成为一名教研人员之后，致力于将自己在叙事领域的研究成果最大化地应用于医学教研工作之中。2009年，南方医科大学与世界叙事研究重镇美国俄亥俄州立大学合作，出版《叙事》中国版，笔者作为编辑部主任和副主编，积极引进和推广疾病叙事和叙事医学相关理念。2011年，笔者着手开发相关课程，南方医科大学成为全国第一个在住院规范化培训和临床医学生中开设叙事医学课程的医学院校。2014年，笔者首创"叙事医学课程"公众号，开始构建中国生命健康叙事电子库。2016年，南方医科大学揭牌顺德校区叙事与人文工作室，定期为低年级临床医学生开设"叙事与人文系列"通识课程。

　　2018年，笔者在南方医科大学第八临床医学院（顺德第一人民医院）成立全国第一家叙事医学教研室和叙事医学研究中心之后，逐步在南方医科大学第一临床医学院（南方医院）成立叙事医学工作室，在第二临床医学院（珠江医院）成立叙事成长俱乐部，在公共卫生学院设立启明工作室，培养专职辅导员的叙事素养。在卫生管理学院首开叙事医学和叙事健康管理课程，在药学院本科生中展开叙事药学与职业生涯规划系列讲座，在国际教育学院将叙事医学理念应用于留学生叙事素养的培养和提升。2021 年，南方医科大学中医药学院将筹建中医药文化叙事中心、展开叙事中医药学研究列为学校"十四五"规划。

目前，笔者所在的南方医科大学已经成为国内叙事医学系列课程体系开发最深入、课程设置层次最全面、教材专著出版最多、研究成果最丰硕、实践结合最广泛、与国外合作最紧密、社会影响力最深远的高等医学教育机构。南方医科大学作为高等学校叙事医学实践教育联盟理事长单位，已吸引全国近百家知名综合院校医学院和独立医科大学及其附属医院积极加入。

截至 2023 年 5 月，笔者带领团队在全国已指导成立 30 多家叙事中心，还有多家叙事中心正在筹建中。这些叙事中心所在单位涵盖医学院校、疾控中心、医疗机构和社康中心等，其中包括针对老龄化叙事照护的长者健康叙事中心和针对家庭与育龄女性的新生家庭健康叙事中心以及面向所有民众生命健康叙事素养提升的公众健康叙事中心等。

在全国首家生命健康叙事分享中心所在地——南方医科大学顺德医院，笔者走近临床一线的医生、护士、患者和患者家属群体并聆听他们的心声。由于医学的不确定性和局限性，以及疾病的未知性和复杂性，笔者体验过医护人员面对鲜活生命的骤然离世所遭遇的深切创伤和痛苦；也目睹过医护人员由于不知如何运用人文关怀和叙事照护的力量帮助终末期患者及其家属走出人生至暗时刻所经历的纠结和挣扎，种种经历触动、激励笔者，一定要探索出一条适用于中国的叙事医学研究与实践路径。撰写本书旨在召唤医学教育者和医院管理者重视医学生和医护人员的叙事能力培养，引导其积累叙事经验，提升自我叙事调节能力，懂得灵活运用叙事智慧帮助遭遇苦难的患者以及普通民众走出逆境、困顿和迷茫，奔向新生，践行医学的初心和使命。

叙事医学于 21 世纪初诞生于美国，是"舶来品"，真正进入中国不过十余年。十年前我国医学教育者更多关注的是如何快速培养和提高医学生的医学技术，运用生物医学模式来解除"疾病"问题，注重培养医学生"科学脑"的形成，信奉"科学至上主义"，常忽视医学生"人文心"的培养和塑造。由于医者缺乏"人文心"，叙事素养的缺失和叙事互动力的匮乏常导致医生之间、医护之间、医患之间、患者与患者之间矛盾尖锐对立，甚至剑拔弩张，医、护、患和社会之间的危机潜伏其中，伤医事件屡见不鲜，阻碍了医院的高质量发展。

古人云："仓廪实而知礼节。"随着我国经济的快速发展，物质文明终将决定精神文明。医疗语境下，叙事医学作为一门新兴学科的出现和发展正是精神文明领域的标志性事件。

在"大健康"和"大卫生"语境下，医学教育者逐步开始意识到坚守"科学脑"和"人文心"并重的现实意义。过去，许多医学教育者以及医院管理者和临床医护人员也知道医学人文的重要性，但是如何落地、如何指导临床实践、如何促进医患和谐、如何提升患者就医体验、如何提升医疗服务水准以及如何提升患者满意度进而促进医患和谐，这些问题始终困扰着医院管理者和临床一线的医护工作人员。

"叙事"是人类的基本存在方式，渗透于人类生活的各个层面。近10年来，笔者欣喜地看到中国有一批学者致力于叙事医学理论的构建、传播以及实践。2011年初，笔者发表3篇叙事医学学术论文，同年底，韩启德院士召集叙事医学座谈会，这一年因此被称作"中国叙事医学元年"。中国叙事医学经过12年的发展，已经探索出一条符合中国国情的理论体系和实践路径。中国拥有5 000年的灿烂文明，中国学者拥有足够的历史传承和叙事智慧，结合中国国情，构建中国人的叙事医学理论体系，并在实践中得以在地化发展和逐步完善，旨在打造有温度的医疗，造福中国民众，并在世界医学人文交流中拥有自己的叙事主导权。

叙事医学在中国化过程中传承了中医传统生命智慧与哲学。习近平总书记强调："要推动中华优秀传统文化创造性转化、创新性发展，为民族复兴立根铸魂。"中医和中国生命哲学是叙事医学取之不尽、用之不竭的智慧源泉。中国叙事医学体系构建对中医的传承表现在以下几方面：第一，中医学和叙事医学都强调医学是融合哲学、艺术、伦理、心理等交叉学科的综合体系；第二，两者都强调治疗、养生或康复是"自内而脱之使出"的内建过程，只有调动生命个体的内在资源，方可致"心身俱安"的境界；第三，两者都强调生老病死认知教育，重视"生命之道"与叙事调节，防病于未然。无论是传统的中医学还是新兴的叙事生命健康学，殊途同归，目的都是为实现全人健康服务。

基于此，笔者所倡导和构建的中国叙事医学以提升医学院校人才培养质量和医疗机构的服务水平，改善民众的生命质量为目的，通过提升大健康语境下的各大生命主体，包括医者与民众（包括患者及其家属）的叙事素养，构建多维度的和谐人际叙事关系，让叙事在医院管理和文化传承、医护职业认同和职业发展、疾病诊断和全人治疗、人际沟通与危机化解、心身调节与健康管理、健康传播与疾病科普、安宁疗护和哀伤辅导等方面发挥积极动态作用。

中国叙事医学是一种以"叙事"理念为指引的人文工作和文化实践。它不是心理学的分支或心理学专业下的路径，而是每一位医者必备的内化职业素养。与西方20世纪提出的叙事疗法不同，中国叙事医学已经开发出"生命健康叙事素养""叙事医院管理""叙事照护""叙事共同体""职业叙事闭锁""单一病人身份叙事闭锁""叙事调节""叙事生态""叙事调解""叙事想象力""人际叙事连接""平行叙事病历"等一套理论话语体系。这些核心关键词在本著作及其姊妹篇《医者叙事能力与职业发展》中有详细论述。

笔者期待以本专著的出版为起点，中国叙事医学学者能够逐步将中国化理论体系转化为丰富的成果并指导临床实践。如果说 2011—2023 年是代表中国叙事医学初级阶段的第一个 12 年，那么接下来的 12 年，将全面见证叙事护理学、叙事医院管理、叙事健康管理、叙事全科医学、叙事老年学、叙事妇科学、叙事儿科学、叙事神经学、叙事药学、叙事生殖医学、叙事口腔学、叙事内分泌学、叙事心血管学、叙事消化学等分支学科的诞生、发展与逐步完善。这些分支学科的专著和教材将为医科院校教育教学和人才培养贡献中国学者的人文和叙事智慧。

受时间之限，书中仍有不尽如人意之处，敬请全国同道批评指正，期待再版时加以改良。笔者真心期待与关心和关爱中国叙事医学发展的同道共勉。

是为序。

杨晓霖

于全国首家生命健康叙事分享中心

2023 年 5 月 9 日

目　　录

第一章　中国叙事医学体系概述

　　"大健康"倡导从以"治疗疾病"为中心转向以"人民健康"为中心。从"病"到"人"的转变体现在医院是否营造良好的生命健康叙事生态，医者是否尊重各个生命主体的独特故事，社会是否构建和谐健康的人际叙事关系。

——生命健康叙事分享中心创始人杨晓霖

第一节　叙事医学：从循证医学到精准医学的桥梁

　　许多教育家认为，21世纪是"叙事能力+X能力人才"的世纪。尤其在跟人打交道的行业，如教育行业和医疗健康领域，叙事素养已成为职业发展的必备素养。未来医疗机构的设备和硬件条件越来越趋向同质化，未来医院的竞争焦点将集中在具有医学伦理精神和叙事素养的医疗人才之间的竞争。叙事素养是聆听他人的故事、情感和需求，并对其进行积极、及时、有效回应的综合能力。叙事素养是每一位医护人员必备的"内建"素养，是一种对生命的态度和提供全人照顾的人文境界。[①]作为医学人文精神与临床实践相结合的落地模式，叙事医学体系构建的目的在于培育更多拥有良好叙事素养的临床医学人才。

　　习近平总书记倡导"大健康""大卫生"理念，提出从以"治疗疾病"为中心转向以"人民健康"为中心。中国叙事医学学者杨晓霖教授认为，从"病"到"人"的转变体现在医院是否营造良好的生命健康叙事生态，医者是否尊重生命个体的独特故事，医院是否构建和谐健康的人际叙事关系。医者只有跟患者建立人际叙事连接，谦卑地聆听、关注、阐释并回应患者的故事，才是真正将其当作主体的"人"而非客体

[①] 杨晓霖. 叙事医学不能"拿来主义"，须探索"中国模式"[N]. 中国科学报，2021-12-22.

的"病"。叙事医学强调的正是一种尊重"大健康"语境下每一位生命主体独特的生命故事的人文医学落地模式。

一、叙事医学的兴起背景：现代医学的去人性化趋势

（一）从人文到科学：经验医学、实验医学与循证医学

经验医学时代，两位重要的医学家——古希腊的希波克拉底（Hippocrates，前460—前370）和古罗马的盖伦（Claudius Galenus，129—199）同时也是著名的语言修辞学家。生活在罗马社会核心地带的盖伦是一位热爱写作的博学者，论述的主题涵盖社会道德、语言语法、医学科学、伦理哲学等。其他著名医学家，如中亚伊斯兰被誉为"医学之王"的阿维森纳（Avicenna，980—1037）、中世纪著名的犹太医生迈蒙尼提斯（Maimonides，1135—1204）、西班牙医生彼得·希思帕尼斯（Petrus Hispanus，1205—1277）、文艺复兴时期著名医生帕拉塞尔苏斯（Paracelsus，1493—1541）既是医生，又是哲学家、语言学家和逻辑修辞学家，不仅留下脍炙人口的医学著作，还留下许多语言优美的文字。

许多古代哲学家针对医学提出过超前于时代的睿智观点。柏拉图的《会饮篇》（*Symposium*）中，有一段关于医生厄律克西马库（Eryximachus）的对话。很多研究者没有留意到可以从苏格拉底与厄律克西马库的对话中，看出苏格拉底与其年轻的崇拜者裴多对厄律克西马库的批判。在对话里，苏格拉底问裴多："假如我是厄律克西马库或埃克蒙纳（Acumenus，厄律克西马库的父亲，也是一名医生），我能够随时升高或降低人们的体温，也可以让他们呕吐或肠道蠕动，这类事情都可以得心应手，有了这些知识和技能，我是否能自称我是一位医生？"睿智的裴多答道："这还不够，他们必须知道他们将这些治疗方式用于谁的身上，什么时候用并且用多少，才能称得上医生。"

在这里，厄律克西马库所实践的医学代表的是医学的技术维度，凸显的是不受约束、随心所欲的技术主义（the representative of unlimited technism）。这样的医生不是真正意义上的医生，只能算是一个医学技工。从当今关于医学与人文之间关系的视角来看，也可以说，厄律克西马库代表的是人文精神缺失的医生形象。这也恰好与古希腊医学之父希波克拉底在《医学文集》以及现代医学教育之父威廉·奥斯勒（William Osler，1849—1919）在《旧人文与新科学》演说里的观点相呼应。奥斯勒说："对人文的热爱要与对技术的热爱结合起来——先爱人（philanthropia），再重技（philotechnia）才是认识论上的医学之道。"

我们发现，在苏格拉底和柏拉图的哲学体系里面，已经意识到人的独一无二性。裴多的回答似乎在告诉我们，每一个人在这个世界上都是独一无二的，然而医生的医术却是针对同一类患者群体的，强调的是普遍单一的规律。将患者的个性考虑在内的医道能将这种"个性"（diairesis）和"共性"（synagôgê）辩证连接起来。医学在术的

层面关注的更多是"技术"，而医学在道的层面对于独一无二的患者的回应正是一种人文和人本主义的体现。中国古代关于医学的哲学思想里也提到医术与医道之间的关系，明朝医生赵献可在《医贯》中提到："夫有医术，有医道。术可暂行一时，道则流芳千古。"

然而，在实验医学时代与循证医学时代，医学教育和实践的天平逐渐向作为科学的医学全面倾斜，作为人文和艺术的医学在科学主义与技术主义至上的巅峰几乎遁于无形。[1]法国医生克劳德·伯纳德（Claude Bernard，1813—1878）于1865年出版的《实验医学研究概况》（*Introduction à la medicine expérimentale*）是实验医学鼎盛时期的宣言书，他提出：医院只是通往医学科学的入口，它们是医生展开观察的第一场所；但医学科学真正的圣所却在实验室，只有在科学实验室，医生才能通过实验方法对正常状态和病态下的生命做出解释（见图1-1）。

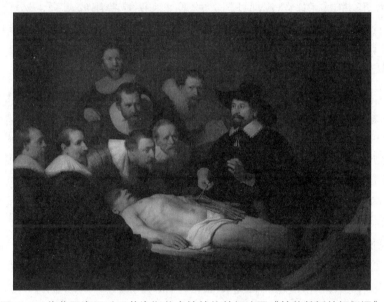

图1-1 收藏于海牙毛里茨海斯美术馆的伦勃朗油画《杜普教授的解剖课》

（*The Anatomy Lesson of Dr. Nicolaes Tulp*，1632）

从此，实验方法逐渐成为重要的知识生产方式，实验室知识成为医学科学性的来源。在实验医学的基础上，以实验为主的医学科学主义继续向前发展，进入循证医学时代，并在20世纪七八十年代达到顶峰，医学科学在细菌学、生物化学、放射诊断与治疗、抗生素等领域取得深化或创新性发展，并发展出许多"以高科技仪器为主的医疗方式"（high-technology medical practice）。生物学家理查德·瓦塞尔萨格（Richard Wassersug，1946— ）宣称，医学的真正进步不是由人文主义学者取得的，而是由配

---

① 杨晓霖. 叙事医学人文读本［M］. 北京：人民卫生出版社，2019.

备显微镜、手术刀、染料、导管、射线、试管和培养皿的医生取得的。①

医学科学化本身并不一定会使医学非人性化，但对科学的极端崇奉，让医生动辄运用百种检验方法、工具和昂贵精密的诊疗设备，例如血样、尿样等的检验分析，心电图、B超、X光、磁共振扫描、胃肠镜、钼靶、病理、基因检测等进行疾病诊断，这种极为快捷的诊断方式却让医者远离了患者，也令患者对自己的身体产生疏离感。在这样的医学临床实践中，患者的"人"成为配角，而"病"则蹿升为主角，患者的主观感受在整个诊治过程中越来越不被重视。循证医学时代对应的现代主义强调客观性，医学与人类的关系越来越成为机器与机器之间的客体性关系。

临床实践在循证医学时代绝对依赖和注重作为科学与技术的生物医学知识。循证治疗的依据来源于系统的临床试验，包括大量的随机测试、元分析、横向研究等。在这一医疗模式下，医生过度依赖统计数据，大量使用（常常并不需要的）各种检查和辅助诊断技术，导致额外风险的增加和医疗费用的飙升。然而，虽然花费在医疗上的费用一直在增加，但科技与医学尚不能有效地处理某些疾病，特别是慢性病及失能问题。在医疗过程中，现代医学往往失去了人性的敏感度，使人的尊严受到伤害。

换言之，循证医学将医学视为专业化、标准化、技术化的学科，将患者从有感情、有个性、有故事的主体降级为客体的疾病。因而，在循证医学与共情医学之间横亘着一条不可逾越的鸿沟。② 客观性必定是"不依赖于语境的"（context-independent），而去语境化则是将所有患者变成客体的疾病的过程。因此，循证医学必定更注重疾病的普遍性和规律性，无视作为整体和全人的患者。这种贬低除科学之外的其他对于优质医疗所必需的证据的医学模式长久来看是低效的。"循证医学的获益不能转化成患者的获益"③。

在循证医学模式下，患者被视为抽象的"具有普遍意义的他者"（generalized others），医护人员将医疗仪器测量与实验室检查数据获得的客观资料（objective data）作为医疗诊断和治疗决策的重要依据，而患者及其家属的主观个体（subjective person）则被严重忽视。然而，循证医学实践模式不能全方位地理解患者主体人生故事语境中释放出来的独特的求助信号，不能理解患者生病的意义，因而也就不可能实现全人健康实践。目前的临床医疗和护理实践主要是基于客观化、标准化、制度化与科学化的实务运用，人文也被技术化和规程化。

---

① 原文是：Real medical progress has not been made by humanitarians but by doctors equipped with microscopes, scalpels, dyes, catheters, rays, test tubes, and culture plates。引自：WASSERSUG R J, PYBURN W F. The biology of the pre-ret' toad [J]. Zoological journal of the linnean society, 1987, 91（2）：137-169。

② JEREMY H, VALERIA B, HAJIRA D M. Therapeutic empathy：what it is and what it isn't [J]. Journal of the royal society of medicine, 2018, 111（7）：233-236.

③ 原文是：The benefits of evidence-based medicine can not be turned into patient benefit。

1978 年诺贝尔经济学奖获得者、认知心理学家赫伯特·西蒙（Herbert Simon，1916—2001，中文名叫司马贺）提出，大量的科学和技术信息会导致注意力和共情能力的缺失。以患者就医为例，诊断疾病进行的各种检验检测，诊断后的用药与手术治疗等偏向可计算的（computable），未来有机会被机器/人工智能所取代；但是，温馨的医患关系，则是属于不可计算的（non-computable），是人与人之间的互动、情感和内在交流，是人类的核心价值之所在，也是未来机器和人工智能难以取代的部分。然而，"数字统治"掩盖了人文精神和讲故事的本能，将一切研究引向一种机械的、简化的、去人文化的固化形式。

（二）科学与人文的断裂使医学走向去人性化

医学从诞生的那一刻起，就与人文形影不离。1 世纪罗马皇帝克劳狄乌斯（Claudius）的御医斯克里博尼·乌斯拉戈斯（Scribonius Largus）提到医学实践的三大特征之一就是"人文"。希波克拉底说，哪里有医学，哪里就有人文；医学的三大法宝是语言、药物和手术刀。希波克拉底在誓言里提到，"医学除了是科学之外，也是一门艺术，温暖的目光、同情的语言和理解的态度，带给患者的力量可能超越外科医生的手术刀和药剂师的药物"。在古希腊语境下，所谓"同情的语言"显然不是那些关于血氧浓度、药物使用规程、胰岛素用量、疾病分类、疾病描述和身体部位等医学术语相关的语言。

在现代医学科学和技术高度发展的语境下，科学世界语言的大量使用严重阻碍了医生与患者之间的相互理解。精确的分类术语、标准化和去语境化的抽象语言对医患之间的相互理解并无益处，相反，这样的语言已成为横亘在医生与患者之间的鸿沟，制造出冷漠氛围，引发患者的恐惧。这些晦涩难懂的语言让人想起圣保罗的《哥林多书信》（Letter to the Corinthians）中的描述："如果我用天使的声音说话，但是语言中却没有爱，那么，我的声音只能算吵闹的敲锣声或叮当作响的铙钹声。"同样，如果医生对患者的语言里没有爱，那么，医生的声音只会给患者带去困扰。

威廉·奥斯勒说，没有人文，医学就会失去自己的另一半。[1] 曾任耶鲁大学医学院院长的美国著名医学教育家、伦理学家埃德蒙·D. 佩雷戈里诺（Edmund D. Pellegrino，1921—2013）也提出医学是"最人文的科学，也是最科学的人文"[2]。

在奥斯勒的人文观念提出半个世纪后的 20 世纪中期，德国哲学家和精神病学家卡尔·雅斯贝尔斯（Karl Jaspers，1883—1969）接过人文的接力棒。他认为人文衰落的结果就是医生只见病不见人，"头痛医头，脚痛医脚"，只见疾病症状不见患者人格，只见具有共性的普遍意义上的群体，不见拥有个性的独一无二的个体。雅斯贝尔斯强

---

① 原文是：Without the humanities，medicine loses a part of itself。

② 原文是：The most humanistic of the sciences，and the most scientific of the humanities。

调，一个真正意义上的医生应不断与作为个体的、有独特人格的患者进行"生存交往"（existentielles communication），不仅帮助患者消除肉体痛苦，还要帮助患者认识疾病，让他从精神上得到抚慰和温暖，重建生活信心，勇敢面对和战胜病魔。这种生存交往的前提就是主动关注患者过去的人生故事。

法国医学哲学家米歇尔·福柯（Michel Foucault，1926—1984）在其著作《临床医学的诞生》（*The Birth of Clinic*）中提到，自从临床医学诞生之后，医生问诊患者从"你怎么不舒服"变成了径直叩问"哪里不舒服"。医生直奔作为客体的疾病，曾经作为主体的患者消失了。"你怎么不舒服"这一问题引出的是患者的故事及其意义，而"哪里不舒服"引出的只是患者身体的一个部位。从此以后，医学不再是医患之间的携手，更多的是从机器和图像里阅读疾病的迹象。这种"临床的凝视"（clinical gaze）将对医生不可见的故事转换成了对医生可见的部位或数据。

换一句话说，临床医学的诞生是科学知识在人体上的一种实证应用，将个体置于实证科学的目视之下，将有感情的个体看作抽离感情的客体。临床实践和教育不断去人文化、去主体化、去故事化，医学的叙事传统丧失殆尽。不只是医学叙事传统消失殆尽，日常叙事传统也消失了，那种由浪漫主义画家描绘的，人们聚集在纺纱小屋（spinnstube）里，在幽暗的灯光下听着故事、传说、笑话的"叙事共同体"（Erzählgemeinschaft）在 20 世纪似乎已经不见影踪。医学生叙事能力丧失，变成了不会交流、没有感情的机器化个体，这一恶性循环给医学实践带来严重问题，其中医患关系紧张问题尤为突出。

临床凝视的不再是作为主体的人，而是各种检查报告、影像资料与科学检测数据，诊室越来越成为医学实验的延伸场所，患者越来越成为实验对象。新开发的医学科技和新研制的药物原本是人类的工具，但在技术至上的环境下，科技俨然成为操控人类的主人，而医生日益变成"操作仪器和解读报告的机器人"。在医学高度发达的当下，医生不需要听取患者的主诉就能通过各种仪器设备，如喉镜（laryngoscope）、胃镜（gastroscopy）、肠镜（enteroscopy）、心电图（electrocardiogram）对疾病有视觉上的了解，患者的故事直接被医生关于疾病的知识所取代，医患之间的距离被拉得越来越远。

正如安图尼斯（João Lobo Antunes，1944—2016）在《新医学》（*A Nova Medicina*）中提出："辅助诊断检查，尤其是影像技术的盛行，导致临床医生越来越不重视口头交流，忽视了临床实践中本应具有的叙事特点。由于言语证据的价值被贬低，就诊时医生越来越少倾听病人的陈述，病人在诊疗过程中处于完全的弱势，空间越来越狭小。"医学社会学家尼古拉斯·朱森（Nicholas D. Jewson）以"病人的消失"来说明医学专业化、制度化进程中，医学的宇宙观由重视个体独特和质性差异的"主体导向"，转变为强调病理层次客观和量化病征的"客体导向"，病人遭到"物化"处置。

　　哈佛著名医学人类学家凯博文（也译作阿瑟·克莱曼，Arthur Kleinman，1941——　）在一个著名的演讲场合以《今日的生物医学与关怀照料：他们不相容到离婚的边缘了吗？》（"Today's Biomedicine and Caregiving：Are They Incompatible to the Point of Divorce？"）为题，阐述了他对当代医学中的科学与人文对立的忧虑。引用奥斯勒在 1919 年生前的最后一个重要演讲《古典人文与新兴科学》（"Old Humanities and New Science"）中的话，凯博文认为科学与人文正在离婚。①

　　凯博文提到印象派画家毕加索唯一一幅与医学院学生相关的画像。让人印象深刻的是画中医学院学生睁一只眼闭一只眼。我们总以为医学院学生都是怀着对关怀的巨大兴趣和对患者苦痛的同情心来到医学院。然而，随着时间的推移，他们变得更加专业化，却与患者渐行渐远。医学院将医生专业化，同时将护理专业化，这使得医学院并没有培养学生的护理能力，反而削弱了他们的护理能力。医学院的学生学会对患者、世界的痛苦与受苦睁开一只眼睛，但也会闭上另一只眼睛，以保护自己不因患者的痛苦与受苦变得脆弱。

　　事实上，不只是患者，在循证医学主导的现代医学体系中，医疗人员的个人性与主体性也逐渐为"机构"与"器械"所淹没。关系物化是双方共同创造出来的产物。当医生将患者当作流水线上待修理的机器，他们必定将自己的工作机械化，沦为机械性工作的流水线工人。医护人员面临职业身份认同缺失、职业心理压力得不到舒缓、职业倦怠比例畸高等严重问题。奥斯勒告诫我们，职业倦怠是医疗事故、医疗差错出现的重要原因。归根结底，一切的源头在于医疗机构中医护患各大生命主体之间的叙事关系被破坏，只有通过倡导叙事关系的重新修复才能真正回归人本和人文。

二、叙事融合科学与人文：西方叙事医学的发展溯源

　　近代以前，医生都将其职业行为"建立在两个柱子上：一是自然科学的知识和技能，一是伦理精神和人文情怀（Ethos der Humanitat）"。亚里士多德说，只教育头脑而不教育内心不是真正的教育。② 现代临床医学之父奥斯勒也提出，"医生必须既头脑清晰又心怀悲悯。医生的工作艰巨而复杂，需要运用最高级的思维能力，同时也要不断地唤起更美好的情感与情怀"③。然而，到了医学科学与技术高度发达的近现代，医学的人文与伦理精神几乎丧失殆尽。

---

① 原文是：Humanists have not enough science and science sadly lacks the humanities…this unhappy divorce…should never have taken place。

② 原文是：Educating the mind without educating the heart is no education at all。

③ 原文是：The physician needs a clear head and a kind heart. His work is arduous and complex，requiring the exercise of the very highest faculties of the mind，while constantly appealing to the emotions and finer feelings。见图 1-2。

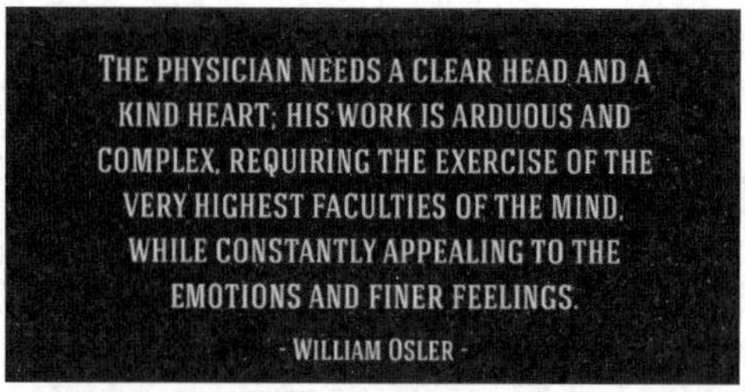

THE PHYSICIAN NEEDS A CLEAR HEAD AND A KIND HEART; HIS WORK IS ARDUOUS AND COMPLEX, REQUIRING THE EXERCISE OF THE VERY HIGHEST FACULTIES OF THE MIND, WHILE CONSTANTLY APPEALING TO THE EMOTIONS AND FINER FEELINGS.

- WILLIAM OSLER -

图1-2 现代医学之父威廉·奥斯勒爵士的名言：医生必须具备科学脑与和善心

19世纪初，一些人文学者和伦理学家开始留意到去人文化给人类带来的潜在危机和灾难。1919年，威廉·奥斯勒爵士曾在牛津大学演说中极力倡导"古老人文与新兴科学"以及"科学脑"与"人文心"之间的和解。"科学脑"形成的主要途径是专业技能与科学知识教育，旨在培养医生的技术或科学理性（scientific or technological rationality），强调有规律可循的学术知识（episteme）；而"人文心"形成的主要途径是人文故事的熏陶与教育，旨在培养医生的"叙事理性"（narrative rationality），强调人与人之间的"实践智慧"（phronesis），一种"因人而异""随机应变"的智慧。

前者是对有规律的新知识和新技术的抽象学习和专研，它是一种可以超越时空的外向型拓展。后者则是在成为医生的过程中不断积累的价值与身份构建，它与具体时空、具体情形联系在一起，是一种内在的或由内而外的人性展演。科学技术使人傲慢，实践智慧使人谦卑，对医学科学知识的狂热追求，如果没有人文和叙事素养进行调节，会导致人性的扭曲。然而，在20世纪末期的循证医学高峰期，英国家庭医生和医学人类学家塞西尔·赫尔曼（Cecil Helman，1944—2009）提出医学的重要前提是科学化的理性（scientific rationality），健康和生病只有在可被客观地观察和测量的情况下才是真的。在这种观点的推动下，临床医学越来越不关注作为主体的患者，而是将一切看作可以量化和客观化的数据。

科学理性思维让我们对患者的个性化故事与情形视而不见，引发了这个时代最严重的医患关系危机。当技术至上主义的冷酷面孔一点点侵蚀着医学人文的另一半时，一些伟大的身影甘愿逆流而上，守候那再不守候恐就要完全丢失的人性，其中一位伟大医生的名字叫理查德·卡波（Richard Cabot，1868—1939）[1]。在他眼里，缺乏人文精神的医学，不愿与患者建立人际关系的医学要么是闭门自我欣赏的杂技（外科），要么就是卖药的商人（内科）。卡波认为，单纯受生理疾病困扰的患者很少，每个受过良好教育的医生都应知道，对大多数疾病的恢复而言，药物产生的效果并不明显。[2] 很

---

[1] 1912年，美国哈佛大学教授理查德·卡波在"Case Histories in Medicine: Illustrating the Diagnosis, Prognosis and Treatment of Disease"一文中，总结出医学的三大关键问题：诊断（diagnosis）、预后（prognosis）和治疗（treatment）。时至今日，医生在给患者看病时仍不离这三大核心。即患者进入诊间，医生看诊、检测患者状态，据此做出诊断，并评估疾病之后的预后发展，最后决定合适的治疗方式。

[2] 原文是：Every educated physician knows that most diseases are not appreciably helped by medicine。

多医生都没有意识到，人文关怀对疾病有意想不到的疗效。

在科学与人文百年的文化裂隙中，寻找达到全人教育的最好方法逐渐成为医学教育者最迫切的任务。在寻找与精准医学时代相匹配的医学人文模式这个答案的过程中，西方教育者发现"叙事"与医学实践的内在关联。叙事是人类存在的基本方式，故事渗透于人类生活的各个层面，尤其是在与患者打交道的过程中，运用叙事理念，可以达到人文关怀的最佳效果。因此，医学教育家从医学与语言、医学与艺术、医学与文学的关系中逐渐发展出"医学与叙事"这一人文新理念。以主体间性和个人化故事为特征的叙事医学逐渐成为引领这个已在路上的医学新时代的重要医学实践模式。

在医学院校开展叙事医学人文教育，并在医学实践中遵循叙事医学理念与原则被证明为实现个人化精准医疗的必经之途。美国医学院校协会（Association of American Medical Colleges，AAMC）报告中推荐三种呈现行为与社会科学学习的方法，第一项就是"使用叙事形式描述医学生在临床实务时如何具体融入行为与社会科学能力"。从学理上看来，由于叙事可以涵盖多层次、多空间、多面向的思考，它结合个人内在对自我的想象以及对社会价值的献身程度，是最有潜力结合人文、社会与医学教育之间的桥梁。正因为如此，"叙事医学"成为近20年来医学人文教育的一项重要趋势。

医学具有两种不同的知识形式，一种是逻辑科学知识（logical-scientific knowledge），也就是医学知识，是对疾病的病理基础的了解与治疗；一种是叙事知识（narrative knowledge），存在于医疗语境下不同主体的叙事中，隐含疾病在生活中扮演的角色、意义以及带来的变化。现代医学关注疾病的逻辑科学知识，不关心患者本身所讲述的叙事知识，更强调客观性的事实、可复制与通用法则，而忽略人之为人的独特性。医学界要重新重视人的独特性和主体性，必须重新评估叙事知识和叙事理性在临床中的重要价值。在这一语境下，"叙事医学"这一新理念逐渐在西方医学教育和临床实践中兴起。

叙事医学概念于2000年由美国哥伦比亚大学的丽塔·卡伦（Rita Charon）教授提出，目前西方许多医学院已开设叙事医学课程。叙事医学的重点在于透过叙事知识，而不是逻辑科学知识的视角来看待疾病，强调的是从医生转向与患者融合的全面视角，对患者的叙事投以关怀尊重和理解的态度，并重视患者诉说自己的身体感受。叙事医学的主体性、关系性和独特性，正好与循证医学所倡导的客观性、技术性以及规律性形成互补，在某种意义上，形成了人文与科学的融合。

2000年之后，国外相继出版丽塔·卡伦《叙事医学：尊重疾病的故事》（*Narrative Medicine：Honoring the Stories of Illness*，2006）、《叙事医学的原则与实践》（*The Principles and Practice of Narrative Medicine*，2017），玛丽亚·马里尼（Maria Marini）《叙事医学与循证医学的桥接》（*Narrative Medicine：Bridging the Gap between Evidence-Based Care and Medical Humanitie*，2016）、《叙事医学中的照护语言》（*Languages of Care in Narrative Medicine：Words，Space and Time in the Healthcare Ecosystem*，2019）等专著。

在哥伦比亚大学丽塔·卡伦、卡尔加里大学亚瑟·弗兰克（Arthur Frank）、伦敦大学国王学院特丽莎·格林哈尔夫（Trisha Greenhalgh）、圣玛丽皇家医学院布莱恩·赫维茨（Brian Hurwitz）等学者的带动下，西方出现医学教育"叙事革命"（Scheurich，2008），大多数西方医科院校积极利用叙事理论开展以疾病叙事阅读和反思性叙事写作为核心内容的教育活动。重新聆听患者讲故事，这是现代医学继18世纪出现的细胞转向（cell turn）之后，医学实践的又一转折，我们将其称作"叙事转向"（narrative turn）。叙事医学对医学人文教育和临床诊疗实践的意义正在不断得到实证，已受到《新英格兰医学》《美国医学会杂志》《柳叶刀》等期刊重视。

丽塔·卡伦教授将叙事医学定义为"借由叙事能力实践的医学"，她将"叙事能力"定义为"认识、吸收、解释并被疾病的故事所感动的能力"（medicine practiced with these skills of recognizing, absorbing, interpreting, and being moved by the stories of illness），并提出叙事医学的三要素：关注（attention）、再现（representation）和接纳（affiliation）。作为一种跨学科（涉及医学实践、叙事知识、文学批评、人类学、社会心理、医学伦理、医学哲学以及医学史等）的生命文化培养模式，叙事医学已经经过20年的发展。叙事医学在医学人文教育、临床实践和医学研究方面的价值以及在生命伦理、人文建设和人才培养上的首创精神已受到学术界的全面认可。

三、中国特色的叙事医学：发展现状与框架体系设置

（一）中国叙事医学体系的特点

从医学生职业素养的层面来看，医学生通过专业课程的学习，掌握的主要是知识、信息和技术，却无法掌握人际沟通和人性尊重的智慧。也就是说，专业课程主要停留在知识和技能的表浅层面（强调 to know 和 to do），而叙事医学旨在引导医学生形成一种敬畏生命和尊重人性的深层次自觉和内建素养（强调 being 和 to be）。叙事医学内化于心的素养能够为医学生学习专业课程打下坚实的专业人文基础，并为今后的专业课程学习起到伦理性和方向性引领的作用。国内许多医学院校和医院已经开设叙事医学课程并开始摸索相关临床实践。叙事医学成为从人文通识教育高效过渡到医学专业或近医类专业教育的必经桥梁。

与之前松散、缺乏体系的人文医学相比，叙事医学以"叙事"为理论框架，融合临床医学、生命哲学、伦理学、社会学、心理学、文学批评等跨学科理念，已经逐步建成中国特色叙事医学体系，是"大健康、大卫生"理念下医院人文建设落地的新模式，也是"新医科"语境下医科院校人才培养和人文教育的新路径，同时也是新时代健康传播教育的新载体，为人民群众提供新的生命健康认知途径。在此背景下，国内学者开始引入叙事人文理念，逐步构建中国特色叙事医学体系。

中国叙事医学中的"叙事"并非19世纪之前的语言传统的简单回归，而是经验医

学时代医学法宝之一的语言的全新升级版本，是在传统基础之上衍生出来的一种全新概念和全新理念。人是由故事构成的生命文化主体。叙事是人类思维、语言交流、事实建构和情感表达的重要载体，与人类健康、临床治疗和医疗关怀等领域的话语和行动直接相关。叙事素养是一种懂得专注地聆听自我和他人的故事、情感和需求，对自我和他人生命叙事中所遇到的困境进行积极有效回应的人际互动能力。关注医疗语境下各大主体的叙事，并注重提升各大主体的叙事素养，能引发生命主体在行动、认知甚至命运上发生内在的自觉转变。

中国叙事医学并非简单地通过聆听和再现患者故事来进行心理辅导，故事本身也是诊疗过程中的重要证据。"积极聆听"的方法在诊断中值得推荐。我们所记录下来的患者疾病故事在某种意义上而言就是在积累诊断经验。正如外科医生兼医学史作家舍温·努兰（Sherwin B. Nuland）所言：行医最让人着迷之处，正是那穿越数千年历史、绵延不断的叙事脉络。科学会变，人性不变。医学会重复发生同样的故事、遇到类似的难题，医者可以从不同时代的医学故事中获得启示，广泛传播的叙事医学故事可以提升诊断效率和准确率。

中国叙事医学体系构建与"大健康"理念以及《"健康中国2030"规划纲要》相呼应。随着中国经济社会的全面发展，人民不断提升健康品质的境界，对高质量医疗服务的需求越来越迫切。中国的医疗体系正在从之前的"卫生"层次提升到"厚生"和"道生"层次。根据中国传统生命智慧，"厚生"指的是提升生命厚度，也就是在有限的生命进程中实现更有质量的人生。"道生"则意味着人类懂得道法自然，对生老病死有理性认知，能够超越生死、身体的限制、疾病的状况、年龄和身体老化的限制，实现心身安适，感受幸福。

道生的实现与主体的生命健康叙事素养相关，也与生命主体所处的健康叙事生态关联。一个实现"道生"的人，第一，能够通过生命叙事统整与自我建立和谐关系；第二，借由主动的叙事连接与叙事调节与周围亲友、同事、职业服务对象以及社会群体和谐相处；第三，利用叙事阅读和叙事分享，获得生老病死的理性认知，能够形成良好的生活习惯，调节内在的心理情绪，不让自己长期暴露在"五味六欲七情"之害中，即使短暂陷入困境，也具有良好的自我叙事调节能力；第四，利用与自然的充分接触，感受自然的变化与生命能量之间的关系。

事实上，"卫生"一词在古代除有"保卫生命"这一重要含义之外，也有保全人性之本的意思。"卫生"一词，最早见于《庄子·庚桑楚[①]》："里人有病，里人问之，病者能言其病，然其病，病者犹未病也。若趎之闻大道，譬犹饮药以加病也，趎愿闻卫生之经而已矣。"按此处所指之卫生，意为就经验上对于生活起居加以注意。引申之，则为保全本性。经者，常道也。卫生之经，乃为保全本性之常道。从今天的语境去理解，"卫生"一词已演进为"保持并增进全人身心健康"的意思。

---

① 庚桑楚为老子的弟子。

作为一种以叙事理念为指引的人文工作和文化实践，中国叙事医学是有一套自己的关键词和理论体系的人文模式。通过理解"职业叙事能力""叙事素养""生命健康叙事素养""人际叙事连接""叙事照护""叙事闭锁""叙事科室管理""叙事智慧""叙事调节""叙事共同体""叙事统整""临终叙事照护师""叙事生态""叙事调解""多视角或换视角叙事""叙事反思""叙事想象力""单一病人身份叙事闭锁""叙事介入""叙事资本""人际叙事连接""叙事断裂""叙事复元力""平行叙事病历"等概念的内涵，懂得如何将这些理念带入医学教学和临床实践中。

叙事医学的两个内化工具——叙事性文本细读与叙事性反思写作关注的都是人的本体存在，文本细读是叙事素养提升的必经之路，而反思写作是叙事素养的检验工具。无论是阅读、聆听还是讲述与写作，叙事性分享都会带来主体关系、主体角色、主体身份或主体视角的变化，这是一个人文内化的过程。

（二）中国叙事医学的初步发展

习近平总书记在 2013 年 8 月 19—20 日召开的全国宣传思想工作会议上明确提出"讲好中国故事，传播好中国声音"的工作要求；在党的十九大报告中指出："讲好中国故事，展现真实、立体、全面的中国。"2021 年 5 月 31 日，提出"在讲好世界故事的基础上，讲好中国故事，构建中国叙事体系"。讲述"中国故事"既要表达"故事"内容，更要凸显"中国"元素。"中国故事"这一话语精准地表述了中国特色社会主义实践经验的叙事性特征。讲述和传播中国故事的过程主要表征为中国精神、中国价值、中国力量的主流意识形态传播过程，这既是一种交流也是一种对话，中国故事的意义同时也在叙事的过程中得以诠释和建构。

做好叙事体系构建和研究才能更好地指导讲好中国故事的实践。广大民众的健康故事、患者及其家属的疾病经验和疾病照护故事、医护人员的医疗实践故事、老年人的老化过程故事、临终者的安宁疗护故事都是中国故事的重要组成部分，是实现和谐中国和幸福中国的关键。"中国故事"是中国叙事体系的具体展开，是中国精神、中国道路、中国力量形象且鲜活的载体，是凝聚建构国家、民族存在和发展的社会思想意识。叙事是指导听说读写故事实践的研究和教育体系，做好叙事体系构建和研究才能更好地指导讲好中国故事的实践。

要营造良好的健康和医疗叙事生态，讲好健康和医疗故事，必须积极构建中国叙事医学体系。健康和医疗故事包括医护患、患者家属和普通民众不同视角的故事。叙事医学理念在中国扎根之前，医护人员忙忙碌碌，疲于奔命，绝大多数医者没有讲述和分享自己的职业故事的意识，放弃了自己的叙事权，医护叙事声音非常微弱。负面故事形成了负面形象，严重影响了医疗叙事生态的平衡。患者，尤其是绝症患者和疑难杂症患者，还有残疾人等的叙事声音被忽略，这类人群的生命质量难以提升。

在"构建中国叙事医学体系"的大背景下，2008 年至 2018 年国内医学教育和医学人文研究出现叙事转向。2008 年，南方医科大学与俄亥俄州立大学出版社合作，创建《叙事》中国版。该学术辑刊结合医科院校的特点，设有"疾病叙事"主题专栏。2010 年，南方医科大学承办中外传记年会，以国外医学教育和临床实践的叙事转向为切入点，开办探讨叙事医学和疾病叙事等概念的分论坛。杨晓霖教授在会议上提出，叙事医学将成为医科院校人文落地的新理念，医生在治疗活动中，应运用叙事素养帮助患者讲述疾病背后的故事，与患者共同构建连贯的、有意义的故事，完成对患者的共情和关怀。

2011 年 4 月，杨晓霖教授发表《医学和医学教育的叙事革命：后现代"生命文化"视角》叙事医学论文。这篇文章被认定为中国叙事医学第一篇论述文章。此后，相关中文文献呈现稳步增长趋势。同年 11 月，韩启德院士召开叙事医学论坛。这一年被学界称作"中国叙事医学元年"。南方医科大学在本科生、研究生、住培医师和医护人员的继续教育中开设叙事医学课程，多所医科院校和规培基地在南方医科大学指导下陆续开设叙事医学必修课。2016 年，南方医科大学在其顺德校区设立叙事与人文工作室，倡导在低年级医学生中展开叙事教育和叙事生涯规划。

近年来，叙事医学在国内学术界还得到詹启敏院士、樊代明院士、郎景和院士、王永炎院士、中国医师协会张雁灵会长以及凌锋教授等知名学者和领导的关注和支持，加速推动了叙事医学与临床实践的结合。2015 年，叙事医学首倡者丽塔·卡伦教授的《叙事医学：尊重疾病的故事》由北京大学郭莉萍教授团队翻译出版。2022 年，北京中医院李博团队翻译意大利叙事医学首倡者玛丽亚·马里尼的《叙事医学：弥合循证治疗与医学人文的鸿沟》一书出版。

2018 年是叙事医学在中国加速发展的开端。这一年，《叙事医学》杂志创刊，南方医科大学建立叙事医学研究中心和叙事医学教研室，杨晓霖陆续出版中国最早的《叙事医学人文读本》以及"人文与叙事系列丛书"等多部专著与教材；2019 年，南方医科大学顺德医院成立生命健康叙事分享中心，并指导深圳、广州、上海、西安、珠海、延吉、淄博、佛山、湛江、东莞等多地医疗机构成立叙事中心。2021 年，广东省医院协会成立叙事与健康人文专业委员会。2022 年，中国高等学校叙事医学实践教育联盟成立，引领广东乃至全国展开叙事医学临床实践。目前，南方医科大学在叙事医学研究和实践方面走在全国前列。

（三）中国叙事医学体系的定义与内容

中国叙事医学首倡者杨晓霖教授致力于构建中国叙事医学体系，于 2018 年首次提出叙事医学框架定义，指出中国叙事医学是以营造中国良好的家庭、学校、职场、医院、生育、长者叙事生态为目标，改善广大民众的生命质量和医疗质量为目的，通过提升大健康语境下的各大生命主体，包括医护患、患者家属和普通民众的叙事素养，让叙事在医院管理与文化传承、医者职业认同形成、疾病诊断和全人照护、诊断告知与医疗决策、人际沟通与危机化解、心身调节与健康管理、健康促进与疾病科普、安宁疗护和哀伤辅导等方面发挥积极动态作用的临床人文落地模式。

叙事理念是一种认识论、一种哲学、一种策略、一种伦理、一种生活。叙事医学教育适用范围非常广，将叙事医学引入医学教育和临床实践的各个层次可达到以下多重目的。

第一，开展叙事人文教育有利于加快医学生社会化进程，做好职业生涯规划，起到伦理道德教化作用和心理疏导作用，多视角的叙事引导更和谐的人际关系，能有效减少校园暴力和学生自杀现象。

第二，阅读、聆听和书写疾病故事是即将成为医生的医学生应具备的涵养和能力。叙事医学人文教育能让医生对患者的患病经历有更具体和深刻的了解，快速建立各维度信任关系，提升诊疗效果。

第三，换视角的视域融合与叙事共情想象让医者更好地进入患者的生命故事世界，理解其处境，意识到自身行为的影响和后果，运用叙事调节与叙事调解能力，有效诊断和疗愈患者，减少医患冲突。

第四，有助于提高医者叙事伦理技能，帮助医者将医疗上的复杂事件运用可读性强的文字解释清楚。各维度的叙事分享和平行叙事病历的书写有助于医者展开深刻的职业反思，积累职业叙事智慧。

第五，有助于挑战医学研究和实践中的固化思维，让医者更具洞察力、想象力、好奇心、创新力、感知力和批判思维力，为医学研究发现新视角，提出新假设，推动医学朝深度人性化方向发展。

第六，更好地构建医生职业身份，舒缓职业压力，减少职业倦怠感和单一职业身份叙事闭锁现象的发生，增强职业认同感，构建和谐的同行关系以及社会关系，营造良好的医院叙事生态。

叙事医学强调医疗职业的最重要特点是运用叙事理念和叙事实践更好地为"人"服务，这个"人"不仅包括患者，也包括医院管理者、医护人员和民众。从医疗机构管理者角度出发，作为叙事医学的分支学科的叙事医院管理能够有效地让"叙事"在医院管理过程中发挥积极动态作用；从不同临床科室出发，"叙事肿瘤学""叙事神经学""叙事内分泌学""叙事心血管学""叙事药学""叙事康复学""叙事骨科学""叙事口腔学"等能够让"叙事"在不同病种患者的诊治中发挥积极动态作用。

从普通民众的视角出发，"叙事健康传播""叙事疾病科普"和"叙事健康管理"能够提升全社会的生命健康叙事素养；从末期患者和临终长者的角度出发，"叙事安宁疗护"能够提升民众的生命和死亡质量。从临床一线医者的视角出发，经过系统的叙事医学教育，医者能够更好地维系医学实践中医者与自我、医者与管理者、医者与患者、医者与同事、医者与社会等五个维度的叙事连接，让叙事医学不仅成为"获取、理解和融合参与疾病体验的各类主体不同视角观点的基本工具"，而且成为提升医者职业生涯规划力和职业可持续发展力的重要保障。叙事医学教育围绕以上几种关系和不同视角展开聆听、阅读、讲述和写作训练，全面提升医学生的叙事素养。

在教育过程中，阅读和写作主要涉及的故事维度包括形成医者历史洞察力的医学发展史上的科学故事和人文故事，提升医者对生、老、病、死以及患者的理解的经典文学故事，构建医者职业身份认同和抵抗职业倦怠的临床现实主义故事，帮助患者及家属以及医护人员进行全人健康疗愈的各类故事。

通过引导医者运用叙事理念，针对经典文学叙事中的生老病死故事，临床现实主义叙事中关于医学、疾病诊断和疗愈的相关故事，医学前辈和同时代医生的教育成长和职业发展故事，从患者及其照护者视角出发的疾痛故事和疾病照护故事展开文本细读和叙事性反思，提升医者的整体职业叙事能力，增强医者的人际叙事连接意识，运用叙事智慧展开不同维度的和谐人际关系构建，在确保自身不陷入叙事闭锁状态，保持职业可持续发展的基础上，引导不同主体展开叙事调节或对其展开叙事介入和叙事照护，最终达到整体提升医疗机构的诊疗水平，实现和谐健康医院建设与"健康中国"的终极目标。

四、叙事医学的未来走向：赋能深度智能医学的发展

到目前为止，医学发展主要经历四个阶段，从 18 世纪前的经验医学时代到 19 世纪开始的实验医学时代，再从 20 世纪中末期开始的循证医学时代到精准医学时代。随着基础医学与医学科技的进步，针对患者的个体差异性进行因人而异的"精准医疗"成为一种可能。如果说经验医学时代，医生的重要法宝是巫术、语言与草药，实验医学时代是新药物与新医疗技术，循证医学时代是越来越精密科学的检测机器与大数据，那么，精准医学时代的法宝则是个性化的（idiosyncratic and individualized）医疗方案与主体间的叙事性交互（inter-subjectivized narrative communication）。

叙事医学和精准医学源自人文与科学两种完全不同的范式，它们像两条平行流淌的河流，但是，在叙事医学学者的倡导下，这两条河流以相同的巨大动能向前奔涌，在同一条更宽广的河流处汇聚了起来，在患者的全人医疗照护方面形成了某种统一的愿景。循证医学时代是作为科学的医学发展到极致的时代，是医学的全面科学化时代的另一称谓。物极必反，全面科学化之后必将迎来人文回归。而新的医学时代借助"叙事"回归更高层次的"人文"。可以说，叙事医学是循证医学过渡到精准医学的重要桥梁。精准医学时代并非对循证医学时代的颠覆和否定，而是对前面时代的扬弃。

精准医学时代，智能医者的大量应用是大趋势。随着智能医者对医疗行业中的科学知识和技术流程的取代，医疗行业的效率将极大提升。根据这样的趋势，未来健康医疗行业将会出现两个极端，一是以智能医学为主体的大型智能化医疗机构，一是以叙事医学为范式的基层人性化社康中心。也就是说未来 10 到 20 年间，基本所有二级医院和实力较弱的三甲医院大概率会消失，大型智能化医疗机构 90% 的人员将会变成人工智能，只需要 10% 的管理者和操控者，大部分真人医者将会被淘汰。然而，在与民众距离最近的社康中心，具有叙事素养的医者将闪耀他们人性的光辉，永远不会被取代。

（一）精分医学使医疗远离本心

被誉为"最后一位伟大的全科医生"的奥斯勒指出，现代科学的高度发展可能会导致科学本身和人性的毁灭。奥斯勒批判越来越受推崇的专业精分主义，警告世人，专业的细分同样会使专业和人类自身陷入危险境地。专业的细分将医疗引向无法掉头的窄巷，将医疗带进迷失方向的迷宫，远离医学的本质，最终使医疗与健康失之交臂。正如牛顿所言，我们在身边建了太多墙，却没有足够的桥将我们连接起来。因而，人类越来越被专业细分所建的墙所区隔开来。

实际上，专业细分的直接后果是人文课程在科学教育体系中不断受到挤压，直至遁于无形。也就是科学发展偏重"技艺之爱"，而将"人文之爱"抛之脑后。在不断细化的迷宫里，专业工匠们失去对整体和主次的判断和感受能力。他们将自己的精力和时间不遗余力地投入狭隘的专业圈子里，无法自拔，视野的宽度和灵活度受到极大限制。年轻人很早就投身科研，在还没有真正看到世界和科学的全貌时，就卷进了与世隔绝的滞水中，远离主流和本源。失去知识全貌的专家很快变得庸俗虚伪。领域分得越细，畸形趋势就越明显。[①]

何瑞光（Herbert Ho Ping Kong）与米歇尔·波斯纳（Michael Posner）合著的《医学的艺术：融合科学、艺术与人性关怀的医疗》（*The Art of Medicine：Healing and the Limits of Technology*，2014）讲述了华裔加拿大人查尔斯就医的故事，以说明专业细分已经成为成功医疗实践的重要阻碍。

> 56岁的查尔斯感到持续的背痛，骨科医生认为他患的是骨关节炎，开了止痛药。然而，查尔斯的体重明显下降，骨科医生让他做了一系列检查，发现尿液里有红细胞，提示肾脏病的可能性大，因而将他转给了肾科医生。肾科医生将他转给了泌尿科医生，做膀胱镜排除结石或癌症的可能性，结果为阴性。因而，回到肾科医生的诊断，为A型免疫球蛋白肾病，进行对症治疗。到这一步，医疗体系给予的治疗似乎已经大功告成。
>
> 然而，查尔斯的背痛仍在继续，家庭医生给他开了止痛药，但他的体重还在减轻，医生对此没有任何对策，也无法解释。很不幸的是，查尔斯很快失去了行动能力，也失去了工作，家庭医生将他转给另一位医生。这位医生正是何瑞光。患者恳求医生救他，认为如果再找不到疼痛的原因，他必死无疑。何医生在听查尔斯讲述了一个多小时的故事之后，为他进行了基本检查，发现他的收缩期心杂音达到了五级（最高六级），初步判断是心脏瓣膜感染症，也就是亚急性心内膜炎。查尔斯立即被安排入院手术，很快心脏外科医生给他安了起搏器，用机械性心瓣膜换掉了感染的二尖瓣，抗生素治愈炎症之后，很快恢复健康。然而，如果不及时正确诊断，查尔斯可能不到一个月就会面临死亡。

---

① 杨晓霖. 叙事医学人文读本［M］. 北京：人民卫生出版社，2019.

事实上，背部疼痛、尿中带血、体重减轻综合起来很有可能就是心脏疾病，然而，不同专科的医生只看到其中的单独症状，无法综合起来考虑。也就是说，分化得很细的专科让医生失去了展望医学知识应有全貌的能力。医学上的分科制度，对患者照护是福也是祸。这套制度曾促使医疗突飞猛进，可是当人口快速老化，大多数患者不再是单一病症时，过于讲究专业领域和分工的分科制度就很难运作，也不是对患者最有利的医疗照护方式。理想上以患者为中心的照护方式，应该应患者的需求，由全科医师或不同科专业人员组成的团队共同照护。

英国内分泌和血液学专家、精神科医生、孟乔森综合征（Munchausen syndrome）的发现和命名者理查德·阿瑟（Richard Alan John Asher，1912—1969）于 1949 年在《柳叶刀》发表一篇文章《医学的七大原罪》（"The Seven Sins of Medicine"）讨伐庸医。其中七大原罪分别是：语言晦涩，态度残酷，举止不礼貌，过度专业化，对罕见病、愚蠢和怠惰的爱。这位医生早在 70 多年前就已经意识到医疗界过分专业化，缺少全科医生的现象，并认为那些忽略全面医学教育，只关注自己感兴趣专业的学生是未来医学实践的重大隐患。

尤金·布劳恩瓦尔德（Eugene Braunwald）于 2001 年提出"医疗片段化"（fragmentation）问题。尤金教授是美国哈佛大学医学院著名的心血管学专家、世界心脏病学泰斗，被誉为"当今世界上最好的心血管医生"，他不仅是伟大的研究者，还是一位优秀的教育家。尤金意识到越来越细分的专科导致医疗片段化的问题，无法真正为患者提供全过程、全周期和全要素的医疗服务，因而，倡导并创建了美国最早的全科医生（初级保健医生）住院医师培养计划。[①]

来就诊的患者可能患有带状疱疹或精神分裂症、肠部问题或背痛、糖尿病或忧郁症，期望能得到一位有能力、知识渊博且有技能的专业人士协助。全科是针对个体提供持续性及全面性医疗照顾的医学，全科医生是将患者向专科转引的"守门员"，是分级医疗的最关键一环。全科医生所受的训练是对一个人可能有的一系列健康问题做全面性的处理，在提供治疗时考虑患者整个身体与环境。全科医生精于诊断，尤其是在一个疾病的初期阶段。全科医生可以诊断、建议、治疗或转介有任何健康或情绪病况的患者。

精准医学不等于精分医学。精准医学强调整合，强调患者的独一无二性，强调了解患者的社会认知教育背景等生命状况对诊断和治疗的重要意义。要打破专科之间的隔断，就必须让专科之间加强沟通与交流，而叙事医学正是沟通不同专科之间联系的桥梁。不仅全科医生应具备一定的叙事技巧，引导患者全面讲述与疾病相关的故事并从中提取有用的细节，所有的专科医生也应具备职业叙事能力，不同专科在叙事性沟通中获得的信息合在一起，构成的就是关于一个患者的完整生命状况。

---

① 托马斯·H. 李. 从医生到医学泰斗：尤金·布劳恩瓦尔德与现代医学的兴起［M］. 李文良，译. 上海：上海科学技术出版社，2019.

（二）叙事医学桥接循证医学与精准医学

"精准医学"首次出现在 2011 年美国国家科学院的文件《走向精准医学：构建生物医学和疾病新分类法的知识网络》（*Toward Precision Medicine*：*Building a Knowledge Network for Biomedical Research and a New Taxonomy of Disease*）中。精准医学，在一些语境下也被称作"5P 医学"———种以可预测（predictive）、可预防（preventive）为主要特征，体现患者个体独特性（personalized）、诊断和治疗的全程参与性（participatory）以及其注重患者心理认知状态（psycho-cognitive）的医疗模式。

精准医学模式认为患者的个人故事也是证据，作为语境化诊断（contextualized diagnosis）的重要载体，故事必须参与到医护人员的共同诊断和共同决策中来，医生根据患者的不同特点采取相应的推理诊断和治疗行动。精准医学时代，患者不再被视为受机械规律调控的笛卡尔机器，而是更加重视患者身份认同、心理特征和人生境遇的多样性和差异性。精准医学的终极目标不是单纯的疾病治疗，而是根据个体差异定制出最优方案，实现全人健康，是科技达到顶峰后回归人文的医学新模式。

精准医学首先要求我们根据不同患者的情况制定个性化治疗方案。著名神经内科桂冠诗人医生奥利弗·萨克斯（Oliver Sacks，1933—2015）是精准医学和叙事医学的践行者。他在平行叙事病历故事集《错把妻子当帽子》（*The Man Who Mistook His Wife for the Hat*）一书中也谈到了关于治愈的医患视域差距。当萨克斯医生意识到这种视域的差距之后，他尝试着用更人性和更个性的方式来治疗患者，真正践行精准医学的理念。其中一篇关于妥瑞氏症患者的故事，叫《抽搐的机智小雷》（"Witty Ticcy Ray"）。这个短篇故事中萨克斯治疗小雷的妥瑞氏综合征时采用了睿智的精准治疗方案。

> 小雷 4 岁时开始受到妥瑞氏综合征（Tourette's syndrome）的折磨——不受控制地说脏话、难以抑制地抽搐及无意识地制造一些噪音。医生发现一种叫作氟哌啶醇（Haldol）的药物能够帮助他控制这一症状，于是小雷服用这种药物，他的抽搐痉挛和冲动易暴的病症得以减轻。
>
> 萨克斯在对小雷进行仔细观察之后发现，服药期间虽然小雷的动作和判断变得慎重而周到，完全没有了以前的急躁与冲动，同样地，他也失去了以前的狂热和随性，"锐气"尽失、思虑变钝、音乐灵感消失，自我表现的创造力减弱，甚至影响到他的工作。比如，他不再擅长打乒乓球和击鼓，也不再妙语连珠，不再因他的机智过人的想法让人刮目相看。
>
> 针对这一情况，小雷在与萨克斯讨论后，决定了周间用药、周末不用药的个性化的治疗方案。
>
> 通过控制药物，小雷在两个世界里交替着过两种不同的生活。萨克斯在故事中这样写道："现在有两个截然不同的'小雷'：周一到周五服用氟哌啶醇时头脑清醒、处事冷静、慢条斯理的上班族小雷；周末不服用氟哌啶醇时抽搐不停、精力过盛、灵感泉涌的小雷。"

精准医疗是强调个人化的疾病预防、诊断与治疗概念——有别于以往忽略个体差异，任何人只要得到同样疾病，就采用同样治疗方法的以偏概全型（one-size-fits-all）医疗。在这个故事中，萨克斯对小雷的治疗基于对他的生命故事的全面了解，对他的内心需求的绝对尊重。事实上，妥瑞氏症这一疾病可以给患者带来正面的发挥功能，包括高创造力、高幽默感、更敬业、更善解人意等。小雷最出名的是突发而又狂野的即兴表演，那有可能是出自抽搐或不自主的击鼓动作，却能够一下子变成一段美妙、狂热的演出。所以说，"突然的发作"也能使他变成引人注目的亮点。

在这里，除了医生治疗疾病的声音之外，我们还听到了一种从慢性疾病患者视角出发的"主体生病经验的声音"。这种声音比"健康人"更懂得什么叫"健康"。在医生、药剂师的帮助下，患者在服药与不服药之间，以及服用药物的剂量等方面做出选择。通过这样一种精准治疗和精准用药模式，患者得以平衡自己的心态，为自己的生活世界找到一种最有创意、最适合自己的健康状态。这也为精准医学模式下的"健康"定义另辟蹊径。我们要改变惯性视点和固化思维，创造属于患者的疾病和健康视域。

我国著名的消化学领域先驱张孝骞（1897—1987）有一句名言："疾病就像人的脸，没有哪两张是完全相同的。"患者的性别、年龄、出生地、成长阅历、教育背景、文化层次、遗传因素、个人修养、社会环境、疾病认知、心理素质等均不相同，疾病展示、自我表达、个体耐受、对于治疗方法的接纳、药物的敏感性等也均不相同。通过叙事医学培养医护人员的叙事意识，提升对患者的生命故事的专注倾听和推理能力，是实现精准医学的必经之路。

（三）叙事医学赋能高度人性化的智慧医疗

随着人工智能（artificial intelligence，AI）的发展，人工智能伦理在国内外都成为各界讨论和研究的核心议题之一（Moor，2006；Wallach & Allen，2010；Greenwald，2015；Lei，2019）。2021年11月24日，在巴黎举行的联合国教科文组织大会第41届会议上，193个会员国通过决议，采纳《人工智能伦理问题建议书》，这是会员国在教科文组织大会上通过的首个人工智能伦理全球标准。联合国教科文组织总干事奥德蕾·阿祖莱（Audrey Azoulay）表示，这一历史性文本确定了有关人工智能共同的价值观和原则，用以指导建设确保人工智能的健康发展所必需的法律框架。

根据毕马威的一项新调查，82%的医疗保健机构和生命科学领域高管希望他们所领导的组织机构更积极地采用人工智能技术。尤其是在新冠肺炎疫情期间，医疗保健机构开始更紧迫地考虑加大AI智能应用方面的投资。在德勤的一项调查中，近3/4的医疗机构管理者表示迫切希望增加对人工智能的投资。《自然》（Nature）多次报道医疗人工智能在诊断乳腺癌、肺癌、皮肤癌和白内障等疾病上击败真人医学专家的案例，也有研究提出智能医学的深度学习能力有助于全人医学的实现。硅谷传奇投资人维诺德·柯斯拉（Vinod Khosla）提出，到2035年，80%的真人医生将会被大数据和智能医生所取代。

一部分真人医护人员被智能所取代是未来健康医疗行业的一个大的趋势。然而，智能无法取代所有真人医护，因为健康医疗行业的服务对象是人，而非机器，人与人之间的深度交流无法通过智能医护人员实现。AI 和真人医疗的最大不同之处在于 AI "没有灵魂"，无法建立人际叙事连接，展开情感方面的深度交流。对于不可靠叙事者，AI 智能医生无法识别，无法通过用心的沟通，将其转化为可靠叙事者。患者有的时候不会透露自己所有的症状，在和医生的互动中，可能比较愿意提供 "对诊断相对有帮助的信息给人类，而不是一个计算机系统或智能系统"。因而，未来最佳的医疗是让人工智能医护人员成为真人医者的盟友，发挥各自所长，为人类健康服务。

2019 年，新加坡大学推出全球与真人最像的机器人 "Nadine"，开发者称，Nadine 最终将提供儿童看护服务，并为孤独老人提供陪伴。但是，英国苏塞克斯大学的认知科学教授玛格丽特·博登（Maggie Boden）警告说，机器永远无法理解抽象的概念，例如忠诚感或内心的伤害。博登教授指出："从表面上看来，机器人可以与老人进行聊天，老人可以给机器人讲述她的人生故事，这样机器人能逗老人开心，而且，如果老人一遍遍地给机器人讲同一个故事，机器人也不会觉得厌烦。甚至，机器人还可以收集老人的记忆，把它变成一个日记。假如老人讲述自己的丈夫曾经背叛她的事情——这是一个关于忠诚与背叛的故事，让人伤心欲绝的悲惨记忆，讲述时对面的是一个人，那么，听故事的人一定有能力识别这种情绪，并以恰当的方式回应老人。但是，对面的是一个机器人，它并不能识别这种深度的情感变化，也无法予以适当的回应。因而，我认为机器人陪伴和机器人健康从业者会因无法真正满足人类在情感上的基本需求而变得非常危险。类似机器人如在儿童身上过度使用，会影响儿童的语言、情感和人际发展。"

随着人工智能技术的发展，医疗专业人员在电脑上输入和查看资料的时间减少了，他们有更多 "时间的礼物" 为患者提供优质照护服务，重新建立 100 年前的亲密医患关系。从生命健康叙事视角来看，人际叙事连接对人类而言与空气、食物和水一样重要，是人类生存的必需品。正如美国著名作家巴里·洛佩兹（Barry Lopez）所言："有时，一个人要在世界上生存下去，叙事连接要比食物更重要。我们在分享故事时，将故事灌注到相互的记忆中，这是人与人实现关怀的必要方式。"①

智能手机等电子产品的使用已经不断地降低着我们的社会意识（social consciousness）和生命健康叙事连接意识，导致人际叙事断裂和各种叙事闭锁，引发了许多健康问题。患者与医护人员的共同敌人是键盘，它破坏了医患人际叙事连接，让医生埋首忙于处理那些数据资料。但是，在这一 "人工智能转向" 的新时代，如果医护人员没有接受系统的叙事医学训练，他们仍然不懂得如何与患者建立深度连接。那么，由缺失

---

① 原文是：Sometimes a person needs a story more than food to stay alive. That is why we put these stories in each other's memories. This is how people care for themselves。

人文心的真人医护与还没有"深度人性化叙事意识"的智能医护人员构成的人类健康医疗行业将面临人性的终极丧失。

智能医护人员大量投入医疗行业将会使由人际叙事断裂引发的健康问题更加严重化。不主动与人建立人际叙事连接的人遭遇心脏病、痴呆症、焦虑症、肥胖症、抑郁症、关节炎、猝死和早逝的风险会大幅增加。许多来医院和社康中心求助的患者和民众，遭遇疾病的根本原因在于亲密叙事连接的缺失与断裂。而智能医护人员的大量问世，不但无法帮助他们修复叙事连接，提高叙事意识，在医院的环境下，反而会进一步减少人类维系健康生存的必要的人际叙事性深度交往。因而，可以说智能陪护和智能医护的过度使用和依赖将进一步瓦解人类的基本人性。

在此背景下，许多科学家和管理学家提出人工智能威胁论。著名物理学家史蒂芬·霍金（Stephen Hawking）在讨论约翰尼·德普（Johnny Depp）主演的新片《全面进化》（*Transcendence*，2014）时称，人工智能不但是人类历史上最大的事件，而且还有可能是最后的事件。霍金认为，人工智能的全面发展和普遍使用可能会导致人类的灭亡。[①] 特斯拉和 SpaceX 创始人艾隆·马斯克（Elon Musk）把开发人工智能比作"召唤魔鬼"，并警告称人工智能技术给人类带来的毁灭性伤害可能超过核武器。

此外，AI 智能建模依赖的是已有的各种疾病文献与病案资料，系统要靠之前的诊断结果来训练，所以当新冠这类新的流行性疾病出现时，系统很难辨认出来这是一个全新的疾病症状。医学发展到今天，医生能治愈的疾病屈指可数，大多数还只能对症处理，世界各国的误诊率高达 50% 左右。根据"福布斯中文网"数据显示，近 20 年来中国的年度门诊误诊率为 50%～90%，住院部误诊率为 26%～31%。误诊产生的一个重要原因在于循证医学时代对于检验和影像数据的绝对重视和对患者叙事证据的绝对忽视。

为了保证人工智能应用的伦理性和全人性，其基础数据库除创建"人体生命数据库"（Biobank）之外，也应创建"生命叙事库"（Bio-narrative bank）。生命健康叙事理念认为人与人之间的区别不是简单的生化物理和基因数据上的区别，还在于其复杂的家族传统和社会文化传承，在于其独一无二的生命叙事进程。每一个个体的生命健康故事也是重要的数据，也是与诊断和治疗相关的证据，而且是有灵魂、有温度的数据（data with a soul）。当我们有了叙事语料收集意识和处理软件，这些叙事性数据能够为提供更加人性化的医疗服务水平的 AI 智能医生打下基础。

美国心脏病学家、基因组学家、"世纪医生"领导者、转化医学研究院创办人暨所长埃里克·托普（Eric Topol）出版《颠覆医疗》《未来医疗》《深度医疗》三部曲，绘制未来医疗新蓝图，指明医疗发展方向。其中《深度医疗：人工智能如何帮助医疗回归人性》（*Deep Medicine：How Artificial Intelligence Can Make Healthcare Human Again*）为人工智能如何实现医疗变革提供一幅全景图，从互联网医疗、智能诊断、远程医疗、医疗信息化、虚拟医疗助手到医院管理，展示了人工智能在医疗领域几乎所

---

① 原文是：The development of full artificial intelligence could spell the end of the human race。

有的应用实例。

虽然许多研究显示，AI 智能医生能够弥补新入职医生在经验和知识方面的不足，但是，如果年轻医生不再积累经验，而是直接依赖 AI 智能应用，对于医学教育和传承而言，将是一种毁灭性打击。医疗行为最重要的前提是保证诊断的正确性。在过去很长一段时间里，医学的诊断和治疗都是仰赖前人经验积累而成的。在经验被贬值的实证医疗时代，叙事医学是重塑经验价值的重要催化剂。一方面，对医护人员进行叙事理性教育是打破患者与医生、主观与客观、经验与实证、健康与疾病等二元思维模式的重要途径；另一方面，叙事医学能让聆听者产生"灵光体验"。作为一种内在的经验结构，故事产生的"灵光"（aura）能够治愈我们的"经验缺乏综合征"（poverty of experience syndrome）。

如果说人工智能的深度医疗需要更多循证医学的研究支撑的话，那么，人工智能的深度情感的实现必须依靠叙事医学。有了叙事医学教育与临床实践，真人医护人员的叙事素养得到大力提升，在 AI 智能医者承担了大部分重复的、技术性的临床工作的语境下，具备"人文心"的医护人员能够充分运用自己的叙事智慧进行"科学脑"之外的医学工作，医患之间的距离得以拉近，人际叙事互动变得频密，医疗行业才有机会恢复患者与医者之间曾经宝贵、历史悠久的连接与信任——深度人性化情感沟通。也只有广大医护人员参与叙事医学实践，积累叙事方面的大量数据，才能使未来人工智能医者发展"深度叙事连接"成为可能。

结语：倡导叙事医学，实现深度人性化医疗

人是由故事构成的生命文化主体。叙事是身份建构和情感表达的重要载体，与人类健康、临床治疗和医疗关怀等领域的话语和行动直接相关。精准医学所推崇的完美健康状态不仅要注重科学视角，因人而异的患者视角更为关键。叙事医学正是一种重视因人而异的个体性、特殊性、情感性和故事性的人文科学。在精准医疗语境下，以主体间生命交往和个人化故事聆听为特征的叙事医学逐渐成为新时代的重要医学教育和实践模式。叙事医学在追求医学客观性、严谨性、科学性的同时，也重视个人故事讲述的必要性。

当然，定量研究对所有科学研究来说都是至关重要的，只不过大多数研究者忽略了数字背后也有故事，数字也有它的故事要讲。能量化的事情/问题，应该善用信息科技来解决，不能量化也没有固定规程的事情/问题，才是人类的核心价值之所在，也是未来机器和人工智能难以取代的部分。单纯的定量研究永远无法揭示每位患者生命叙事进程中的痛苦、快乐、焦虑与恐惧，也无法真正捕捉个体独一无二的生命信息。正是在叙事中，我们才能重新发现被科学证据所吞噬的人性。我们无法也不可能通过一

串符号和冰冷的数字来交流传递人文关怀的温度。语言、文字和故事才是人文科学的通货——它们是人性体验的基础。[①]

一位善于倾听的医生能够跨越时空和主体经验的障碍，通过想象去体验患者经历，从情感上理解患者的心理（焦虑、恐惧、愤怒、沮丧等），实现与患者的视域融合，同时在需要做出理性判断时，走出患者视角，协助其构建完整、有逻辑、有意义的故事，达成主体间共识，形成科学诊断，制定个性化治疗方案。只有在医学教育和临床实践中大力提倡叙事医学，将个人化叙事融入治疗决策和诊疗过程中，精准医学时代才真正到来。简言之，在医学实践中遵循叙事医学理念与原则是实现精准医疗的必经之途。

智慧、情感、伦理和价值是未来医学人工智能应用的关键词和必然趋势。叙事医学全面提升真人医生叙事素养才能为 AI 智能医生和护士的开发打下深度情感和人际连接的基础。叙事医学及生命健康叙事理念融入人工智能医学应用的伦理治理当中，并非强调未来 AI 智能的情感陪伴能力一定无法超越真人。相对于许多无情冷漠、完全没有人文意识的医生，智能医生在某种意义上而言，可能比他们还更强。叙事理念的融入希望通过唤起更多人对人际叙事连接对于生命健康重要性的关注，呼吁为了更好地实现生命健康伦理，无论是真人医生，还是未来智能医生都应该具备良好的叙事素养。

延伸阅读推荐

杨晓霖. 叙事医学人文读本. 人民卫生出版社，2019.

马里尼. 叙事医学：弥合循证治疗与医学人文的鸿沟. 李博，李萍译. 科学出版社，2021.

丽塔·卡伦. 叙事医学的原则与实践. 郭莉萍译. 北京大学医学出版社，2021.

埃里克·托普. 颠覆医疗. 张南，魏薇，何雨师译. 电子工业出版社，2014.

埃里克·托普. 深度医疗. 郑杰，朱烨琳，曾莉娟译. 河南科学技术出版社，2020.

埃里克·托普. 未来医疗. 郑杰译. 浙江人民出版社，2016.

伊娃·萨尔博（Eva J. Salber）. 科学脑不等于和善心：一位女医生的回忆（*The Mind is Not the Heart：Recollections of a Woman Physician*），1989.

[①] 原文是：Language，words，and stories are the currency of the humanities——they are fundamental to the human experience。引自 SIERPINA V S，KREITZER M J，MACKENZIE E，et al. Regaining our humanity through story［J］. Explore，2007，3（6）：626-632。

课后思考题 1

阅读以下循证医学创始人、流行病学家阿奇·科克伦（Archiebald L. Cochrane, 1909—1988）的故事。从中可以看到循证医学之父并非只注重医学的科学面向，他也在思考人文关怀对于患者的生命质量以及临终关怀的重要意义。结合自己的临床工作，思考科克伦的故事对我们在医院如何真正实现人文关爱，减缓患者痛苦的启示。

"二战"期间，科克伦在战俘营中工作。一天，一个年轻的战俘哭泣着叫喊不停。科克伦认为是胸膜炎疼痛引起，而自己手中连一粒止痛片也没有。如果只考虑自己的医生身份，又没有药物能用，他也就无能为力了。然而，当时科克伦本能地坐到病床上，把士兵抱在自己怀里，听他诉说、听他呻吟，并予以回应。没想到"奇迹"发生了，士兵慢慢停止了喊叫，几小时后平静地离开人世。

课后思考题 2

阅读以下名为《药物接力赛》的短篇故事，结合身边的故事，谈一谈你对医学精分和药物治疗的看法。

我在楼梯间的时候，忽然觉得左耳一阵微痒。妻子非要我去看医生，她说人们往往不够谨慎，最后造成重疾。

医生检视我的耳朵，花了大约半个小时才抬起头来，告诉我："您服用6粒青霉素片，这将马上清除您左耳的污垢。"我吞下药片。两天后，痒痒没有了，我的左耳像是获得新生。

唯一影响我心情的是，腹部起了红斑，奇痒无比，让人无法忍受。我马上找一位专家。他只瞥了一眼，就跟我说："有些人不适合服青霉素，因此会有过敏反应。您别担心，服用12粒金霉素药丸，几天之后一切就会正常。"金霉素取得预期效果：斑点消失。

可是，我又发现膝盖浮肿，还伴有高烧。我跟跄着拖着身子去一位资深大夫那里。"我们对这些现象并不陌生。"他安慰我，"它们往往与金霉素的疗效亲密相关。"他给了我32粒土霉素药片。奇迹发生了：高烧不见了，膝盖的浮肿也消失。

不过，我的肾脏出现致命的疼痛。专家被传唤到我的床边，他断定，致命疼痛是服用土霉素的结果，千万不能掉以轻心，肾脏毕竟是要害部位。

于是，他让一名女护士给我打了64针金霉素，将我体内的细菌通通消灭光。

在现代化的医院实验室里，众多检查和测试明白无误地表明，虽然在我的体内连一个活着的细菌都不存在了，但我的肌肉和神经束也遭到与细菌同样的命运。只有大剂量氯霉素才能挽救我的小命。我服下大剂量的氯霉素。

这是牧师在悼词中所叙述的我与疾病顽强斗争的经过。而事实上，我左耳的痒痒是由一只蚊子的叮咬引起的。

课后思考题③

阅读以下日本预防医学和安宁疗护之父日野原重明转述宫泽贤治在童话作品《大提琴手高修》中所讲述的故事，并与大家分享对这个故事的解读，讲述相关的故事。

《大提琴手高修》讲述一位叫"高修"的年轻大提琴手在四个夜晚的奇妙经历。他是一个琴艺不够纯熟的乐手，经常被乐队指挥批评，但与几个不同的动物交流之后，高修在音乐技巧和人文理解上有了质的飞跃。

第一晚，被乐队指挥批评后的高修失落地回到小木屋里，呆呆地望着贝多芬的肖像。此时，一只小猫推门而入，建议高修不要执着于贝多芬的曲子，换其他作品说不定能转换心情。烦躁不已的高修演奏舒曼的《印度之虎》使小猫仓皇逃离。第二晚，布谷鸟请求高修教他音准，高修一开始百般不愿，却在教导过程中发现了自己的缺失。第三晚，狸猫的儿子来向他请教节奏。前三晚，在与小动物交锋的过程中，高修的小提琴在技巧上得到极大提升。

第四晚，田鼠妈妈告诉高修，他的大提琴演奏有按摩功效，可以治愈疾病。在田鼠妈妈的哀求下，高修对田鼠宝宝进行"治疗"。高修用琴声治愈田鼠的腹痛，附近动物肚子一疼，就会跑到高修家的地板下面，竖起耳朵倾听高修拉大提琴。田鼠母子的出现，让高修悟出自己和音乐的价值。在乐团里，他是"最差的"，但在动物这里，他却是手到病除的神医。

田鼠母子出现后，较之演奏上的技巧，高修收获更多的是人文精神。这种精神超越技巧，充满温情。四个夜晚出现的四种动物，帮助高修掌握了演奏时的四个重要元素：感情、音准、配合以及关怀的力量，这些都是一个好的演奏家所必需的。这是一个典型的"主人公奇遇后收获成长"的故事结构。

欲救人而学医则可，欲谋利而学医则不可。此仁人之言，最为深切。诚能玩味斯言而推广之，譬如我之父母，妻子有疾，望医之相救者，何如？易地而观则利心自淡，利心淡则良心自现，而人之痛痒相关矣。故圣训以进德，修业二者不可偏废也。

——清代医家王春亭《济生集·自序》

第二节　中国叙事医学体系构建：四个核心关键词

中国叙事医学体系是一种以叙事理念为指引的人文工作和文化实践，是有一套自己的关键词和理论体系的人文模式。中国叙事医学课程体系在"叙事医学与职业伦理""叙事调解与医患沟通""叙事照护与全人健康""叙事介入与安宁疗护"的基础上，发展出"叙事肿瘤学""叙事消化学""叙事心血管学""叙事妇产科学""叙事神经学""叙事护理""叙事中医药学""叙事内分泌学""叙事病理学""叙事医院管理""叙事健康管理""叙事药学""叙事老年学""叙事健康传播"等分支课程。

中国叙事医学是以改善民众的生命质量和医疗质量为目的，通过提升医者的职业叙事能力以及患者及其家属和普通民众的生命健康叙事素养，让叙事在医院管理与文化传承、医护职业认同形成、疾病诊断和照护、诊断告知与医疗决策、人际沟通与危机化解、心身全人健康调节、健康促进与疾病科普、安宁疗护和哀伤辅导等方面发挥积极动态作用的临床人文落地模式。本节围绕叙事医学强调的"生命健康叙事""人际叙事连接""叙事共情回应"和"叙事共同体"四个关键词，全方位阐释这一医学教育和临床医学人文实践新模式。

一、核心关键词一：生命健康叙事

（一）叙事是人类的独有特征

人本质上是社会人，是由故事构成的生命文化主体。认知科学家罗杰·尚克（Roger Schank）说："人类是故事的集合。"《人类简史》（*Sapiens*：*Brief History of Humankind*，2012）的作者尤瓦尔·赫拉利（Yuval Noah Harari）认为："智人在演化中偶然获得的讲故事的能力，是其称霸世界的关键。人类倾向于记住那些故事化的经历。人类终其一生都在积累故事，只要时机恰当，我们会从我们的叙事库里选择合适的故事讲述出来。"①　人类与生俱来就有听故事和说故事的内在需求。

　　叙事是社会人的"基础生存能力"（the rock bottom capacity），人们据此捕捉经验、互相学习并获得生命意义。根据词源学记载，"叙事"（narrative）一词最早可以追溯到古梵语中的"gna"，这个词根是"知、知道"的意思，之后变成拉丁词根中的"gnarus"，也是"知道"（knowing）的意思，"narro"则指称"述说，讲述"（telling），合在一起是"带着对事情的一定了解去讲述"的意思。"叙事"就是有技巧地呈现或理解某一情况或一系列事件的方式，用来反映和促进某种特定的观点和价值的意思。

　　叙事是人类独有的本能，人类从远古时代围绕营火交换故事开始，就在叙事中定义自己、疗愈自己、构筑人性。叙事成为影响文明演进的一项重要元素。人类既是叙事的接收者，又是叙事的参与者。人们通过叙事来组织信息、解释事件、厘清困惑，并总结经验。叙事不仅反映了人们的世界观，也提供了对现实世界的解释与反思。叙事可以不断重建人们的生活，个人再借由叙事参与到社会和人际活动当中，从某种意义上讲，"人在叙事中栖息"②。

　　法国著名哲学家保罗·利科（Paul Ricoeur）认为，"叙事与人类的关系就像大海之于鱼一般"③，鱼离开水就无法存活，犹如人离开叙事就会失去生命的意义。叙事心理学的提出者西奥多·萨宾（Theodore Sarbin）也认为："故事之于人类具有本体论地位，我们永远被故事所围绕，叙事之于人就像大海之于鱼。"教育学家杰罗姆·布鲁纳（Jerome Bruner）也持有同样的观点：人类无法避开叙事，叙事是我们生活的方式，没有故事就没有人类社会；叙事是活着的同义语，活着而没有述说故事等于没有活着。

　　故事是经验的基本单位，叙事对于人类而言具有普遍性（universality of narrative）。叙事可被视为"人类思维的核心功能或实例"（the central function or instance of the human mind）及"习惯性知识的典范形式"（the quintessential form of customary knowledge）。人都喜欢听故事，因为叙事是人类互动、获取知识的基本方式，也是人类思考的主要模式。在这个意义上，叙事在每个人的生活中都扮演着普遍而重要的角色。④

　　叙事对塑造一个人的主体身份和人际关系思维至关重要。感知他人故事是一个认识自我、观照自我、改进自我的过程，同时讲述自我的故事是一种经验的"再经验"（re-experience），是把过去的某个"经验"带到"此时此刻"，让个体可以重新经验

---

① 原文是：Human beings are collections of stories. They accumulate stories over a lifetime，and when they are given the opportunity，they select an appropriate story and tell it。

② R. W. FISHER. The narrative paradigm：in the beginning［J］. Journal of communication，1985，35（4）：74-89.

③ 原文是：The narrative for human beings is analogous to the ocean for fishes。引自：MURRAY，M. Narrative psychology［M］//J. A. SMITH. Qualitative psychology：a practical guide to research methods. London，UK：Sage，2003：111-132。

④ 董强，罗小兰，杨晓霖. 叙事医学在医学教育与临床实践中的五个关键词［J］. 医学与哲学，2020，41（2）：1-6.

它、理解它。然而，现代焦虑浮躁的生活方式让人逐渐忘记了叙事的意义，造成叙事经验的贫乏（poverty of narrative experience）。华尔特·本杰明（Walter Benjamin）认为，故事可以成为一种灵光（aura）体验。在讲述故事时，感受故事的灵光，让个体有能力看见自我，调整自我，改变自我。

苏格兰伦理哲学家阿拉斯代尔·麦金太尔（Alasdair Macintyre）说，我们之所以会用故事去理解人生，是因为我们的人生本身就是一个"活的故事"，我们首先活出一个故事，然后才将这个故事讲出来（Stories are lived before they are told）；与动物不一样的是，人类是居住在故事里，不断追寻故事的物种，人生就像一出持续上演的连续剧，只要我们活着，生命叙事进程就会继续向前发展。而我们既是这个故事的主角，也是这个故事的作者，出生是生命故事的开始，而死亡则是个人生命故事的终结。用叙事去描述、理解或思考人生是最自然、最适合，亦是最能够把握人生本来面目的方式。

叙事乃思维之根。文化人类学家玛丽·凯瑟琳·贝特森（Mary Catherine Bateson）说，每个人都在"创作着自己生活的故事篇章"；"人类透过隐喻思考，透过故事学习"[1]。威廉·洛威尔·兰达尔（William Lowell Randall）和伊丽莎白·麦金（Elizabeth Mckim）引用神经科学之研究结果称，认知思维里天生即有故事基模：叙事活动是意识（consciousness）的最基本形式，且意识也是一种叙事过程。叙事是组织人际关系的构架。人的叙事会随着生命进程的向前推进而不断向前发展，是具有弹性和开放性的。

叙事是人类社交生活的黏着剂。对于任何社群而言，一个统一的故事能够增强凝聚力，让所有人形成生命叙事共同体。历史学家尤瓦尔·赫拉利（Yuval Noah Harari）提出，无论是现代国家、中世纪的教会、古老城市或远古部落，任何大规模人类合作的根基，都源于某种存在于集体想象中的共同故事。[2] 故事是一种透过同理心与凝聚力建立社群的重要工具，好故事能促使人们跨越时空、跨越差异、跨越性别、跨越阶层串联在一起。各种实证研究显示，人们的意见、信念、信仰乃至公共政策的形成，甚至是文化态度的转向，可以透过叙事的力量来影响和改变。

叙事与故事是两个不一样的概念。叙事之中一定是有故事的，故事是叙事活动存在与发生的前提。公众演说家和畅销书作家约翰·哈格尔（John Hagel）提到故事和叙事的区别在于：故事是固定的——已经有其开头，有其发展和结尾；而叙事是开放的，是邀请听故事的人一起参与创作的，它的结局并未定论。不被人讲述的故事是死气沉沉、没有任何力量的，而叙事具有强大的力量，它们能够号召他人采取行动，因此，能够将人们聚集在一起。

在叙事医学语境下，我们认为故事只有借由主体间的聆听和回应才变成真正意义上的叙事，才与现实生活中的我们扯上关系。也就是说，故事一直存在。只有我们发

---

① 原文是：The human species thinks in metaphors and learns through stories。

② 原文是：Any large-scale human cooperation—whether a modern state，a medieval church，an ancient city，or an archaic tribe—is rooted in common myths that exist only in people's collective imagination。

现它的价值，在新的语境中将其讲述出来，使其产生新的现实价值，"故事"才活化成"叙事"。叙事的发展进程取决于我们的叙事对象。叙事对象的选择和行动将有助于确定故事的发展方式。叙事不仅经由对话产生，也会受到说者与听者间互动的影响，透过对话与相互诠释的过程，说者与听者共同发展出故事的新意义。

故事是一个已有开头与结局的封闭文本，作为过去的经验，故事是不可复制的，但其背后隐含的叙事智慧是可以复制和引申的。叙事理念的融入可以将生命主体固化、停滞或负面的故事转化进入一个开放的生命叙事进程，让主体感受自己处于一个充满可能性的动态叙事空间，引导其职业和人生向更好的方向发展。叙事的意义在于将已经存在的故事根据叙事对象的具体情况进行创作，在与叙事对象的互动中，变成能够触动他们内心的新故事，引发他们在认知、态度和行动，甚至命运方面发生内在的、自觉的改变。

（二）叙事的连接力量塑造人类健康

说故事和听故事的同时，会产生一种社会连接，这种连接力量使人类更坚强、更健康。牛津大学进化人类学家罗宾·邓巴（Robin Dunbar）指出叙事是人类的独家本领，故事创设的"共同体感"（sense of community）"把拥有共同世界观的人编织到同一社会网络中"。人类大脑的社交区与叙事区相互搭接，灵长类动物脑部的大小与自己所在社群的人数有关，这个数字被称作"邓巴数"（Dunbar's number）。根据这个论断，社群规模越大，人际叙事交流越频繁，人类的脑部会变得越大。反过来，长期处于隔绝状态，缺乏叙事连接的个体因在进化中丧失生存优势而被逐步淘汰。

人们总是认为当一个人生病了，能帮助他的只有医生和专业的护理人员。然而，事实上，各个维度的叙事关系的维系对健康恢复更为重要。瑞曼医生（Rachel Naomi Remen）在《厨房餐桌智慧》（*Kitchen Table Wisdom*）一书中描述一位罹患癌症的女患者单独去做化疗，每次做完化疗，离开肿瘤治疗中心，她都难受得必须把车停在路边呕吐。瑞曼问她："为何不找个家人或朋友陪你一起来呢？"患者回答说："我的家人和朋友里没有医生也没有护士，他们都不懂癌症。打扰他们无济于事。"瑞曼告诉她："他们可以协助你面对孤独与悲伤，就好像一个小孩膝盖擦伤，母亲为了安慰她，对伤口亲一下。亲吻虽不能止血，却能治疗恐惧、担忧和疼痛。"

《带着感恩之心生活》（*The Grateful Life*）的作者之一玛丽·贝斯·萨蒙斯（Mary Beth Sammons）在书中回忆了她父亲和母亲去世之后，自己如何陷入挣扎，这个挣扎并非短时间，而是经历了父母漫长的 6 年多的患病和多次住院治疗。与此同时，她也协助自己的儿子抚养 3 岁的孙女。萨蒙斯意外地发现，"与孙女的叙事性交往帮助我开启了从破碎到寻找光明的道路"，代际的叙事连接"……帮助我进入一个新的意识水平。与她一起游戏，一起讲故事能把我恐惧的插头拔掉，让我流下悲伤和喜悦的泪水，让我对在父母身边度过的宝贵时刻充满希望和敬畏"。也就是说，萨蒙斯借由与孙辈建立叙事连接，放下执念，接受父母将不再成为其生活一部分的这个事实。

人就是由各种叙事连接连成的一个结、一张网、一件织物，在这个人际连接网络之中，我们的关系被绑定在一起。美国哲学家、社会学家阿尔弗雷德·舒茨（Alfred Schutz，1899—1959）提出主体"生活世界"的四个维度：同时代人世界（mitwelt）、周围世界（umwelt）、前人世界（vorwelt）和后来者世界（folgewelt）。叙事医学倡导医者与这四个世界维度建立叙事连接，注重医者与自我，医者与医者（前辈、同时代医者和后世医者），医者与患者（及其家属），医者与其家庭及同时代社会之间的人际叙事连接。叙事医学关注的中心议题是因疾病引起的医疗语境下的各大主体之间的多维度叙事关系。

如果将自己置身于缺乏叙事连接的处境中，作为人类的我们必将感到失联和孤寂。"维系高质量的人际叙事交往"主要体现在家庭叙事关系、职业叙事关系和社会叙事关系三个方面。一个叙事素养高的人除了维护好家庭和朋友等亲密叙事关系之外，还需要在职业环境和所处社群中建立多维度的良好人际叙事关系。这三个面向加在一起，所反映的是人类蓬勃发展和个体健康成长所需要的优质社交连接的完整面貌。若在任何一个面向缺乏人际叙事关系，都有可能导致身心问题。

（三）生命健康叙事素养

在浮躁的社会中，人际叙事的松弛与断裂状态在民众中的普遍存在已经使其成为一个亟待重视的公共健康问题。美国杨百翰大学（Brigham Young University）心理学家朱莉安娜·霍尔特–伦斯塔德（Julianne Holt-Lunstad）指出，与他人产生叙事连接是人类的基本需求，对人的健康和生存至关重要。

著名的俄国短篇小说作家契诃夫曾经创作过一个标题为《痛苦》（"Pain"）的短篇小说：一位名叫姚纳的车夫，一心想跟乘车的客人谈谈他刚刚死去的儿子的故事，希望借此减轻一些内心的伤痛。但是，姚纳四次向乘客倾诉，四次碰壁，最后只好走进马棚，对马诉说。从这个故事里，我们可以了解到，人类普遍有向人倾诉和分享自己的喜怒哀乐忧的欲望，每个人都希望自己的声音和诉求得到及时有效的回应，故事对于人类而言有时比食物还要重要。

当代英国最杰出的作家、被《泰晤士报》选为 1945 年以来"最伟大的五十个英国作家之一"的菲利普·普尔曼（Philip Pullman）也说过："除了维持身体营养所需要的食物、遮风避雨需要的庇护所和亲友的关心陪伴之外，故事是我们立足于世的最重要必需品。"[①] 我们需要与人建立叙事连接，这种需求就像人体需要食物、水和空气一样，从出生到死亡，这份需求终其一生不会消失。在叙事性人际互动过程中获得满足，包括获得他人肯定和接纳带来的归属感会让人心身愉悦，继而引发有利于生命健康的生

---

① 原文是：After nourishment, shelter and companionship, stories are the things we need most in the world。

理效应，在某种程度上而言，等同于药物和食物对身体造成的积极影响。

心理学家、普利策奖得主查尔斯·杜希格（Charles Duhigg）在其2016年的著作中提出一个观点：能够在压力环境下，更好地完成任务的人，过上更幸福生活的人，在本质上是"会讲故事的人"（storytellers）。他们会把自己的生活叙述给自己听——包括那些已经发生的事情和即将发生的事。他们会预想将要发生的一天（头脑中像拍电影一样预演），也会回想已经过去的日子（像在脑中观看电影一样回放）。杜希格发现，世界上的事情混乱无序，但故事总是有逻辑的。描述和解释发生在自己身上的事情，是每个人天生的需要。每个人讲述自己的人生故事时，就像一个剧作家，总是顺着一条由开端、发展、高潮、结局组成的"叙事弧线"（narrative arc）来讲述一段拱形的完整叙事——叙事闭环。

"生命叙事"是"一个人对自我内化、不断发展综合性的故事"。每一个生命主体的生命叙事进程是一个不断向前发展的包含着"潜在不确定的过程"。如果生命主体在某个人生过渡阶段或在遭遇了某个重大的变故事件之后，没有及时与家人和周围亲友建立关于这个事件的叙事连接，导致主体的大部分"心力"停留在这个阶段或闭锁在这个事件里，而"身"却还要随着生命叙事进程向前推进，那么，主体的"心"和"身"就会处于撕裂的状态。而在闭锁之处，由于血脉不周流，我们内心会"化脓""溃烂"，如果置之不理，久而久之一定会变成一触即发的健康危机。

在叙事医学语境下，"生命健康叙事素养"是一种综合能力，拥有这种能力的主体对生老病死有深刻、正确的认知，善于通过阅读、讲述、写作和反思他人故事来形成人际叙事智慧，帮助自我和他人回顾过去的人生故事、想象未来的人生故事，走出不利于身心健康的叙事闭锁状态，重构与自我、与家庭、与他人、与社会的和谐关系，提升战胜癌症的生命复元力，实现心身全人健康。作为健康行业的从业者，医护人员首先应该具备生命健康叙事意识，自己成为叙事调节能力强的主体。

具有良好的自我生命健康叙事素养的生命主体，能够深刻理解人际叙事连接对于人的健康的重要意义，在生命叙事进程中主动维系亲密叙事关系，同时愿意主动阅读、聆听、讲述和分享故事，在故事互动中提升自己的抗挫折能力和生命复元力；具备这样的生命健康叙事素养的生命主体也能够将自己积累的叙事资本，随时用于其他处于疾病、危机或困境中的生命主体，运用自己储存的故事，灵活地帮助他们从困境和叙事闭锁中调节出来，走出生命安全和心身健康危机。具有良好生命健康叙事素养的医者能够更高效地帮助民众预防、患者疗愈叙事闭锁引发的健康问题。

二、核心关键词二：人际叙事连接

人们虽然是独立的个体，但也需要把其他人视为"伙伴"，建立人际叙事连接，在"共同体"中产生归属感。共同体包含家庭、学校、职场、社区、地域、国家、人类全体。以时间轴来说包括过去、未来。归属感必须自己主动积极参与到共同体的内部才能获得，要靠主动获得和经营。人与人之间的大多数互动和连接都是借由互相之间的故事讲述达成，叙事创造出一种关系，将我们彼此连接在一起。人际叙事关系是人与人之间以叙事作为媒介，彼此交流和相互影响的一种动态互动过程，包括亲子叙事关系、手足叙事关系、夫妻叙事关系、师生叙事关系、同侪叙事关系、同事叙事关系以及职业叙事关系等。

人际叙事连接的质量是一个生命主体生命质量的体现。然而，社会学家琳恩·史密斯乐文（Lynn Smith-Lovin）的研究发现，现代人认为自己拥有亲密叙事连接的人数为2人甚至更少。我们可能有数百名微信好友或脸书好友，但真正的亲密叙事连接却在不断减少；每10个人中就有1人表示自己没有任何亲密的叙事连接。当一个人没有亲密叙事连接，就会变成一个过度重视自我的人，而我们只有在与他人的叙事关系中才能认识和认同自己。因而，随着我们与他人的关系逐渐疏远和断裂，最后我们会与自己疏离，也会感到自己越来越陌生。

人际叙事连接紧密的人具有更强的叙事调节能力和生命复元力。作为一种社会融入（social integration），人际叙事连接是与社会隔离（social isolation）相对应的。在叙事医学语境下，我们倡导医者要与家人和亲友、医学前辈、医学同行、患者及其家属建立充分的人际叙事连接，也倡导患者主动与亲友和医护人员建立人际叙事连接。唯其如此，医护人员才能成长顺利、生活幸福、身体健康、事业有成；患者才能顺利康复和治愈，实现全人健康。

（一）与医学前辈建立人际叙事连接

叙事医学强调医者要与医学前辈展开跨时空的对话，与其建立良好的、常态化的叙事连接。正如古希腊伦理学家、传记作家、《希腊罗马名人传》的作者普鲁塔克（Plutarch，46—120）所言，"对过往伟大人物的故事一无所知，就等于选择以无知的心态继续往后的人生"。医者在前人故事的引领下，才能实现职业的最优化发展。如果我们不去构建与前人世界的叙事连接，我们不只是切断了自己与人类的关系，同时切断了医学智慧的累积。叙事医学强调医学史上伟大人物的故事对当代医生职业身份认同和职业道德形成的重要价值。

在这一小节中，我们将通过讲述现代医学之父奥斯勒爵士和中国妇产学界人文主义代表郎景和院士的故事来阐述当代医者建立与医学前辈人际叙事连接的重要意义。

现代医学教育之父威廉·奥斯勒在《书与人》（"Book and Man"）这篇演讲中提到：每个人现在拥有的最优秀的品质都源自先辈，为医学科学带来荣耀的不是大学医学院的数目，不是琳琅满目的建筑，而是披荆斩棘的医学前辈。这些走进学术宁静殿堂的前人是激励当下的医学生和医生心存景仰之情，怀感恩之心投身医学事业的重要精神支柱。通过学习医学史，当代的医学生才有机会与医学伟人对话，才有机会更好地发展自己的职业。因此，奥斯勒认为，用医学史上的伟人和古典人文精神感染凡人是教育赋予人类的一份最伟大礼物。

被誉为"现代医学的奠基人"和"现代医学之父"的威廉·奥斯勒将托马斯·布朗恩（Thomas Browne，1605—1682）当作自己的职业偶像和人生导师。与布朗恩医生一样，奥斯勒在加拿大麦吉尔大学接受教育之后，去欧洲最好的医学教育机构完成了医学训练。17世纪布朗恩医生的医学思想，比如，医生必须博览群书，成为百科全书式的医生，疾病的治愈需要医生唤起患者内在的治愈力，医生必须与患者建立亲密的叙事连接等，通过19世纪奥斯勒的医学教育、人文演说和临床实践，得以继承和发扬。

可以说，布朗恩的故事和著作激起了奥斯勒对生物医学学科和职业的最初兴趣，这也为奥斯勒后来形成鸿渐之翼的生命哲学与医学人文思想体系奠下最坚实的基础。作为一个文学爱好者，奥斯勒在17岁时就在图书馆里阅读到布朗恩的《医生的信仰》（*Religio Medici*）一书。从此之后，布朗恩爵士及其专著《医生的信仰》就成为贯穿奥斯勒一生的重要人物和重要著作。奥斯勒说，"把握自我，尽职尽责，对人类永远充满好奇心……这些都是可以从托马斯·布朗恩爵士的人生故事和著作中汲取的养分。"

奥斯勒继承布朗恩医生的博学观，努力将自己塑造成一位百科全书式医生。17世纪的科学（science）和学识（learning）涵盖几乎所有知识领域，包括物质世界、形而上学世界以及诗歌和宗教世界。我们可以从他的著作中看到莎士比亚等文学家的影子。相比布朗恩医生，现代科学作家或者医学作家所了解和撰写的现象范围要窄得多，现代医生的论调往往听起来充满了科学主义的傲慢和技术主义的无畏，却少了虔诚和敬畏。追随布朗恩爵士，奥斯勒在其演说和著作中常常引经据典，从亚里士多德、华兹华斯、丁尼生、惠特曼、贺拉斯、莎士比亚、罗伯特·伯顿、安东尼·特罗洛普到《圣经》，无所不引。

奥斯勒继承布朗恩的思想，提出对医学科学和人文精神追求的平衡。在某种意义上，对布朗恩的阅读是奥斯勒走上医学之路的重要引领。布朗恩撰写的《医生的信仰》是奥斯勒毕生最爱读的一本书，也是他"灵感、智慧和精神慰藉的源泉"。在这本书里，布朗恩表达了自己愿意将人生献给医学科学事业，却不愿意将医学科学与人文精神追求分开的观念。这深深影响了奥斯勒，并成为日后奥斯勒不愿将医学与人文视为截然不同文化的缘由，其声称"人类的心灵深处隐藏着一种科学无法满足的诉求"[1]。

> 托马斯·布朗恩每天巡查完病房之后，都会搬张椅子，坐在患者的病床旁，从口袋里掏出一张纸，在患者身边低声朗诵，附近病床的患者也常常侧耳倾听。布朗恩朗诵的不是患者的病危通知书，也不是癌症诊断告知书或手术风险告知书，而是他写给患者的一封信。每一封信的内容都基于医生对患者及其家庭的深

---

[1] 原文是：Fed on the dry husks of facts, the human heart has a hidden want which science cannot supply.

入了解，每一句话都能深深触动患者的内心，鼓励患者提起精神，不要被眼前的病痛所打垮，让患者感受到一个医者对于他／她的人文关爱。布朗恩的信后来结集成《写给朋友的一封信》（*A Letter to a Friend*）出版。

与布朗恩医生一样，奥斯勒深信，医学生的职业美德会随着时间的推移而逐渐发展，如果与导师和前辈医生有良好的叙事连接，那么，医学生就能将其所聆听或阅读过的典范医生的故事逐渐整合进自己的职业故事和职业身份认同中，最终督促自己向典范的前辈医生在道德、生活和职业方面靠拢。奥斯勒认为自己的行医之路都是踏在前人的脚印之上走出来的新路。他认为传记叙事作品的阅读过程正是"品格影响品格的潜移默化"的过程。因而，奥斯勒定期开展故事分享沙龙，引导医学生通过仔细、广泛地阅读与历史人物和虚构人物有关的经典文学作品。

晚年的奥斯勒意识到自己对布朗恩的全面深入阅读让自己的人生在许多方面与布朗恩的人生非常相似。因而，在 70 岁生日庆典的致谢辞中，奥斯勒引用《医生的信仰》里的几行文字来描述自己的人生，感叹布朗恩已然成为自己生命长河中永不消逝的导师。传承布朗恩对教授（professor）这一职业的阐释——教授是一生为所发现的真理去宣告（profess），即使付出生命的代价也在所不惜的人。最后，这部影响奥斯勒至深的书在奥斯勒的葬礼仪式上，被置于其灵柩之上。奥斯勒在某种程度上可称作第二个布朗恩。

"奥斯勒精神的两位继承者"分别为哈维·库欣（Harvey Cushing）和怀尔德·彭菲尔德（Wilder Penfield）。他们都是奥斯勒在牛津宅邸"张开的臂膀"（the open arms）叙事沙龙的常客。哈维·库欣根据自己与导师的叙事交往，创作了传记叙事作品《奥斯勒的一生》，并将其与同事和学生建立叙事连接的传统传承了下来。作为怀尔德·彭菲尔德的导师，奥斯勒对彭菲尔德成长为世界知名的神经外科医生、神经病理学家和神经学家产生重要影响。彭菲尔德曾言："如果我能将自己对人类和医学的最高理想呈现，那是因为它们都源自奥斯勒精神。"

在奥斯勒爵士及其学生的影响下，许多医生都成长为各自领域的杰出研究者和富有同理心的伟大临床医生。奥斯勒不但以医学史上的伟大医者的人文精神感召自己，也成为许多后辈医者的行医典范，不仅深刻影响了自己的学生，也通过日野原重明（日本预防医学之父，被誉为"日本的奥斯勒"，将奥斯勒传记译成日语）、郎景和院士（被誉为"中国的奥斯勒"，成立中国医师协会奥斯勒研究会，将奥斯勒传记译成中文）激励了全世界的医生。

奥斯勒的许多学生都成为医学领域的翘楚，开创医学院和新的医学学科，而且叙事人文素养非常高。通过他们的故事，奥斯勒精神得以传承。耶鲁大学医学院外科医生，耶鲁大学医学史、医学伦理学教授舍温·努兰在其《蛇杖的传人》（*Doctors*）这部医学史著作中提到前辈医生的故事对自己职业精神形成的积极意义。

尽管当了 30 年的外科医师，我在一些复杂的手术面前偶尔还会缺乏自信。每当此时，我就提醒自己，我的导师是古斯塔夫·林斯科格（Gustaf Lindskog，1903—2002），林斯科格的导师是塞缪尔·哈维（Samuel Harvey），塞缪尔·哈维的导师是现代神经外科之父哈维·库欣，而哈维·库欣的导师是现代外科之父威廉·霍尔斯特德（William Halsted）和现代医学教育之父威廉·奥斯勒，当他们的影像和故事浮现在我的脑海里，我就迅速恢复自信，不再疑虑，成功完成手术。

许多人不去建立与前人世界的叙事连接，导致历史传承的断裂。医学职业精神需要源远的传承，离不开对前辈医者的自传和传记叙事的阅读。人物传记的阅读对我们的生命是一种指引，也是我们生命成长和职业发展方向的一个标杆。我们从传主的伤痛、血泪故事中，萃取的是可贵的智慧、动人的真情以及人生面对无可奈何之事的释然包容。传记叙事承载着读者对前人人生故事的想象，在潜移默化中形成职业认同，改变看世界的方式，开启对内心世界的解读。

《周易》中言："同声相应，同气相求"，人无法脱离关系而存在。导师关系是高级职业在职者（导师）和初级职业者（学徒）在工作环境中的一种动态的、互惠的关系，最终能够双向地促进关系中的彼此的医学职业的可持续和健康发展。克利夫兰诊所（Cleveland Clinic）心血管主任萨米尔·卡帕迪亚（Samir Kapadia）博士说，一位好的导师不仅让学生成为更好的医生，而且让我们成为更好的人。①

协和医院妇产科郎景和院士就是在中国现代医学史上非常注重师生叙事关系构建，传承人文精神的人文主义医生。在郎景和院士办公室挂着一幅画像，他说："某种意义上，这个人，影响了我的一生。"这个人就是中国第一代妇产科专家、中国现代妇产科学的奠基人、郎景和的导师，被称为"万婴之母"的林巧稚大夫（见图 1-3）。郎景和院士青年时期有幸成为林巧稚大夫的学术秘书，在老师身边工作多年，林巧稚大夫的学术精神、临床技能及为人处事风格深深影响了郎景和和许多学生。

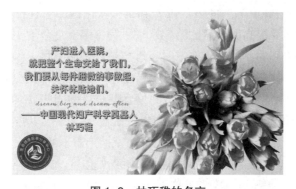

图 1-3　林巧稚的名言

① 原文是：A good mentor not only makes you a better doctor but a better human being.

林巧稚的一生颇为传奇。她是北京协和医院第一位毕业留院的中国女医生，她没有自己的孩子，终身未婚，却亲手迎接了 5 万多个新生命。林巧稚是一位人文主义医生。她总是向产妇主动伸出温暖的手，不希望产妇阵痛时去抓冰冷的栏杆。林巧稚经常说，医生的对象是活生生的人！他们有思想、感情、意愿、要求，有家庭与社会背景等各种因素的影响。看病，不是修理机器！医生，不能做纯技术专家！不要只凭数字报告下诊断、开处方，要到患者床边做面对面的工作，悉心观察、关心照顾患者。

郎景和院士曾写下诗歌《永远记着老师》赞颂自己的导师：

教我们的人，永远是我们的底色，
从青出于蓝，到青胜于蓝。
教我们的人，永远是力量的源泉，
从托扶的双手，到坚实的双肩。
教我们的人，永远是闪烁的明星，
从扑朔迷离，到勇敢向前。
教我们的人，永远不能相忘，
从江河如世，到日月经天。

郎景和院士说，人们信赖和崇敬林巧稚大夫，因为她有丰富的经验和高超的技术，还因为她对患者无限的关切和爱护。在做实习医生的时候，林巧稚就常为产妇擦汗，常常为鼓励产妇，拉着她们的手，抚摸她们的肚子；在开设自己的门诊时，林巧稚大夫会将钱偷偷放在贫苦产妇的枕下；成为著名专家之后，她还是愿意摸摸患者的头，掖掖患者的被角……她的举手投足无不体现了对患者深切的关爱。这种理解和同情就是一种神奇的力量。林巧稚大夫查房时，一定要说出患者的名字。这些细节的背后，体现的都是以林巧稚大夫为代表的协和医者对患者的尊重。

传承是对医学前辈最好的致敬。郎景和院士和许多协和妇产医生都将林巧稚大夫的职业精神传承下来。1984 年，44 岁的郎景和第一次出国，去往挪威。他此去是为了寻得一个答案，如何能够提高卵巢癌的治疗水平，为患癌女性争取更多的存活可能。这也是林巧稚生前极为关心的。林巧稚 5 岁时，母亲患宫颈癌离世。亲眼看着母亲因无法医治，在无奈中死去，林巧稚在失去亲人的痛苦中第一次萌生了当一名医生的想法。她不但选择了妇科医学之路，还记住了那个威胁妇女健康最顽固的敌人之一——宫颈癌。

1956 年，林巧稚最先提出了"预防为主"的思想，建议以宫颈癌为突破口，开展妇女医学普查运动。她带着助手走街串巷，挨家挨户普及癌症的危害和普查的意义。同时，她在全国率先开展了大规模的妇女宫颈涂片检查，掌握了大量的第一手资料。宫颈癌的筛查让林巧稚看到了庞大的患病人群，但以当时的条件，宫颈癌的治疗手段依然有限，这也成为林巧稚一生最大的一个遗憾。这次出国，郎景和带回了淋巴造影技术，这项技术在当时立即为卵巢癌的治疗打开了新局面。郎景和不仅拿出了适合中国的宫颈癌筛查方案，并得到了世界卫生组织的肯定。

如今，更多中国妇产科医生传承着林巧稚、郎景和等医学人文学者的精神，为中国妇产事业做出越来越深远的贡献。郎景和院士的学生谭先杰教授不仅传承人文精神，还成为具备良好的叙事素养的作家医生。2016 年，谭先杰出版《子宫情事》，2022 年出版《协和妇产科医生手记》。谭先杰教授说，早在 20 世纪 70 年代，郎景和就在老师林巧稚的引领下走上了科普写作之路，出版《妇科肿瘤的故事》《妇科手术笔记》等书，接着，郎景和院士又将我们这些后辈引领走上科普叙事和平行叙事病历之路。科普是科学家的责任，分享患者故事也是医生的责任，我们是这种精神的传承者。

2021 年，郎景和院士撰写了《协和的守望：林巧稚和她的医生们》这部充满感人故事的医学人文著作。书中呈现出以林巧稚为核心的一代协和人风采，以及张孝骞、林巧稚、宋鸿钊、吴葆桢、葛秦生、连利娟、严仁英、郎景和等老中青三代的传承和发展。郎景和深情地回忆："我们每年都要开会纪念林巧稚大夫。也许，现今很多医生都没有见过林大夫，但大家都会感觉到她的存在。这使我想起一位城市市长的墓碑，上面写道：'如果你想寻找他的纪念碑，就请环顾你的周围。'林大夫虽然去世了，但是她永远在我们周围，永远在我们心中。"

《周易·坎卦》中言"君子以常德行，习教事"，《周易·兑卦》则称"君子以朋友讲习"。意思是说，君子长久保持美德，从事教化育人的事业。在叙事医学语境下，这两句话可以理解为，作为医学领域的专家，一方面要督促自己保持美德，同时不忘记与同辈医者以及后辈医者维持良好叙事关系，从事教化育人的事业；君子善于汇集朋友和同道，创设机会与其建立叙事连接，互相讨论，互相学习。奥斯勒爵士、林巧稚大夫和郎景和院士等就是这样"习教事""以朋友讲习"的医者君子和君子医者。

（二）医者、患者及其家属间的人际叙事连接

在生命健康叙事学的语境下，人际叙事连接是一切生命进化和存在的本源。对于每一个生命主体而言，"人际叙事连接"（inter-being narrative bonds）具有"日常性"，也就是说，像饮食一样必不可少。这个"连接"不关乎物理距离，而是与内在情感体验直接相关。同处一室的家庭成员之间，抬头不见低头见的住院患者与医护人员之间都可能处于绝对的失连状态。我们面对陌生经验和新遇见的患者往往都是"失连"的，但当我们产生对他们人生故事的好奇心，愿意去接近和聆听他们，就是"连接"的开始。

特蕾莎修女曾言：世界上最大的贫穷不是饥饿、衣不蔽体或没有房屋，而是寂寞和不被关爱；最大的疾病，不是麻风病和结核病，而是不被需要；最大的饥渴，不是缺少面包，而是缺乏人与人之间的关爱和连接。对于患者而言，疾病的痛苦将他们的灵魂和精神密封在躯壳里。然而，生病的人仍需要在他生活的世界里，在与其他人的交往里认识自身，获得认可。他们需要医护人员帮助他们，用与他们的痛苦频率相同的声音聆听和唤醒他们封锁在残病的躯体里的灵魂，刺激和触动他们，苏醒他们的生命复元力。

医患人际叙事关系名言

　　神经医学桂冠诗人奥利弗·萨克斯（Oliver Sacks）说："在诊断和治疗疾病时，我们获得的是关于解剖、生理和生物学方面的知识；而在为生病的人诊断和治疗时，我们获取的是关于生命的智慧。"①

　　哲学家、散文家和诗人苏西·卡塞姆（Suzy Kassem）在其《医学格言诗》（*The Maxims of Medicine*）中写出这样的诗句："在你检查患者身体之前，耐心地了解他的故事。因为你了解了他的故事，才开始了解他的身体。"②

　　美国著名小儿科医师、普利策奖得主罗伯特·科尔斯（Robert Coles）说："当我们用听故事的方式了解患者时，我们会发现自己仿佛配备了另一对耳朵。我们不再仅仅专注于收集有助诊断的'症状'，套入各种疾病的'模型'，然后安排适当的'治疗'，而是邀请患者一起编写有关于疾病的故事，将其扩大为共同经验的生命故事，借此丰富医生对患者的理解与关怀。"

　　医患沟通学者芭芭拉·莎芙（Barara Sharf）认为，叙事对于疾病的治疗至关重要，患者和医生都是以叙事的方式审读身体症状、查找疾病的原因，并商讨可行的治疗方案。③

　　在克里米亚战地医院里，提灯女神、现代护理之母弗洛伦斯·南丁格尔（Florence Nightingale，1820—1910）的叙事智慧得到充分发挥（见图1-4）。从科学和人文两种路径出发赢得患者信任与尊重，一方面通过科学统计方法改善了军营病房的外部设施和条件（南丁格尔因此被誉为现代应用统计学之母）；另一方面通过与伤兵建立叙事连接，深入他们的生命故事，对他们进行人性化的照护，感化伤兵，提升了他们的生命质量。

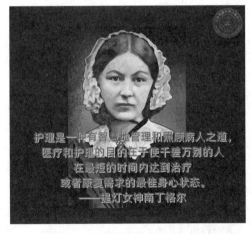

图1-4　提灯女神南丁格尔名言

---

① 原文是：In examining disease, we gain wisdom about anatomy and physiology and biology. In examining the person with disease, we gain wisdom about life。

② 诗句的英文为：Before you examine the body of a patient, /Be patient to learn his story. /For once you learn his story, /You will also come to know /His body。

③ SHARF B F, HARTER L M, YAMASAKI J, et al. Narrative turns epic: continuting developments in health narrative scholarship [M]//THOMPSON T L, PARROTT R, NUSSBAUM J F. The routledge handbook of health communication. New York: Routledge, 2011: 36-51.

1854 年，克里米亚战争爆发，南丁格尔受政府的邀请，带领 38 名女性，启程前往克里米亚，对伤兵展开护理工作。当时战地医疗护理条件非常差，各种生活用品和药品缺乏，水源不足，卫生条件极差。伤兵怨声载道，痛苦的哀嚎声此起彼伏。他们对护理人员不满，总是责难，这使得护理人员工作效率低，各种矛盾冲突不断，士兵死亡率居高不下。

南丁格尔想办法将当时的客观情况变成统计数据，画成玫瑰图呈交给英国的卫生部门和女皇审阅。最终这些一目了然的玫瑰图触动了他们，医疗物资得到了配置，医疗条件得到了改善。然而，伤兵们的痛苦似乎没有得到很好的疏解，他们对护理人员仍然刁难不满。南丁格尔想到要舒缓士兵的痛苦，必须真正走入他们内心，而非护理表面的伤口和疾病。于是，南丁格尔带领 38 名护士白天护理伤口和疾病，晚上探望伤兵，询问伤兵们疾病之外的各种情况，了解他们对家人的牵挂，并鼓励他们写信给家人。

在这个过程中，南丁格尔对每一个士兵有了了解。南丁格尔也会帮助无法自己写信的病重士兵写信。士兵焦虑的心情得以纾解，思念家人的心境获得了回应。伤兵在建立与家人的叙事连接的同时，也建立了与护理人员之间的叙事连接。从此之后，他们不再用责难的口吻，不再对护理人员横加指责，不再不配合，他们痛苦的呻吟声逐渐被他们讲述的与家人之间的故事所替代。士兵们亲切地称她为"提灯女神"和"克里米亚的天使"。伤病的士兵写道："灯光摇曳着飘过来了，寒夜似乎也立刻充满温暖…… 我们几百个伤兵躺在那里，当她来临时，我们挣扎着亲吻她那浮动在墙壁上的修长身影，然后再满足地躺回枕头上。"

在南丁格尔的努力下，战地伤兵死亡率从 42% 左右降到了 2% 以下。美国大诗人亨利·沃兹沃斯·朗费罗（Henry Wadsworth Longfellow，1807—1882）为她作诗《提灯女神》，将其称作"患者的守护神"（Saint Philomena），赞美她的高贵精神与人文情怀。

事实上，南丁格尔的玫瑰图不仅将数据视觉化，而且将叙事数据化（data storytelling），背后的故事才是数据的灵魂。南丁格尔的数据以及背后的故事触动了军队的医疗改革和护理理念的进步。在医学发展史上，故事往往成为重要的变革力量。除了南丁格尔之外，英国小说家查尔斯·狄更斯（Charles Dickens，1812—1870）一生都致力于改善环境卫生，通过故事最早呼吁并资助建立儿童医院。1852 年 4 月，狄更斯创作《凋零的花蕾》（Drooping Buds），讲述流落伦敦街头的病童故事。在他的故事的推动下，英国有了第一家儿童医院——至今还在营业的大奥蒙德街医院（Great Ormond Street Hospital）。

在人际叙事互动过程中，医者产生的是对患者苦难的认同——慈悲是人类所共享的一种基本且相似的人性。南丁格尔倡导医护人员用"四心"去对待每一位患者，分别是爱心、耐心、细心和责任心。在叙事医学语境下，责任心（responsibility）指的是"response+ability"，即"回应的能力"，只有对有叙事连接需求的患者进行及时有效的回应，才能成为真正负责任的医者。对于处在生命威胁、深陷孤独中的生命个体而言，建立人际叙事连接，用爱去回应他们的生命故事是责任心的最好体现。

每一个生命主体在生命进程中，都在不断累积着故事，每一个人都有自己故事的历史，而且，没有人的故事和别人的故事是完全一样的。医者认真去听患者的故事，或认真把自己的故事说给患者听，建立叙事性的互动连接，是对患者作为"人"的最大尊重。

《黄帝内经》有言："医患相得，其病乃治。"医患之间去除专业身份之后就是人与人之间的生命共同体关系，是一种"主体间性"（inter-subjectivity），需要的更多的是存在性的人文关怀。当医者意识到躺在病床上的不只是期待救治的病体，可能是某人的母亲，可能是某人的子女，可能是任何人的缩影，甚至是未来的自己；当我们从健康的视角审视疾病，看到的就不只是疾病、退化与变异，只有从别人的病理症候中看到自己的影像，医者才可能以同理心去对待处于疾病国度的人。

借由人际叙事连接，医者与患者之间的关系从基于"事实的理解"（facts-based）转变为基于"共情的理解"（empathy-based）。著名的精神分析学者迈克尔·巴林特（Michael Balint，1896—1970）曾说过，医生本身就是一味药（The best medicine is the doctor himself）。在叙事医学语境下，注重与患者建立人际叙事关系的医生更是患者走向健康的一味无法替代的良药。

哈佛人类学家凯博文的《疾痛的故事》讲述了他在刚刚成为一名年轻医生时遇到的一件事情：

> 一个严重烧伤的7岁女童，烧伤遍及全身大半。医护人员每天对她进行伤口清创时，需要透过涡流浴剥除坏死、感染的皮肉，撕开外露的皮肉，进行全面清理之后，再将伤口包扎起来。这是非常痛苦的治疗过程。这样的事自然让她痛得要命，不是尖叫就是哭嚎，苦苦哀求医护人员住手，整个治疗过程，女童都顽强奋力地进行抵抗，每次都会造成一些新的伤口。
>
> 我负责按住她没受伤的一只手，尽力安抚，只能希望外科住院医师可以在涡流里快一点剥除坏死、感染的皮肉。水流很快就被染成粉红色，然后是血红色。后来，有一天我终于和她建立了叙事连接。当时不知所措的我问："伤得这么严重，要日复一日挨过这么一场痛苦的外科仪式，你是怎么受得了的，是怎样的感觉？"这可能是小女孩第一次被问到这类问题，有些困惑、惊讶。接着，她开口简单回答我的问题，说话时小手把我的手抓得更紧，在后来的治疗过程中，小女孩不再尖叫，也不再扑打、推开医师和护士。
>
> 这个故事让我了解到：患者再痛苦，还是可以和对方好好谈一下病痛的实际体验，医者与患者一起见证病痛的经验、组织病痛的经验，这本身就是疗愈的一部分。

当医者只是站在自己的视角上看待疾病，无法与患者产生人际叙事连接时，不但无法真正治愈患者，还有可能给他们带去最深重的伤害。著名儿科医生、作家罗伯特·哈奇森爵士（Sir Robert Hutchison，1871—1960）说，有时我们把患者当作病例，而非有情感、有痛苦的人，这使患者忍受治疗比忍受疾病更加痛苦。^① 在这个故事里，大多数的医护人员就是将小女孩当作一个客观的病例，无法感受到患者的痛苦，一味地以救世主的身份自居，却没想到自己正在给她带去二次伤害。

一个人在身心失衡（失神）的状态下，心中恐慌无助，亟需精神上的支持和情感上的关怀，所以作为倾听者的医生角色是不可或缺的。而这时医患之间最佳的连接状态是横向的叙事连接。医患之间的纵向（专业权威与专业知识缺乏者、家长和孩子、治疗者与被治疗者、健康状态与疾病状态）关系往往将患者当作物化的客体，导致医患之间隔阂的加深，让患者难以感受到生命共同体之间的内在支持，而这种内在支持根植于接纳（receptivity）、关联（relatedness）和回应（responsiveness）。

医者很容易与患者维持不利于和谐关系构建的纵向关系。美国作家、女权主义者、大学图书管理员奥德雷·洛德（Audre Lorde）在其回忆录《一缕光亮：与癌共存》（*A Burst of Light：And Other Essays*）中描述了医生在患者面前的纵向家长作风给她带去的伤害："我被领进医生的诊室里，医生拿起我的 X 光片的那一刻，我就被当作一个无知的幼儿，可以看出，他将眼前的任何一个患者当作幼儿的技法很娴熟。当我认为自己还有必要考虑一下是否同意肝脏活检时，他高傲地瞄了一下我的病历，便说，'我想你是个聪明的姑娘，你觉得像鸵鸟一样把头埋在沙子里有用吗？'"

按照洛德的说法，医生的语言里听不出任何关爱、宽慰、共情和人际的尊重，只有医生作为职业权威由上而下的一种压制，让患者失去叙事和表达自己的权利。人类关系的重要成分是"共情"，医疗语境下，"共情"关系的重要性不言而喻。人本主义心理学创始人卡尔·罗杰斯（Carl Rogers）认为共情能力是指主体体验他人的精神世界，如同体验自身精神世界一样的能力。共情是两个主体在互动和积极回应的过程中所产生的一种谐振。真正的关怀不能将对方当成物品一样从外部去审核、观察，必须进入他的世界，从内部去体认他的存在方式。

（三）引导患者与患者家属建立叙事连接

《小王子》的作者法国贵族、作家、诗人、飞行员安托万·德·圣 – 埃克苏佩里（Antoine de Saint-Exupery）提出，人是由各种叙事编成的一个结、一张网、一件织物，世界上由叙事这个网形成的亲密关系对于每一个人而言是最重要的。在以我们每一个生命主体为中心的亲密连接中，只有我们主动去维系，这个网才不会断裂。我们在这个世界上的存在意义就在这个离我们最近、被我们牵动的网中，生命关系就这样

---

① 原文是：From treating patients as cases；and from making the cure of the disease more grievous than the endurance of the same。

被绑定在一起。人生在世，金钱、名利、权势、豪宅、豪车都无法抵御孤独、疾病、死亡。而亲密的叙事连接才是我们对抗一切痛苦、挫折、灾难、厄运、变故、疾病，乃至死亡的唯一解药。

现代社会中，紧张的家庭生活、孤立的人际关系以及排山倒海袭来的工作压力，是健康的头号敌人。美国卫生署长维韦克·穆尔蒂（Vivek Murthy）在他的著作《当我们一起：疏离的时代，爱与连接是弭平伤痕、终结孤独的最强大复元力量》（*Together：The Healing Power of Human Connection in a Sometimes Lonely World*，2019）中综合许多权威医学院和医疗机构的研究，得出社会隔离会导致疾病和死亡的风险增高的结论（见图1-5）。在叙事医学语境下，这些研究表明不主动与人建立人际叙事连接的人遭遇心脏病、痴呆症、焦虑症、肥胖症、抑郁症、关节炎、猝死和早逝的风险会大幅增加。

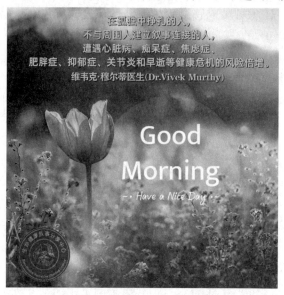

图1-5 美国卫生署长维韦克·穆尔蒂名言

孤独、敌意、叙事连接断裂、人际关系疏离对人类健康的影响，比病毒感染和环境污染造成的危害还要大。长期来看，缺少真实生活中的人际互动与叙事连接，会使我们的健康、生产力和幸福感蒙受到严重的负面影响。2016年一项发表在 *Heart* 上的研究 "Loneliness and Social Isolation and Increased Risk of Coronary Heart Disease and Stroke：Clinical Implications" 表示：孤独或隔离使人遭遇心脏病与心绞痛的风险高29%，脑中风的概率增加32%。人际叙事失连和社会性隔离，也与已患有冠心病或中风的个体预后较差有关。

根据一项发表在《糖尿病学》（*Diabetologia*）杂志上的研究，来自英国伦敦国王学院的研究人员发现，感到孤独的人更容易罹患糖尿病，因此帮助人们建立积极的连接，将是预防Ⅱ型糖尿病有效的工具之一。许多国家的社区医生表示，他们每天有25%左右的患者是因人际叙事连接断裂、内心感到孤独来就诊。为此，许多国家专门成立相关部门，如 2018 年 1 月英国政府任命首位"孤独大臣"，日本政府在 2021 年 2 月中旬也宣布成立"孤独与孤立对策担当室"，希冀借由政府层面的重视，遏制"孤独"对生命和健康产生的巨大威胁。

遭遇疾病、创伤或巨大压力时，与家人和亲友维持紧密、有意义的人际叙事互动，是最有助于提升生命复元力的方式。肿瘤医生、畅销书作家瓦瑞拉（Dráuzio Varella）认为，若是情绪、感受被隐藏或压抑，将导致胃炎、胃溃疡及腰间脊髓的疼痛。随着时间过去，这些问题将会恶化成癌症。因此，我们应找寻一知己，来分享彼此间的故事、秘密以及错误。对话、交流、叙事，是最有力的药方。① 加州大学旧金山分校临床教授、预防医学研究所（Preventive Medicine Research Institute）的创始人迪恩·奥尼希（Dean Ornish）发现，亲密的社会关系和良好的医患叙事连接，可以促进冠状动脉疾病的治疗，甚至可以提供生命坚强的抵抗力。

2017 年，美国导演安迪·瑟金斯由真人真事改编的影片《一呼一吸》（*Breathe*）向我们讲述了亲密的叙事连接对于患者生命质量的重要作用。

影片里的戴安娜在新婚不久，怀着孩子，却遭遇丈夫罗宾罹患小儿麻痹症突然从脖子以下瘫痪、离开呼吸泵两分钟就会丧命的悲惨命运。戴安娜没有因为丈夫的疾病而怨天尤人，而是积极面对。为了让丈夫更有尊严地活着，而不是与世隔绝地被囚禁在病床上，在权威医生断定丈夫只要离开医院和医护人员的专业照护就会很快死去的情况下，戴安娜仍坚持带丈夫出院，独自负担起照顾丈夫和刚出生的儿子的责任，结果创造了让丈夫继续乐观生存 20 余年的奇迹。

而没能走出医院的那些患者，对于其他人而言，仿佛只是一个存在于陌生国度中的异乡人，逐渐与整个世界脱节。甚至像是没有灵魂般，也与自我逐渐脱钩，陷入齐泽克所谓的"非人"（inhuman）状态，在某种程度上而言，社会性死亡的人生充其量只是一个"死活人"（death-in-life）。死活人已经走在死亡路上，是离死神最近的人。这些人最终一个接一个在冰冷的医院死去。

一个人在医院住院的时间越长，他失去的人际叙事连接就越多。戴安娜将罗宾接回家里照顾之后，罗宾天天看着自己的孩子长大，他很快度过了重症诊断之后的拒绝、愤怒和抑郁期，接受了现实，并想出了请人制作带呼吸泵的轮椅的主意，在不断改进之后，罗宾的活动范围不再受限制，居然全家一起去了西班牙旅行。

自从回到家里，罗宾的家庭叙事关系从未断裂。为了让更多像他一样瘫痪并依赖呼吸泵生存的患者走出病房，他还出国去参加了德国的国际残疾人医疗照护

---

① 原文是：Emotions and feelings that are hidden, repressed, end in illnesses as: gastritis, ulcer, lumbar pains, spinal. With time, the repression of the feelings degenerates to the cancer. Then, we go to a confidante, to share our intimacy, our "secrets", our errors! The dialogue, the speech, the word, is a powerful remedy and an excellent therapy.

峰会。他的发言让医疗界的研究者和医院管理者意识到将小儿麻痹症患者禁锢在铁皮包裹的设备里只能维持他们的生命，他们会逐渐失去社会性，他们似乎成为铁皮设备的一部分，而不再是一个真正意义上的人，因而是不人性的。

每一个人在这个世界上生存都需要一个理由、一种价值的肯定，重症患者也一样。美国哲学家、心理学家兼教育学家约翰·杜威（John Dewey，1859—1952）说："人类本质里，最深远的驱策力，就是'希望自己具有重要意义'。"换言之，人的本性都希望被肯定，即使是重症患者和临终患者，被肯定都是他们活下去的"驱策力"。照护者的叙事意识及其与被照护者的叙事连接有利于帮助被照顾的患者感受自己独一无二、无可替代的价值。

影片中，面对突然瘫痪的丈夫，妻子做出了让他回家的决定，并且与只能卧床接受体外循环呼吸支持的丈夫建立横向人际连接。作为照护者的家人与作为患者的家人很容易形成纵向关系——照护者被当作强者、付出者、决定者，而被照护者被当作弱者、接受者和被决定者。而横向连接强调把对方当成平等的伙伴，给予对方主动积极参与、为彼此形成的生命共同体提供价值，让其获得温暖的归属感，并感觉到彼此生存空间的安全。妻子给丈夫营造的是父亲陪伴孩子成长的价值空间，丈夫的存在对妻子和孩子都是有利的，而非单方面的付出和单方面的被照顾。

这部影片虽然讲述的是小儿麻痹症瘫痪者的故事，但对我们反思当今医疗状况很有意义。在医学设备先进、治疗程序精密的德国医院的铁皮柜里依靠铁肺生存的患者就像 ICU 病房里被各种器械设备围绕、与世隔绝的重症患者。失去家庭和社会叙事连接的他们没有被当作真正意义上的人来看待，他们逐渐失去了在这个世界上的存在价值，这样的环境是否利于人的疾病恢复？人文主义医生如何在重症监护室和住院病房尽量创设与患者叙事连接的可能性？医者如何让患者的照护家人更理解这种连接对于患者康复和生命质量的重要意义？

叙事影片推荐

比尔·克拉克：《我的海星爸爸》（*Starfish*，败血症截肢患者，2016）
吉姆·谢里丹：《我的左脚》（*My Left Foot*，先天性脑性麻痹，1989）

（四）医者同行建立人际叙事连接

医者不仅要与历史上的前辈、与服务的患者及其家属建立叙事连接，还要与同科室、同医院的管理者及不同科室的协作者、全国各地甚至全世界同学科的同行建立紧密的叙事连接，懂得转换视角理解同行的行为和决定，运用叙事智慧维系和谐的同事和同行关系，同时保障患者和民众的最高利益。在以下两位"洗手提出者"塞麦尔维斯和霍尔姆斯的故事里，我们可以看到同事与同行叙事连接的重要价值。

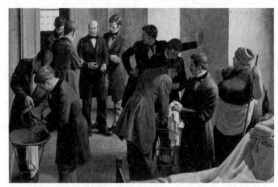

图 1-6　塞麦尔维斯要求同事在为产妇接生前洗手

　　每年的 5 月 5 日被定为世界手卫生日。2020 年的新型冠状肺炎（COVID-19）在全球肆虐，使"洗手"成为人们的日常卫生习惯。然而，"洗手"的历史进程可谓一波三折。100 多年前，瘴气论仍然流行，细菌和传染病理论刚刚萌芽，医护人员还不具备接触患者前需要洗手的基本常识，使得产褥热成为产妇的噩梦，那时候的医院也被称作"死亡之屋"。19 世纪中期，奥地利的塞麦尔维斯和美国的霍尔姆斯走在时代前列，指出产褥热的接触传染性，并提倡医生在进产房前洗手。不幸的是，两位医生提出的观点当时都未得到广泛认可和应用。

　　塞麦尔维斯在维也纳总医院（Vienna General Hospital, AKH）第一产科担任首席住院医师时，同事科勒兹西加（Kolletschka）对死亡孕妇进行尸检时割伤手指而感染败血症去世，塞麦尔维斯由此找到了医生尸检、不洗手与产褥热死亡三者之间的正向关系，认为是尸体上的"尸体颗粒"（cadaver particles）通过医生之手传给产妇，让产妇患病。随后，塞麦尔维斯在 1847 年的维也纳医学会（The Vienna Medical Association）上宣称"医生的手就是把产妇送向死神的手"，倡导医护人员为产妇接生前必须洗手，否则产褥热就会借由他们的手传染给免疫力低下的产妇。

　　然而，令人惋惜的是，塞麦尔维斯被维也纳学术界视为异端，他的学说被认为是"妖言惑众"。以德国著名教授弗雷德里希·斯坎佐尼（Friedrich Scanzoni）为首的产科权威向塞麦尔维斯宣战。无奈之下，塞麦尔维斯写信给斯坎佐尼说："先生，如果你没有充分理由来驳倒我的观点，却继续将'产褥热只是普通流行病'的观点教授给学生，那么我会在上帝和全世界面前宣称你是一个杀人犯。如果你率先反对我这项拯救生命的发现，那么，你将会被世人以'医界尼禄'之名载入产褥热的史册。"塞麦尔维斯又写了致所有产科医生的公开信，用极度愤怒的语调谴责他们是不学无术、不负责任的杀人犯。

毫不意外，塞麦尔维斯这种近乎偏激、失去理性的攻击和责骂引起了更多人对他群起而攻之。其中最重要的原因就是塞麦尔维斯反复强调的"医生的手就是把产妇送向死神的手"，这一说辞让产科医生感觉受到极大侮辱，因为塞麦尔维斯是在指控他们谋杀患者，将他们视为造成产妇死亡的罪魁祸首。当时的产科医生当然不愿意接受洗手理论，因为一旦接受，就等于承认自己曾亲手害死过许多产妇。在一系列的挣扎抵抗之后，倔强耿直的塞麦尔维斯拗不过愚昧的社会环境，被送进了精神病院，最终被活活打死。

无独有偶，在同一时期的美洲大陆也上演着相似的情节，不过两位医生的人生路线与生命结局却截然不同。1843 年 4 月，美国医生霍尔姆斯发表论文《产褥热的传染性》，提出了"产褥热接触传染性"，认为"洗手"是一种防止该疾病人际传播的可行解决方案。但是，产褥热接触传染的理论，在病菌理论建立之前，很难被医疗人员接受。当时最负盛名的产科教授休·霍奇（Hugh L. Hodges）及查尔斯·梅格斯（Charles D. Meigs）认为，这个说法毫无道理，甚至荒谬可笑，医生不可能以任何方式来传播产褥热这种致命疾病。

虽然一个多世纪之后，两位伟大的医生都被尊崇为"产妇的救星"和"母亲的保护者"，但命运却天壤之别。在几乎同时提出产褥热的接触性传染观点之后，两位医生都受到同时代医院管理者和妇产科医学权威的攻击和羞辱。倔强耿直的塞麦尔维斯医生猛烈回击他的批评者，甚至给他们贴上"杀人犯"标签，结果被当作精神病患者打死，终年 47 岁。而具有深厚的文学素养、享有"炉边诗人"之誉的霍尔姆斯医生却通过文学和诗歌找到愁闷情绪的出口，通过叙事的方式表达自己的内心沉淀，在医学和文学两个领域都颇有建树，享年 85 岁。

"最会讲故事的外科医生"努兰在他的《医生的瘟疫》（*The Doctors' Plague*，2004）中讲述了塞麦尔维斯怀抱理想却屈辱而终的人生故事。对努兰而言，塞麦尔维斯一连串关键的错误决定，不但阻碍了个人事业迈向成功，也辜负了医界对他使命的殷殷企盼。《万病之王：癌症的传记》的作者悉达多·穆克吉（Siddhartha Mukherjee）称塞麦尔维斯是"有失偏颇的天才"（lopsided genius），他在流行病学方面颇有见地，却对病理学视而不见。此外，塞麦尔维斯生性不善言辞，孤僻偏执。他不停地给各个医学权威机构写信，谴责的口吻居多，斥责"医生们在进行一场场惨无人道的大屠杀"。他去世前的著作读起来更像疯狂的叫骂，而非理性的论著，这些原因导致他只能成为悲剧英雄。

霍尔姆斯提出洗手的初衷是为了减少产妇的死亡，而非与同行发生矛盾。霍尔姆斯理解了妇产科权威和医院管理者的立场，不再与其针锋相对，据理力争。他想到，要减少产妇的死亡，必须让更多民众意识到洗手的重要性，因而决定创作关于洗手的诗歌，编成故事在民众中进行广泛传播。很快，这些朗朗上口的故事变得家喻户晓。有了洗手这一卫生知识的民众来到医院后主动要求医生在为自己和自己的家人诊治之前先洗手。霍尔姆斯非常清楚，妇产科权威和医院管理者只是不愿意公开承认没有洗手导致产妇死亡，实际上，他们并不反对洗手。在双重作用下，医生形成了洗手的习惯。

事实证明，霍尔姆斯的医学人文理念和叙事素养既造福患者也拯救自己。尽管霍尔姆斯冲破时代束缚的诸多有益思想和发现并不被同行乃至全社会认同，但他并没有因此与同行争得面红耳赤，或是妄自菲薄、郁郁寡欢。霍尔姆斯利用自己的叙事素养，借由文学途径来委婉地表达自己的内心诉求，在压力得到排解之后继续投入医学科研，达到一种相对平衡和良性循环的状态。后来，受到同行尊重的霍尔姆斯开始担任哈佛医学院院长。作为医学教育家和学校管理者的霍尔姆斯十分注重培养医学生的人文素养，强调医学科学与文学艺术相结合的重要性，同时也更加大刀阔斧地推动医学教育改革。最终，霍尔姆斯收获了健康的身体和幸福的晚年。

叙事医学倡导医者与自我、医患、医医、患患、医者与医院管理者、医者与社会等不同维度建立良好的叙事连接。霍尔姆斯就是一位能够从这几个维度充分进行叙事反思的医生。医者同行之间互相尊重，互相包容，维持良好的日常叙事关系，而不是相互争斗、互相诋毁、相互嫉妒，转换视角为对方考虑，只有这样才能形成良好的同行叙事生态，让社会民众更加尊重医者行业。这一点与中医职业精神接近，可以从明朝王绍隆的《医灯续焰·附余·袁氏医家十事》中关于同行之间关系的论述中得到印证。

王绍隆说："必有忍，其乃有济；有容，德乃大。医者术业既高，则同类不能无忌。识见出众，则庸庶不能无疑。疑与忌合，而诽谤指摘，无所不至矣。"作为一名医生，要做到忍辱，才能真正地救济他人。心胸宽容，功德才大。对于医生而言，他的技术高超，就会遭到同行的嫉妒。学识见解出众，一般人就会怀疑。嫉妒和怀疑结合，对医生的诽谤和指责就会无所不至。这个时候，必须以宽容的姿态来对待，不要计较这些事情，不要将其过于放在心上，而是尽力做自己应该做的事情。其间有人排挤、谩骂，表现于言辞和脸色上的，也应该以曾子的三自反省法来应对他们。彼以逆来，我以顺受。以超然的心态来对待逆境，对待反对和不理解自己的人仍彬彬有礼，并不因此伤害到患者利益。

三、核心关键词三：叙事共情回应

倾听是一个包括对口头信息的听取、注意、理解、评价及反应的过程。听是用耳朵，倾听则是用心。"倾听"与仅仅为了接收有声信息的"生理听"不一样，倾听不是简单地暴露在声音当中，而是建立在"生理听"基础之上，专注观察，积极接收对方的语言和非语言信息，在互动中习得分析和阐释的能力，最终达到解决问题的目的的一种"共情听"。共情是形成良好人际叙事关系的基础，而良好的人际叙事连接是灵性照顾的必要条件。换言之，叙事性倾听与共情式回应是灵性照顾的核心态度。

（一）西方学者对于倾听患者的论述

东西方医疗界学者有大量关于倾听患者故事的重要性的论述。佐治亚大学流行病学和生物统计学教授、全科医生马克·伊贝尔（Mark Ebell）在《融合叙事医学》（*Integrating Narrative Medicine*）一书的序言中提到："学会真正倾听患者的故事是叙事医学的核心要义。"[①]哈佛医学院教授、波士顿贝斯以色列医院托马斯·德尔班科医生（Thomas Delbanco）说，伟大的医生与庸才的差别，不在于他们所懂得的医学知识的差别有多大，而在于他们是否将人当人来进行细致聆听。

哈佛大学著名心脏病学先驱、心脏猝死研究先驱、首台直流电除颤器的发明者伯纳德·洛恩（Bernard Lown，1921—2021）不但开创了心脏复苏技术的新纪元，还是诺贝尔和平奖得主。洛恩说："在我看来，聆听艺术的丧失以及对患者作为一个人的忽略是我们当代健康照护中最典型的失败。[②]医生主动引导患者讲出相关故事，认真倾听主诉之外的声音是查明大多数疾病的最高效、最快捷、最低成本的方法。"

美国当代医学人文与医学伦理学者艾瑞克·柯塞尔医师（Eric Cassell）在其《痛苦的本质与医学的目标》（"The Nature of Suffering and the Goals of Medicine"）一文中提出，医生倾听患者时，一定要打开自己的心扉去了解患者，这种态度是"同情的聆听"（sympathetic listening）、"共情的沟通"（empathic communication）、"同理的体贴"（empathic attentiveness）。柯塞尔医师感触良多地说，不论科学有多发达，还是有很多的痛，我们没有适当的治疗，而很多的痛苦我们都没有诊断出来。我们也需要注意，很多受苦者无法很清楚地把他们的痛苦讲出来，所以医生一定要敞开心胸去接纳患者对痛苦描述的主观语言，引导他们将内心的痛苦表达出来，这本身就是一种治疗。

著名小儿科和精神科医生罗伯特·科尔斯（Robert Coles，1929—　）提出，倾听患者的故事才能理解患者生命的奥秘，获得解开疾病之谜的钥匙。一位善于倾听的医生能够听到患者生命故事的立体维度（stereophonic listening），想象出一个有血、有肉、有故事、有眼泪、有情感、有家庭的"圆形人物"（round character），而非客观病历里记录的"扁平人物"（flat character）。

医者能够跨越时空和主体经验的障碍，通过想象自我和患者之间的各种相似之处，从情感上理解患者的处境与心理（焦虑、恐惧、愤怒、沮丧等），同时又在需要做出理性判断时，走出患者的视角，在协助患者构建完整的、有逻辑性、有意义的

[①] 原文是：Learning to truly listen to our patients' stories is the essence of narrative medicine。

[②] 原文是：In my view, the lost art of listening and ignoring the patient as a human being is a quintessential failure of our health care。

（a meaningful and intelligible whole）故事的同时，通过推理预设，形成科学诊断，并在认知共情的基础上实现视域融合，达成两个主体间的共识。

哈佛大学医学人类学家、《照护的灵魂：哈佛医师写给失智妻子的情书》（*The Soul of Care: The Moral Education of a Husband and a Doctor*）的作者凯博文认为，学习诱发和倾听病痛叙事是行医的道德核心。[①]

叙事医学的首倡者丽塔·卡伦教授讲过一个胃肠科医生的故事：

> 一位患者因为暴食症来看病。如果只是根据症状开药，医生只需几分钟就搞定。但他通过在对话中关注地聆听患者的故事，仔细了解她的经历之后，发现患者除了饮食失调症之外，更严重的问题是不断被噩梦困扰。而噩梦是让她不断进食的原因，噩梦背后的原因是性虐待。这才是她身体症状的最终根源。最后，这位医生帮助患者痊愈，患者最终完成大学学业，生活状况完全改变。

倾听他人对疾病、创伤或死亡的描述，意味着"对共同存在和共同面对痛苦"的承诺；"承担听者的责任"首先要与自己的冷漠做斗争。我们经常在回应他人的故事时说"I see"，即"我明白了"，但直译的话应该是"我看见了"。在故事里，我们得以看见他人，看见他人的痛苦，也透过这个镜子，透过这个声音，重新看见自己，重新听见自己。经由生命主体与生命主体之间的故事镜子的互照作用，我们获得的是一种灵性的深层看见和深层听见。

目前，世界许多大型组织为营造良好的叙事生态，已经设有"倾听总监"（Chief Listening Officer）职位，荷兰的一家医院也常设了"倾听总监"的固定职位，荷兰政府在完成相关调研之后，正式将"倾听"纳入保险法，成为门诊的合法开立项目，与医疗处置及检验一样重要。南方医科大学附属医院以及国内其他一些医院也启用"叙事总监"展开日常"叙事查房"活动，目的都在于让更多医护人员形成叙事性倾听意识。"叙事查房"活动可以由具备良好的叙事素养的医者开展，督导医护人员专注聆听患者，积极撰写平行叙事病历，为进一步诊断、治疗和沟通打下良好的基础。

除了叙事性倾听之外，医者还要懂得展开积极有效的回应。"共情式回应"可以激发人与人之间建立联结，但是"同情式回应"会使人失去联结。共情式回应是在理解对方的处境和心情之后，以涵容对方的情绪、调节其心境为目的的回应；同情式回应只是对他人的遭遇回应以自己的怜悯感和担忧感。同情式回应会给人以居高临下的"施舍感"，而共情式回应则让对方感觉你与他是同一阵线的共同体关系。哈佛大学医学院教授、美国癌症协会首席讲者亚瑟·乔拉米卡利（Arthur P. Ciaramicoli）说，共情

---

① 原文是：Eliciting and listening to the patients' illness narrative is the moral core of the profession of medicine。

是头脑能做的第二伟大的事情；如果没有共情，我们就无法相互寻求支持、鼓励，相互表达温存和关爱。

乔拉米卡利教授在其著作《共情的力量》中提到，跟其他人连接的最有意义的方式就是讲出自己的故事。这也是在生活中我们身处一段真诚的关系时要做的事情——我们讲故事，我们听故事，然后我们花时间在这些讲述中寻找意义，希望能找到一个共同的线索和主题来给我们指出一个明确的方向，帮助自己找到一个前进的目标，找到能穿透黑暗、指明道路的那束光——共情就是那束光，能穿透痛苦和恐惧的漫漫黑暗，找到我们生而为人的共通之处。

（二）中国叙事医学中的叙事性倾听与共情式回应

中国叙事医学和生命健康叙事体系的构建者杨晓霖教授提出，医学职业叙事能力是一种运用自己的叙事资本去关注倾听和有效回应对方的综合能力。

医者只有对患者进行及时有效的回应才能真正成为负责任的医者。法国哲学家保罗·利科所提出的"负责伦理"除了连接"信赖"与"负责"的双重含义之外，还应加上"回应"（response）的含义，因为责任是在实际的回应当中呈现的，这意味着负责的伦理就是为了让人信赖而做出负责的回应。叙事素养是能够帮助我们聆听他人的故事、情感和需求，对其进行有效回应的综合能力。

对于医疗行业的人文实践而言，叙事性倾听是标配，共情式回应是高配。作为与人打交道的行业，健康医疗从业者要具备良好的人际沟通能力，让患者及其家属更加愿意依从医者的建议和指导，因此必须积累叙事资本，丰富自己的"故事抽屉"（story drawer）。在倾听患者的基础上，随时能够根据不同患者的情况，讲出触动他们的故事，引发他们在认知、态度和行动上做出自觉改变。这种叙事能力是每一位医护人员必备的"内建"素养，是一种对生命的态度和提供全人照顾的人文境界。

要让医者不把倾听当作负担，社会尤其是医院应营造良好的倾听生态。在一个习惯于人际互动的时代，面对面的"叙事性倾听"会被人视为负担，人被其他人专注倾听时反而觉得困窘、尴尬或心虚。现代人也许会在网络上说真心话，却无法对同一个房间里全神贯注听他们说话的人打开心扉。著名媒体记者凯特·墨菲（Kate Murphy）在其畅销书《你都没在听》（You're Not Listening）中指出，现代电子产品和网络科技让我们随时都能与人沟通交流并产生连接。然而，周围似乎没有人认真倾听，甚至也不知道如何倾听。于是，交谈变得前所未有地容易的同时，我们却反而更寂寞、更孤立，也比以往更无法容纳异己。

倾听是沟通、创新、成长和爱的基础。古希腊哲学家爱比克泰德（Epictetus，约55—约135）说："大自然给人类一张嘴、两只耳朵，无非是要我们多听少说。"然而，大多数人更擅长谈话，而不善于倾听。汉字"听"的繁体字是"聽"，如果我们将这个字拆解开来，会发现除了"耳"字旁外，右边由"十目"和"一心"组成，寓意聆听者不单要用耳朵听清楚，还需运用眼睛关注细察，专心一意地思考。德国哲学家、社会学家格奥尔格·齐美尔（Georg Simmel）认为，眼神不仅是辅助交流、表达情感的工具，眼神实际上具有控制他人与自我关系的社会性。毫无表情的空洞眼神或者真正完全避免眼神接触说明没有将对方放在眼里，就更不可能放在心上。

清代李延昰《脉诀汇辨·问情论》称中国古代医者视"望闻问切，犹人有四肢也。一肢废不成其为人，一诊缺不成其为医"。"病患拱默，惟令切脉"，如果患者一直沉默，医者不去问诊或者患者不给医者问诊机会，直接诊病，则"必不能切中病情者矣"，因为"得病之由"可能涉及"所伤之物"，"所伤之物"无法通过脉象得知病情。因而，"医者不可不问其由，病者不可不说其故"①。《黄帝内经·素问·征四失论篇》里也提到："诊病不问其始，忧患饮食之失节，起居之过度，或伤于毒，不先言此，卒持寸口，何病能中，妄言作名，为粗所穷，此治之四失也。"

李延昰在《脉诀汇辨·问情论》提出："病家不知此理者众，往往秘其所患，以俟医之先言。岂知病固有证似脉同，而所患大相刺谬。若不先言明白，猝持气口，其何能中？"但在当代现实中，患者大多想要说，但是医生太忙没有时间倾听患者讲述或者不具备倾听的耐心和素养。这句话除了告诉患者要主动诉说之外，还告诉双方，不同患者即使出现同一种脉象，也可能是迥然不同的病症和内因引起的。因而，患者要详言其"所思、所喜、所恶、所欲、所疑、所惧之云何，其始病所伤、所感、所起、所在"，只有这样医生才能切脉诊断无疑惑，才能"庶病无遁形，而医者之与病者有相成之功矣"。

如果医生只会反复查看电子病历、心电图描记、X光片等，却不去正眼瞧一下面前的患者，更不用说去倾听他们的故事，那么，真人医生与机器人医生又有什么区别呢？21世纪机器人和智能医生的出现已经引发了医学界对"AI医生是否会替代真人医生"和"如何不被AI医生取代"等问题的思考。眼神的接触和有效的聆听，可促进医患双方的了解，瞬间建立起互信。互信，是一切疾病治疗的根基所在。事实上，真正的聆听是关注地倾听他人讲述的内容，并深切地感受他人的情绪，这种倾听态度在人际交流中非常重要。

叙事医学语境下的"关注倾听"与"积极倾听"（active listening）不是同一个概念。在临床情境里的医患对话中，"关注倾听"是一种不打断、不评判的全身心聆听状态，是一种生命共同体式的倾听，是医者与患者站在同一视角的倾听；而"有效回应"是在被倾听者的主动表述结束后，医者运用自己积累的叙事资本有效地触动被倾听者的内心，引发患者在认知、态度和行动，甚至命运方面的内在自觉改变的一种充满生命智慧的回应。也就是说，"关注倾听"更加强调"创造性倾听"，鼓励患者自觉

---

① 此为王海藏的医学名言。王海藏即王好古（1200—1264），是元代著名医学家，赵州医学教授，通经史医方，曾跟随金代名医李东垣学习。平生著述很多，著有《阴证略例》《此事难知》《医垒元戎》《汤液本草》《仲景详辨》《活人节要歌括》《斑疹论》《伤寒辨惑论》等书，注重内因在诊病治病过程中的辩证作用。

地走出生命困境和痛苦状态。这种倾听既能调动患者的主观能动性，有利于患者的全人康复，同时与患者叙事性互动，建立良好的生命共同体关系，促进社会和谐。

首先，关注倾听的前提是发起对话的医者能够获得患者的足够信任，这本身也需要运用到叙事素养中最重要的形成基础——"文本细读能力"。此外，在患者讲述故事的过程中，我们一边专注倾听，发挥叙事想象力去理解对方的处境，一边从储备在大脑中的叙事资源中调取可能触动患者的故事和内容进行组织，为接下来的有效回应做好准备。当然，对于仍然处于叙事意识阶段的医者而言，可能在取得患者信任，关注聆听了患者的故事之后，无法在连续语轮上予以有效回应，但是，可以通过向具备一定的叙事智慧的高年资医护人员或叙事能力方面提升较快的医护人员以重述的方式"再现"患者的故事，讨论之后，找到合适的机会再予以回应。

姜子牙在其《文韬·文师》中言："言语应对者，情之饰也；言至情者，事之极也。"意思是，用客套的言语应对，没有什么意义，能说真情实话，才是最好的事情。共情式回应是一种态度，也是一种能力。在叙事医学语境下，"共情式回应"指的是医者倾听患者故事，并通过叙事共情想象，尽可能排除自己的医者职业身份及专业技术知识等的干扰，用关切体察的态度去接触患者的内心世界，以理解和接纳的态度回应患者的想法、处境、困难和感受的行为。

在叙事医学语境下，医者的共情式回应的重要价值在于医者顺利走进患者的内心世界，帮助患者正视病情，真实领悟自己的情绪感受，认同医生的治疗方案，配合医生的治疗，促进其病情的康复。共情式回应以投入的叙事性倾听为前提，以转换视角的理解和细致敏锐的感知为中介，以准确地表达出自己潜意识的情感共鸣为核心，以引发患者的认同，使患者积极互动沟通、配合完成治疗，实现患者的身心安适为终极目标。

（三）叙事性聆听与共情式回应的临床实践

叙事性聆听是对人际伦理危机的一种回应。医者在聆听患者故事时需要将自己的语言和思维去病理化（de-pathologization）。医者在接受医学科学和专业教育的过程中，无形中有"去人性化"（dehumanization）的倾向。这样的医生容易对患者做出"标签化"诊断，将患者的生命局限在某种病理状态中。具有叙事意识的聆听者会引发讲述者更细致地叙述疾病之外的生命细节，"真正聆听"对方的独特性和内在声音，而不是相似性和外在表征，这是聆听患者故事的伦理基础，也应当是医疗的本心（Biro，2010：4）。

> 纪录片《骆驼骆驼不要哭》（*The Story of the Weeping Camel*，2003）讲述的是骆驼主人懂得聆听母骆驼的伤痛，理解其不愿意为刚出生的小骆驼喂奶的原因，并予以及时回应，帮助它恢复母性的故事。故事发生在蒙古国南部，一只母骆驼遭遇难产，非常痛苦地产下小骆驼之后，产痛带来的可怕记忆使心理受创的母骆驼不愿哺乳小骆驼，拒绝给予小骆驼任何关爱。小骆驼一靠近，母骆驼便会将小

骆驼踹开或狠心地走开。

蒙古人一直拥有音乐治疗的传统，遇到这种情况，骆驼的主人没有斥责母骆驼，而是耐心地请来乐师，希望借由音乐来改变母骆驼的态度和行为。母骆驼刚刚经历的伤痛通过人类对其进行轻柔地抚摸被认可，然后，人类运用适合这一情形的音乐做了回应，并激发它的母性。纪录片里，一位蒙古女性一边温柔地轻抚着母骆驼的身躯，一边吟唱一个高频、重复、具有抚慰情感的旋律（蒙古人称之为"劝奶歌"），搭配马头琴稳定的伴奏，母骆驼逐渐平静下来并流下眼泪。音乐赋予母骆驼走出伤痛的力量，母骆驼重新接受了小骆驼，开始为其哺乳。

从这个故事中，不仅可以看到音乐具有缓解疼痛的功能，而且可以给临床医学人文实践以启示。聆听音乐唤醒了骆驼的母性，医者在诊疗中，聆听患者的生命故事在某种程度上就是人性的回归。这个纪录片里遭遇难产的母骆驼就像来医院就诊的患者，面对带着一串心事来寻求帮助的患者，医者不能只是针对身体的疾痛，运用镇痛或治病的药物对其进行治疗，还应回应他们内心的伤痛，就像故事里温柔轻抚母骆驼身躯的蒙古女性一样，与患者建立共情关系，让他们感受到除了正在承受痛苦的自己之外，为他们进行医治的医生也能够深刻地理解他们正在承受的苦痛。

就像故事里采用抚慰情感的音乐去回应母骆驼，触动它从不愿意喂奶，不接纳小骆驼转变为主动地接受和履行自己的角色职责，达成关系和情绪上的和谐一样，医护人员也在做着类似的工作。医者专注地倾听每一个患者各种不同的独特生命故事，然后，在此基础上，予以最及时、最触动人心的回应。这一回应一定能够改变患者的人生，激发他们主动地调整自己的行为，修复与家人、亲友或周围人之间的关系，最终走向治愈。也就是说，纪录片里的音乐治疗故事可以看作临床实践中，医者对患者的情绪展开专注倾听，并予以叙事性的共情回应的一种隐喻。

打开通向共情关涉窗口的机会来自于医者对患者疾病故事的关注倾听，而非"临床问诊"。临床问诊关注的是患者身体存在的状况，而聆听患者的生活故事才能了解他们的感情维度。倾听，是理解的开始，也是沟通的基础。只有当医者意识到这一层，才能真正迈开双方接近的第一步。全人健康医疗中心（Whole Health Medicine Institute）的创始人丽莎·兰金（Lissa Rankin）发现，当医生能够多倾听患者，了解患者的生活情况，给予患者更多的时间与关爱时，患者痊愈的机会会更高。①

在中国临床情境的医患对话中，受各种客观和主观因素影响，大多数患者的叙事欲望被压制。在这种情况下，南方医科大学一方面通过指导医科院校及其附属医院设

---

① 安妮·威尔逊·舍夫（Anne Wilson Schaef）在她的名著《超越治疗——心的科学与全体治疗模式》（*Beyond Therapy，Beyond Science*）一书中，阐述了一个新典范的兴起，她强调全人的（whole person）治疗，名之为全人治疗模式。

立叙事医学研究中心，对医患叙事关系构建模式进行研究，对本科生、研究生和规培生开设叙事医学课程，提升他们的叙事意识，形成正确的职业身份认同；另一方面通过在各大医院成立生命健康叙事分享中心，提升广大医护人员的叙事素养，同时，营造良好的医院叙事生态，从沟通研究、医学教育和临床实践三个方向齐头并进，逐步解除系统压抑患者发声，导致患者被动沉默的不同维度问题，营造医护患畅通交流的叙事氛围，最终助力大健康的实现。

（四）临床叙事性倾听与共情式回应的价值

哲学家、散文家和诗人苏西·卡塞姆（Suzy Kassem）在其《医学格言诗》（*The Maxims of Medicine*）中创作出这样的诗句："在你检查患者身体之前，耐心地了解他的故事。因为你了解了他的故事，才开始了解他的身体。……"伯纳德·洛恩曾说当医学科学开始主导我们的临床医疗实践，"疗愈就会被治疗取代，关怀就会被管理取代，倾听的艺术就会被技术规程所取代"[①]；但是，无论科学技术进展多么日新月异，"医生主动引导患者讲出相关故事，认真倾听主诉之外的声音是查明大多数疾病的最高效、最快捷、最低成本的方法"。

临床工作者的"叙事性倾听"和"共情式回应"具有临床医学和人文医学双重价值。

首先，于临床医学而言，患者的生命叙事与疾病叙事也是诊断和决策的证据，是有灵魂和温度的证据（data with a soul）；倾听中可以收获病史、患者个体差异等重要的诊断信息，倾听具有一定的心理治疗价值。随着医学科学的快速发展，诊断工具越来越先进精确，医者过于依赖这些工具，而忽略了更重要的诊断信息来自患者。著名的医学教育家奥斯勒曾说："如果你用心聆听病人的话，他陈述自己的病情，讲述他的故事时，已经把诊断信息告诉你了。"

除了诊断之外，对任何人而言，包括患者在内，我们内心更深层的需求是"渴望被倾听"。也就是说，患者在呼唤医护人员进入他们的故事世界中。当我们专注倾听患者说话时，其实对方也在跟自我进行对话，更深层次地产生新的自我认知，超越问题，进而解决生命种种困境。医患之间人生故事的改变由此展开，因而，专注倾听本身就是治愈性的（Myers，2008：199）。

其次，于人文医学而言，倾听是对患者人性的基本尊重。正如《说故事的力量》的作者安奈特·西蒙斯（Annette Simmons）所言："聆听故事是一个建立亲密关系的仪式，能够打破个体的孤立感，激发深层次人际互动关系。"要高效地倾听和回应患者，医者要放低姿态，适时放下职业身份，与患者建立平等的人际叙事关系。发起对话的最好方式是主动对患者进行文本细读，在掌握一定信息的前提下，发起与疾病话题无关的对话，关注患者作为生命主体的其他特点和境遇，如主动询问患者有没有用餐，路上一切是否顺利，孩子有没有人照顾等。

---

① 原文是：Healing is replaced with treating, caring is supplanted by managing, and the art of listening is taken over by technological procedures。

作为临床共情的基本途径，倾听是对患者无声的关爱，是达成共情的有效途径。没有倾听就没有沟通，没有倾听就没有共情，没有倾听就没有真正尊重患者的人性。如果医者意识到只要花一点时间专注地倾听，创造性地倾听，立体性地倾听，就可以避免许多危机，就能提升诊断正确率，避免许多不良后果，就能给予患者及其家属更多的希望和信念，治愈许多颗破碎的心，那么，他们还会拒绝这样的倾听吗？

四、核心关键词四：叙事共同体

前文提到，对于医疗行业的人文实践而言，叙事性倾听是标配，共情式回应是高配。那么，什么是医学人文实践的顶配呢？在叙事医学语境下，顶配是与患者及其家人建立长期稳定的叙事共同体关系。"叙事共同体"是一种以主体间的某种共同点为其存有的基础，以不同主体之间所建立的人际叙事连接为特征，共同分享某种情感要素和精神价值的关系结构。叙事共同体中的任何一方都能彼此相知，且相互投入，坦然与对方分享自己真正的想法、感觉、信念、恐惧与需求。

一般而言，家庭、夫妻、亲子、师生等理应存在同一叙事共同体当中，但是由于电子科技和网络的发达以及民众广泛存在的叙事意识缺乏，这些关系之间的叙事共同体并没有建立起来。也就是说，有血缘、法律、契约和合约关系的两个或多个主体不一定处于一个叙事共同体中。比如，在婚姻关系中，如果夫妻双方叙事连接断裂，极少相互倾诉发生在自己身上的故事，也极少及时有效地回应彼此故事背后的情感需求和情绪变化，那么，婚姻关系一定隐藏着严重危机。

叙事共同体关系不是一种空间关系，而是一种可以跨越时空的内在关系。长时间处在同一空间里的人不一定是叙事共同体，比如住院患者与医护人员之间，如果只是围绕疾病建立关系，那么，他们很可能处于叙事失连状态。在叙事共同体中，借由人际叙事连接，人的本性能够获得最健康、最全面、最深刻的展演，不管主体处在何种人生境遇中，顺境或逆境，健康或疾病，都会有一个或一群在同一共同体中的人全身心地陪伴在主体周围，深刻理解他/她的内心状况和内在需求，不会担心会被随意评判；即使主体完全无法用语言进行表达，共同体内部人员也能尽全力去领会其意图并化为行动。

采用生活化的叙事语言是叙事共同体形成的基础，而换视角思维和视域融合是叙事共同体关系建立的关键，共同体的最高境界是让具有人性的个体彼此接纳与相互支持。在医患叙事共同体关系中，患者的人性才能得到最大化的尊重；在医院管理者与医者的叙事共同体关系中，医者的内生长力才能得到最大化的展现，医院员工实现价值共生，医院才可能高质量发展；在患者与患者之间形成的叙事共同体中，疾病带来的多方面变化能够产生最大限度的共鸣；在患者与患者家人的叙事共同体关系中，患者的需求才能得到最大化的回应和满足，作为照护者的家人的付出才能得到最大化的认可。

（一）科学世界语言与生活世界语言造成的视域差距

在医学科学得到长足发展之前，医者对患者讲述的是生活世界的语言，而现代医生用于交流的却多是医学专业术语，这种晦涩难懂的语言会让患者产生一种隔阂和恐惧感，造成医患之间的视域差距，以致医患无法在同一能量场里"同频共振"。医护人员在与患者交往的过程中，只有放弃自己的专家身份和科学世界语言，才能与患者及其家属建立平等互信的关系，才能得到患者及其家属的尊重，才能建立起一种人与人之间的生命共同体关系。

当我们互相倾听和讲述故事之后，彼此在故事的交互过程中已经产生心理地貌的改变，因而，彼此之间不再是冷漠的关系，而是被人性的共识连接在一起的生命共同体关系。正如凯博文所言，打开通向共情关涉窗口的机会来自于医生对患者疾病故事的关注倾听，而非"临床问诊"，也就是说与患者同样的生活世界对话才是真正的对话。医学科学语言是抽象的，而以患者生命故事为载体的生活世界语言是一种自然而然的人类经验交流方式。叙事性交流才是回归"具象化的生活世界"（configurative life world）和实现自我以及自我与他人之间相互理解的必由之路。

托尔斯泰的《伊万伊里奇之死》（*The Death of Ivan Ilyich*）中，从医生诊室出来的伊里奇一直反复思索医生的话，竭力把难懂的医学用语翻译成容易理解的话，想从中找出问题的答案："我的病严重？十分严重？或者还不要紧？"他觉得医生所有的语言以及他说话的方式，都表示病情严重。从诊所走出来的伊里奇觉得街上的一切都是阴郁的：马车夫是阴郁的，房子是阴郁的，路上行人是阴郁的，小铺子是阴郁的。他身上的疼痛一秒钟也没有停止，听了医生模棱两可、晦涩难懂的诊断之后就觉得疼痛越发厉害。

为了得到确切的诊断，伊里奇又找了几位不同的名医看病。但他们谈论病情的方式，与一开始的那位医生一模一样，只会增加伊里奇的疑虑和恐惧。在某种意义上，医生的不近人情的话语方式和诊疗方式在加重患者疑惑的同时，也加重了其身体疾病的感受。凯瑟琳·亨特（Kathryn Hunter）这样表述这一分歧：我们去找医生看病，不只是想了解得了哪种确切类型的疾病，而是想得到更多其他信息。我们希望医生理解我们的生活和心理状况，跟我们解释为什么会得这样一种病，这种病到底会怎样影响我们的生活。当医生讲述的是患者听不懂的语言时，他们之间不可能建立起信任关系。晦涩高深的信息只会让患者本来已经火烧火燎的心情变得更加焦躁不安。

哈佛医学院血液疾病、癌症科与免疫学教授哲罗姆·格鲁普曼（Jerome Groopman）在他的《希望的解剖》（*The Anatomy of Hope*）一书里用一个故事来阐释科学世界语言与生活世界语言的差异造成的医患视域差距。

　　故事发生在格鲁普曼刚踏入临床生涯，在洛杉矶一家私人诊所做助手的那段时间。他遇到一位患有结肠癌晚期的 52 岁黑人女性患者弗兰西斯·沃克。在对患者进行原发肿瘤切除之后，医生发现癌细胞已扩散到多处淋巴结，并侵犯到肝脏。医生决定对弗兰西斯进行化疗，患者以巨大的毅力挺过了化疗，使肝脏上的肿瘤缩小了一半。化疗之后，弗兰西斯问主治医生，这是否意味着她的病已经基本治愈了。她的主治医师给了她一个很委婉的说法："病灶大多已经缓解（remission）。"

　　治愈是一个医学概念，医生一般所说的治愈，是指临床治愈。对于癌症而言，就是患者得了某种癌症，经过治疗之后体内检测不到癌细胞，之后癌症也没有复发。治愈包括两个方面：第一是治疗之后检测不到癌细胞，用医学术语来说，叫作"完全缓解"（radical remission）；第二是完全缓解之后不再复发。然而，有时癌细胞非常狡猾，治疗后一部分患者体内可能会有一些癌细胞潜伏下来躲过检测，在治疗停止之后再卷土重来。因而，所谓缓解都可能不是真正意义上的治愈。

　　从医学术语上来说，他没有说谎。控制是指肿瘤尺寸缩小的程度，部分缓解（partial remission）意味着肿瘤在纵横两个维度上至少缩小 50%。但缓解（包括完全缓解）并不意味着治愈，因为它是暂时性的，而"治愈"意味着肿瘤的彻底消失，且不会复发。

　　这位主治医生没有解释"控制"与治愈之间的区别，他觉得对患者而言，无知就是快乐，让他们知道真相，会徒增他们的痛苦与烦恼。然而，他没有想到，这一善意的谎言给患者造成巨大的伤害。几个月后，沃克女士的肿瘤重新开始疯长。对于这样的结果，陪同她前来的女儿感到非常愤怒，她们感到自己被欺骗。

　　这是格鲁普曼第一次感受到患者与医生之间对于医学术语理解的差距。许多患者来到医院之后，都感慨自己像是被一种力量驱逐出健康国度，被带往到处是听不懂的医学专业语言的奇怪国度，一个语言与以前生活的世界截然不同的疾病国度。光是这些艰深难懂的专业术语就已经让人瑟瑟发抖。精确的分类术语、标准化和去语境化的抽象语言对医患之间的相互理解并无益处，相反，这样的语言将成为横亘在医生与患者之间的鸿沟，制造出冷漠氛围，引发患者的恐惧。

（二）医生与患者在治愈问题上的视域差距

　　清代名医费伯雄说："我欲有疾，望医之相救者何如？我之父母妻子有疾，望医之相救者何如？易地以观，则利心自淡矣。"这里所谓的"易地以观"指的就是换视角看问题，达到医患之间充分理解和高度共情的目的。

　　苏联诺贝尔奖获奖作家亚历山大·索尔仁尼琴（Alexander Solzhenitsyn）的《癌症楼》（*Cancer Ward*，1968）讲述的是不同背景的癌症患者在十三号癌症楼里治疗过程中所发生的各种故事。

故事里，以东佐娃为代表的医生都是专业技能顶尖的人物，精通 X 光片诊断和 X 光放射治疗的屈指可数的专家。面对患者的疾病，他们需要做出判决：化疗、截肢，还是让患者平静地死去。在东佐娃被疾病侵袭之前，她给出的判定是不惜代价让患者活下去，想办法治愈患者。

东佐娃认为，对于医生职业而言，患者的生命比其他一切都更重要，活下去意味着一切，意味着保留了拥有将来可能发生的一切的可能性。在她眼里，生命值得付出一切代价：一条腿、一只胳膊、一个乳房、性能力等身体和精神上的损害都不足道。然而，当这些发生在自己身上，我们真愿意这样吗？如果手术只是让你依赖技术而"活着"，却让你失去了社会性、精神性和关系性，你的生命还是真正意义上的生命吗？

医生往往在给患者做治疗决策时，无法站在对方立场换视角地考虑问题。直到自己也成为患者，才开始反思。正如《当呼吸化为空气》（*When Breath Becomes Air*）的作者保罗·卡拉尼提（Paul Kalanithi）的话："问题并不局限于生存还是死亡，而是到底怎样的人生才值得一活。你愿意用失去说话的能力，来交换多几个月的生命，默默无声地度过余生吗？你愿意冒着丧失视力的危险，来排除致命脑出血的哪怕一点点可能吗？你愿意右手丧失行动能力，来停止抽搐吗？……"

在小说的前面大部分故事里，东佐娃的身份是医生，也同时是患者的审判者。然而，到了故事快结束时，她自己却成了癌症患者。当东佐娃的身份发生逆转，审判者必须接受别人的医生的审判，自己的命运要被别人所操控时，东佐娃陷入了沉思。但在接受审判之前，她必须首先对自己做出审判：选择活下去，那就必须接受别人的审判；或者选择死亡。若是审判别人，东佐娃会毫不犹豫地宣判别人活下去，哪怕活下去的代价是失去他最宝贵的东西，甚至遭受放射后遗症的折磨。

但轮到她自己接受审判的时候，她必须思考：活下去的代价是什么，她之前又有什么权力去审判别人的生命？活下去，对东佐娃而言，就会变成癌症楼的囚徒，就会失去审判者的地位。可是，她开始思考一个问题，一意孤行的治疗，让本来应该死去的人活过来，到底算不算是"拯救"呢？有朝一日会被救活，躯壳活着，精神却死了，自己是否也像他一样坚强，有勇气去背负命运？对于自己而言活下去的"代价"，究竟将会是什么？①

作家露西·格瑞里（Lucy Grealy，1963—2002）的疾病回忆录《一张脸的自传》（*Autobiography of a Face*，2003）讲述露西与罕见病尤文氏瘤（Ewing's sarcoma）抗争 5 年，之后用 15 年来克服丑陋的脸部给自己带来各种人际交往的痛苦的故事。比起脸部畸形给她带去的痛苦，癌症给她带去的痛苦似乎要轻微些。露西 9 岁被诊断出致

---

① 杨晓霖. 叙事医学人文读本［M］. 北京：人民卫生出版社，2019.

命癌症之后，医生给她做了手术，导致她三分之一的下颚被切除。经历了各种化疗放疗和无数次修复手术的露西健康地回到学校，却遭受了同伴无情的嘲笑，从此露西的生活陷入了另一个更大的黑暗深渊。

露西以一段文字表达丑陋的脸才是人生的最大悲剧，对她来说这张畸形的脸带给她的痛苦胜于癌症：

> 我已经花了15年时间接受治疗，却让我看起来与其他人不同。而这种外表上的改变，这种与众不同的感觉给我带来了更深的痛苦，这才是我生命中最大的悲剧。相比之下，我得了癌症这一事实似乎微不足道……①

露西的故事也给医生提出了一个新的课题——医生眼里的治愈与患者眼里的治愈之间有视角差异，如何真正帮助患者接受自己，实现他们眼中的治愈？露西寄希望于医学能不断通过下一个修复手术将她的面容恢复得更美丽，对她而言，医学是一种希望，是她能够逃避别人对她丑陋面容投来的鄙夷眼光的避难所，尽管事实上这只是一种不真实的幻象。但对露西而言，她更多地、理性地洞悉了医学的冷漠无情。医生更多考虑的是，露西的案例非常罕见，切除更多的病灶不让疾病复发是一种医学挑战，能够为自己赢得医学地位和认可，却完全不顾患者可能要承受的社会心理挑战，没有在手术前跟患者提及这样的治疗可能会给他们带去什么样的后果。而真正意义上的全人健康护理（holistic healthcare）应该将这些因素纳入医学考虑的范围。

对于罹患慢性疾病或重症疾病的生命主体的照护，照护者有两个选择：第一个是站在健康的社会价值角度，对患者接连失去的社会功能和社会角色感到惋惜，但这种怜悯的态度无法真正走入患者内心；另一个选择是暂时放下健康者的自我价值，学习使用患者的视角来观看他所进入的世界。许多健康的照护者不自觉地站在功利的角度，忘记"活着"本身就具有无限的价值，如此一来，他们无法深刻体会到患者进入健康世界之外的另外一个世界的意义，更无法真正接近患者，与其建立亲密叙事连接。

（三）患者或患者家属身份转换融合视域差距

著名的作家医生、哈佛医学院血液和肿瘤学家、医学人文作家杰罗姆·格罗普曼提到自己在马拉松比赛练习过程中出现背痛成为患者的经历：

---

① 原文是：I've spent fifteen years being treated for nothing other than looking different from everyone else. It was the pain from that, from feeling ugly, which I'd always viewed as the great tragedy in my life. The fact that I had cancer seemed minor in comparison…

在成为患者的这几个月，比我在医学院这么多年所学到的东西要更多、更深刻。这是一个走到关系另一端的完全不同的经历。那些对于医生而言看起来非常明显、直接、确定无疑的因素或决定，对于一个患者而言，却充满了复杂性和不确定性。我记得当我还是实习生和住院医生时，对于在急诊室遇到的那些声称自己背痛得厉害的患者，我们往往会嗤之以鼻，耸耸肩说这一定是几个装病怠工的懒鬼。直到有一天我自己也背痛得厉害，我才明白与虚弱无力做斗争是一种什么体验。但是医学生也没必要经历了各种疾病才懂得如何与患者共情。

医生在真正进入患者的世界和患者的故事之前，大多更加相信作为医学的科学的先进性。当医生逐渐学会放弃治愈的神话，真正理解了生命的复杂和不确定性，以及医学的局限性时，他反而获得了了解人性之人性（the human nature of human nature）的基础。①

格罗普曼医生在成为患者之后，感悟到医患交流的重要性，他说：虽然医学科学技术不断发展，但语言仍是临床医疗的基石；如果没好好听患者说，就不是真正的医生；要知道更多病情，最好的办法就是和患者建立良好的语言关系；看病的能力和沟通技巧是无法分割的，两种能力也不会相互排斥。医生要让患者觉得他对患者的故事真的感兴趣，患者才会说出医生原先没有获得的线索。②

格罗普曼在著作《第二意见》中讲述了他的大儿子被误诊的故事，回忆了自己与同为医生的太太面对大儿子发生"肠套叠"时的一幕。

儿子当晚经历两位医生的误诊，一位是在诊断过程中忽视某些症状，凭自己经验，在未做详细观察与思考的情况下就直接下诊断。另一位是儿童医院PGY3医师，因为是半夜急诊，他没有全心为患者提供最好的医疗服务，想草草检查完去睡觉，又自恃把握十足，因而没有专心听患者家属陈述前后情况，以"暂无生命危险"为由，拖延至第二天早上。最后夫妻俩只好找来小儿科权威医生为儿子紧急手术，才化险为夷，捡回一条命。③

---

① ARTHUR KLEINMAN. The Illness narratives: suffering, healing and the human condition ［M］. New York: Basic Books, 1988.

② 原文是: The doctor has to make the patient feel that he is really interested in hearing what they have to say. And when a patient tells his story, the patient gives cues and clues to what the doctor may not be thinking about。

③ JEROME GROOPMAN. Second opinions: stories of intuition and choice in the changing world of medicine ［M］. Penguin Publishing Group, 2000.

　　作者是哈佛大学医学院教授，亲历儿子被误诊的事件之后，他深刻地反思了医生职业。阅读这个故事，读者可以感受到患者家属在面临生死关头时的惊惶和恐惧，作者不断引述《圣经》中摩西出埃及的故事来想象"灾难"降临在他身上的画面，而妻子也手足无措，身为医师的坚毅与冷静形象在当时消失殆尽，害怕面对现实的恐惧占领他们的思绪。①

　　连阅历丰富、平时临危不乱的医师，在遇到这样的情况依旧失去理智与沉着，更遑论不曾面对生死难关的普通人。在这样的危急时刻，医生应扮演安抚患者及其家属情绪的关键角色。毫无疑问，当焦急和慌乱成为急诊室的常态，患者及其家属极易失去判断的理智，医生更需在细致观察、详细了解病情和各方信息后做出整体判断，据此进行有效救治，并向患方解释清楚，让其了解医生的诊断根据，从而建立有依循的踏实感，这样对于心理层面的安抚将产生积极影响。

　　著名的脑外科手术专家亨利·马什（Henry Marsh）在行医初期，3个月大的儿子威廉罹患脑瘤。这段"魂不守舍""极度绝望""砸碎餐椅""开车碾死黑猫"的经历，让马什医生明白"焦虑暴躁的患者亲属是所有医生必须背负的负担"。自此以后，马什完全理解了患者家属，并长期遵守"严禁伤害"这一信条，将自己作为患者家属的感受言传身教给身边的实习医生。马什还经历了自己母亲的诊断、治疗和死亡。马什将自己成为患者父亲和患者儿子的经历写进了《不要伤害：生命、死亡和大脑手术的故事》（*Do No Harm：Stories of Life，Death and Brain Surgery*，2014）一书中。

　　当医生变成病人，某种张力就出现了——"生病的医者"（wounded physician）不得不将其疾病的生命医学视角（biomedical perspective of disease）与疾痛的个人视角（personal perspective of illness）合并。这种张力并非"医生病人"独有，但这种张力会因生病前的医生身份变得更加强烈，因为生病前的医生更习惯用客观的术语和思维方式去考虑疾病。"生病的医者"可以类比为荣格（Carl Jung）的"受伤的治愈者"（wounded healer）。这一概念的原型是希腊神话里的喀戎（Chiron）。生过病的医生就像喀戎，身兼受伤者与治疗者双重身份。

　　半人马喀戎以和善及智慧著称。喀戎虽拥有不死之身，却被毒箭误伤，无药可医，带着永远无法痊愈的伤口，四处寻医问药，最终成为伟大的治疗师。喀戎将医学知识和理念传授给阿波罗的儿子埃斯克莱皮厄斯（Asklepios），使之成为医药之神。喀戎的神话道出精神疗愈的深刻面向：真正的治疗者是能察觉自己灵魂深处的伤痛，愿意与这个痛苦共处，并努力为之寻找治疗方法的实践者。也就是说，"成为病人"的经历化作了医者成长的一种独特的力量源泉。

　　中国古代也有类似"受伤的治愈者"的提法——"三折肱为良医"，出自先秦左丘明《左传·定公十三年》。字面意思是说：多次断臂就成为（治疗断臂的）良医。虽

---

① 段俊杰，佟矿，杨晓霖. 当医生成为病人：受伤的故事讲述者与元病理叙事［J］. 医学与哲学，2019（10）：44-48.

然这句话看似谈论的是外科，是医学技术方面通过自己的断臂经历得以提升，但是，这则故事一样也可以理解为生过病的内科医生，在医治患者时，由于其疾痛体验而更容易与患者建立共情关系，更能有效地获取患者的信任，并把握好治疗效果。

我们常说，"老吾老以及人之老，幼吾幼以及人之幼"，如果要"病吾病才能以及人之病"的话，那么，医生将是世界上最悲催的职业。当然，医生没必要经历各种疾病才懂得如何与患者视域融合，才懂得与患者认知共情。没有生过大病，或没有经历过直系亲属生重病的医者只要愿意主动听取不同视角的故事，就能提升共情精度，与患者建立叙事共同体关系。医护人员如何成为"不受伤的治愈者"，不用自己经历病痛就能懂得共情患者及其家属呢？答案是，让医护人员多聆听、阅读和分享患者以及家属疾病经历与疾病背后的故事，懂得换视角理解他们的痛苦与焦虑。

（四）视域融合与叙事共同体构建

视域融合才能既尊重患者的个体独特性，又能看到其作为人的普遍性，最终达成医患之间的共情与共鸣。"视域融合"（fusion of horizons 或 fusion of perspectives）是伽达默尔（Gadamer，1900—2002，见图 1-7）哲学体系中的一个重要概念。视域融合是借由"自身置入"（transposing self，sichversetzen）把"自我视域"置入"他人的视域"当中（并不是生硬地植入，而是在沟通中慢慢地靠近并出现交集，达到最大融合度），使双方都超越自我与他者的个别性，达到一个更高的普遍性的提升。就像神职人员如果一直学不会与神对话，就只能感到孤独一样，医护人员如果一直无法学会与患者对话，也只能感到孤单，最终质疑自己的职业。

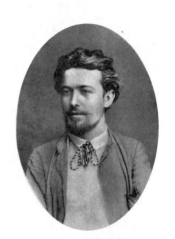

图 1-7　伽达默尔

俄国医生作家契诃夫的短篇小说《出诊》（"A Doctor's Visit"，1898）讲述年轻医生科罗廖夫为工厂主女儿丽莎看病的经历。丽莎焦虑、失眠、心悸，按照她母亲的说法，多次感觉疾病已经严重威胁到女儿的生命。对于这个许多名医都无法诊断和治疗的患者，年轻医生一开始也一心想用自己所学的医学知识来对患者进行诊断和治疗，却毫无头绪。他转而放下自己的医生身份，与患者进行近距离交流，最终借由人性化的叙事沟通，引导患者状况走向明显好转。

在与女管家共进晚餐时，科罗廖夫了解到女管家已经在府上供职很多年了。一年半前，家里的男主人，在当地非常有权势的工厂主去世之后，家里就没有男性成员了。这个时候，医生所处的位置似乎又发生了变化，从某个特别的身体问题移至了患者的家庭成员关系和生活状况上。这时他似乎也感受到了整栋楼房里

"阴暗、沉闷、没有生气"的氛围。这个家庭的父亲和丈夫新近离世，就剩下三位孤独的女性在压抑与窘迫中生活。

在问诊过程中，年轻医生意识到专业的医学语言让聪明又敏感的丽莎感到紧张焦虑，她似乎不能与医生轻松相处，因而，医生不得不求助于另一种语言。几乎出于本能，医生在床边坐下，握住丽莎的手。这里我们发现契诃夫开始使用第一人称复数"我们"。这一称谓暗示尽管年轻医生有些不知所措，但至少他已经将自己置于与丽莎同样的位置上，意识到丽莎作为主体的独特性与情感需求，并尝试采用简单的生活语言去安抚患者。

也就是说，科罗廖夫开始"关注"作为人的丽莎。这种关注是医生对患者的尊重，这时医生不以医生职业角色为主导，而是作为平等的人对患者的语言、语气、表情、姿势进行全面观察和关注。对话中，医生袒露出自己的脆弱，努力搭建起与他人沟通的桥梁。最终与患者平等相待，感同身受，并指出患者的症状（失眠和心动过速）是她应对丧父之痛和恶劣环境的正常反应。丽莎因而向医生袒露，她也相信自己身体没有毛病，只是感到不安和害怕。这次谈话成为年轻女孩病情的转折点，第二天早上，她面带微笑与医生告别，似乎已经完全康复。

契诃夫通过一名擅长解读的医生，把患者放在医生、家庭和社会整体语境下开展临床实践。故事采用医生科罗廖夫的第三人称叙事，随着故事的深入，医生的观察、倾听、解释以及综合感知的能力得以显现。他敏锐地意识到周围的环境缺乏美感、毫无生气，继而得出工厂是工业化缩影的诊断结论。由此，他进行了一番全新又有说服力的比较：工厂生活对他来说神秘莫测，就像某些疑难杂症，其致病原因模糊不清却不可避免，或者像得了不治之症，任何治疗手段都徒劳无功。

医生对家庭和社会背景的准确评估对于随后对患者疾病状态的确定起着决定性作用。医生与患者丽莎的平等对话是一个重要的转折点，医生对患者不再束手无策。这段对话展现了"我"和"他人"之间的相互需要。米哈伊尔·巴赫金（Mikhail Bakhtin）指出，任何个体不期而遇时，他们的观点都具有互补性，没有互补性就不可能做到全面理解。为了充分认识我们所处的情境，必须不停地转换视角。如果把这种视角的相互依存性移到临床情境中，可以理解为：医生的观察需要患者的视角作为补充，这样医生才能融合视域，全面了解患者状况，从而做出恰当的诊断。

同时，丽莎要充分意识到对自己状况的认识需要其他人的观点，自我状况的改变也要打破现有连接的限制，需要其他人的参与。鉴于她相对孤立的生活环境，是医生为她提供了"他人"的观点。更重要的是，如果丽莎不与医生沟通，医生也不可能有足够的信心独自应对侵袭丽莎的怪病，尤其不可能做出自己的诊断。正如叙事医学所倡导的，医生若能与患者建立良好的叙事关系，能有效地引导患者从心理上和身体上更积极地配合治疗，医患双方也能和善忍让、互勉互谅，从而实现病患双方深层次的动态认可。

此外，因为专业性的医学语言不能使医生与聪明又敏感的丽莎接近时感到轻松，或变得亲密，他不得不求助于另一种语言。几乎出于本能，医生在床边坐下，握住丽莎的手，并使用了第一人称复数。这暗示尽管他并不知道她该如何做，但他对她的表述感同身受。这才是真正的对话，因为交谈双方互相尊重，平等对话，并随着对话的展开，不断调整自我定位，寻求真正的交流和可靠的理解。此时的医生没有家长作风，也没有躲在技术知识的庇护之下。相反，他承认自己感到窘迫不安，这恰如一次真实的不期而遇，当双方真心以对时，尽管感到尴尬不已，但相互依存的迹象却悄然出现。

由于丽莎承认她真正缺少的是一位值得信赖并可以交谈的朋友，这表明他们之间相互依存的关系不再是一种临床关系，而是超越了临床关系的一种朋友间的互相信赖。这种互相信赖能最大限度地产生信任，使人敞开心扉，学会带着温情注视的目光细心聆听，并通过移情构建对话描绘的场景，想方设法在卓有成效的对话中形成必不可少的要素，使不期而遇变得名副其实。通过评估与患者关联的生态系统，医生得出的诊断超出了其临床能力和科学知识的范畴。

从契诃夫的这个故事中，我们可以看出，19世纪的这位医生具备了人际叙事互动有益医患沟通和疾病诊治的理念。据说，契诃夫在写作的同时，一直从事全科医学实践。可以说，契诃夫在医学实践中洞悉人性，具备极高的叙事素养。这种素养既成就了一位伟大的文学家，也成就了一位杰出的医学家。契诃夫学医期间的同学，后来成为莫斯科著名神经学家的格里高利·罗索利莫（Grigory Rossolimo）评论道，契诃夫"能以惊人的余裕和精确度将病历中的要素整理出来"。正是因为契诃夫的这种叙事素养，成就了笔下年轻医生科罗廖夫的成功。

中国叙事医学体系倡导医者与医者、医者与患者、患者与患者家属等之间构建叙事共同体关系。与他人建立叙事共同体的前提是用对方的眼睛去看，用对方的耳朵去听，用对方的心去感受。培养叙事共同体感觉（sense of narrative community）意味着与他人建立以无条件的尊重、信赖、平等、合作、同理心等为特征的横向人际关系，意味着突破以自我为中心的思维模式，学会在与他人的横向叙事连接中关爱他人、奉献他人，实现自己的人生价值和存在意义。换言之，叙事共同体强调的是横向的人际叙事连接。

在日常生活中，我们倾向采用师生、医患、尊卑、上下级、长晚辈、师徒关系、高低年资、高低职称、学历层次或谁赢谁输、谁成功谁失败为原理的纵向关系。而这种纵向关系是个体健康出现危机的最大因素。作为一个后现代理念，中国叙事医学体系中的"叙事共同体"概念化解了纵向关系中的二元对立，倡导放下纵向关系思维，与对方平等相待，互相滋养，共同成长。叙事共同体包含家庭、学校、职场、社区、民族、国家以及人类全体等。叙事共同体在维护共同体内部成员彼此健康的同时，能够最有效地营造和谐的社会关系。

结语：理解核心关键词，构筑中国化理论体系

本节从古今中外的历史和现实故事出发，呈现叙事医学体系中的四大核心关键词，分别是"生命健康叙事""人际叙事连接""叙事共情回应"以及"叙事共同体"等。具有良好叙事素养的医者能够深刻理解这些关键词对于成为一名良医的重要价值。当医者具备生命健康叙事素养，懂得人际叙事连接对于健康和疾病疗愈的重要性，善于倾听和回应患者，换视角走入患者内心，医者的诊疗水平就能得到提升，职业可持续发展才成为可能，和谐社会目标就能得以实现。

奥斯勒认为医生只有通过角色转换才能与患者产生共鸣。据说，奥斯勒曾"试图给自己插胃管"，当被询问为何要如此时，奥斯勒回答说："我们经常让患者插胃管，因此我认为我们自身也应去体验被插胃管的感受。"奥斯勒用亲自尝试的方式去理解人类的脆弱性和患者的心理状态。这符合叙事医学的倡导——当医生成为患者，医生关于疾病的生命医学视角不得不与疾痛的个人视角合并，不仅让医生更深刻地理解生病的意义和患者的感受，而且促使医生思考如何成为一名更好的医生。经过一定的反思，他们可能比没有生过病的医者更容易与患者达到共情状态，更能将自己的患病经历化为协助患者战胜疾病的精神力量。

医者在聆听患者故事的过程中，也是在激发双方某种生命复元的能量。聆听是一种邀请，是语言的邀请、故事的邀请，邀请受苦者把原本难以表述、无言的痛苦，借由文字和故事创造力量，化为鲜活生动、引发共情的隐喻。一位叙事素养高的医生能够跨越时空和主体经验的障碍，通过想象去体验患者经历，从情感上理解患者的心理（焦虑、恐惧、愤怒、沮丧等），实现与患者的视域融合。同时在需要做出理性判断时，走出患者视角，协助其构建完整、有逻辑、有意义的故事，达成主体间共识，形成科学诊断，制定个性化治疗方案。

 延伸阅读推荐

渡边直树. 倾听的魔法：开口之前，你就赢了. 孙成志译. 江苏凤凰科学技术出版社，2020.

杰尔姆·格罗普曼. 医生最想让你读的书. 黄珏苹译. 浙江人民出版社，2018.

郎景和. 一个医生的故事. 北京联合出版公司，2015.

萧敏慧. 切身之痛：五十位医师的生病经验谈. 2000.

茱莉亚·卡麦隆（Julia Cameron）. 聆听之路（*The Listening Path*），2021.

艾伦·罗斯曼（Ellen L. Rothman）. 白大褂：在哈佛医学院成为一名医生（*White Coat：Becoming A Doctor At Harvard Medical School*），2000.

丽莎·桑德斯（Lisa Sanders）．诊疗室里的福尔摩斯（*Every Patient Tells a Story*），2009．

哲罗姆·格鲁普曼（Jerome Groopman）．医生最想让你读的书．浙江人民出版社，2018．

课后思考题 1

"不要自以为是，先学会倾听吧！"（Volete aiutare qualcuno？ State zitie ascoltate！）这句话出自一位名叫斯罗利（Ernesto Sirolli）的意大利人的演讲。

斯罗利是全球企业促进基金的创办人，20世纪70年代在非洲做了一系列援助项目，但是几乎都没有成功过。他的第一个项目是教缺少粮食、生活在贫困线之下的赞比亚人种意大利西红柿。意大利人观察到此处土地肥沃、风调雨顺，一定能够将西红柿种植成功，于是内心里感叹是赞比亚人的懒惰导致了他们的贫穷。

于是，他带着满腔热血组织当地人开始种植，反复与当地人说，只要大家勤劳起来，农业并不是一件难事。然而，当地人三天打鱼两天晒网，一副兴趣缺缺的样子。正当斯罗利看着西红柿苗壮成长，准备收获时，一夜之间从河对岸冲过来几百只河马，将即将成熟的西红柿全部踩烂。

斯罗利被眼前这一幕震惊得瞠目结舌，"天哪，那些河马！"赞比亚人则耸耸肩，"你们认为在帮助我们，可是，你们从来不问我们为什么不搞农业。"斯罗利反问："那么，你们为什么不告诉我呢？"当地人则回："可是，你们从来都没问过我们啊！"

斯罗利讲这个故事意在说明援助中的重要原则——助人之前，先放下身段，问问别人真正的需求和问题所在。在这个失败的援助项目中，斯罗利意识到，他们只注重外在的雨水气候和土地条件，却忽视了他们要帮助的人，没有真正尊重过他们的故事，最终导致一厢情愿地援助，却得不到他们的认同。

斯罗利用自己的亲身经历告诉我们要学会倾听，才可能真正帮助别人。他认为，如果你真的想要帮助别人，不要自作主张地施以恩惠，而是要陪伴对方，仔细聆听他人的需求，这是援助的第一项原则，也就是基本的尊重。

哲学家、美国医疗伦理学先驱李察·詹纳博士（Richard M. Zaner）认为：临床伦理是一门实践知识（phronesis），不是理论知识（episteme）。他从临床工作中学习到，医疗伦理的第一步就是真心聆听患者及其家人的需求和真实心声。请分享你在临床实践中的类似故事，阐释故事背后的启示。

课后思考题2

现代临床医学和医学教育之父奥斯勒爵士提到，一个好医生应具备 3 个 H，humility（谦虚为怀）、humanity（人文素养）、humor（幽默风趣），这 3H 都通过语言和故事来传递和表现。奥斯勒说："欢快的心态和幽默的性格，春风拂面般的高昂情绪，能让我们在医学教育和临床实践过程中获益良多。"

结合你的临床实践和叙事医学基本理念，通过故事来阐述你对这一理念的解读。

课后思考题3

著名外科医生兼医学史作家舍温·努兰曾讲过一个奇特的临床案例。结合这个故事，谈谈你对医生应该具备的文本细读和专注倾听职业素养的理解。

一位脓胸的 19 岁黑人少年急诊住院，可是胸腔的脓液因太浓稠而无法用空针抽吸出来。后来努兰医师切开病人肋骨旁一小段的胸膜层，流出的竟然不是脓液，而是粪便液。这时必须将胸腔打开清理和探查，他们发现病人的横膈膜不可思议地有个比小指略小的破洞，腹腔的横结肠被往上挤，卡在洞口且坏死穿孔，导致结肠中的粪便流入胸腔。

努兰医生后来查看病人病历才赫然发现，原来病人 4 年前曾经左胸廓下方被刺伤而送到急诊，当时伤口看起来不严重，实习医师用纱布包扎伤口之后，请伤者 3 天后回诊，但是他并未回诊。让努兰医生更为懊恼的是，由于实习医师太过注意病人胸腔，忘了检查身体其他的部位。如果那时有做全面细致的检查，很容易就可以在患者的左胸廓下缘看到这个伤口疤痕，就可以立即询问患者伤口情况并做出正确及时的医疗处置。

第二章 中国叙事医学实践概述

生命并非私人事务，唯有通过与他人分享故事和故事的教训，才具有意义。
——丹·米尔曼《深夜加油站遇见苏格拉底》(*Way of the Peaceful Warrior*)

第一节 职业叙事能力：人文医者的内建职业素养

叙事具有强大的人文和人际功能，它能促使主体之间更有效地实现认知上的共识。人类不仅具有使用语言的天赋，也具有讲述和理解故事的天赋。具有一定叙事素养的人首先能够处理好主体与自我之间的关系，继而将这种良好的自我关系投射到其他关系中，最终在社会人际关系中如鱼得水。职业叙事能力是医者人文内涵、和谐人际关系、自我调适能力、伦理约束力、正确诊断力、科研教学力、职业发展潜力和创新思维水平的综合体现。

随着 AI 人工智能的医学应用和 ChatGPT 智能技术的发展，一部分真人医生将会被人工智能所取代。在某种程度上，只重"科学脑"（科学技术和专业知识），而无"人文心"（职业叙事能力和伦理素养）的医者与机器人或 AI 人工智能医生无异。因而，首先被人工智能取代的一定是那些没有人文精神和叙事意识的真人医护人员。从"科学脑"的角度出发，智能医生具有真人医生无法比拟的优势。但从"人文心"出发，真人医生所具有的伦理心、同情心、表达力、沟通力、传承力、批判力和创造力是人工智能永远无法完全超越的。因而，年轻医者要注重职业叙事能力的培养，提升软实力水平。

未来社会将是靠无形的故事和文化去链接人的社会，唯有叙事能力才是真正的核心竞争力，是最基本、最深沉和最持久的力量。未来社会的人类最缺少的是什么？是精神的指导，是陪伴，是倾听，是宽慰，是精神认同和身份属性认同等，这都是无形的，需要以叙事作为媒介的。本节从医者职业叙事能力的定义出发，帮助年轻医者认识职业叙事能力与医者人文素养之间的关系，熟悉职业叙事能力的四个表现维度，理解医者职业叙事能力如何提升医者的日常医疗服务水平，并预防职业倦怠、职业热情耗竭和职业发展潜力不足等危机。

一、职业叙事能力与医者人文素养

（一）职业叙事能力的定义

叙事渗透于人类生活、教育、职业和健康等多个维度，是人类获取知识、技能和实践智慧的基本方式。根据美国教育学家本杰明·布鲁姆（Benjamin Bloom，1913—1999）的 21 世纪分类法，叙事能力涉及逻辑表达力、想象力、推断力、预测力、反思力、认知共情力和情绪调节力，是"高阶思维技能"（higher order thinking skills）的培养，而非"低阶知识的获取和理解"（lower order knowledge acquisition and comprehension）。高阶思维技能是人才软实力的表现。

职业叙事能力是实现和谐关系构建、医护职业和患者身份认同、主体思维模式和视域差异融合的综合体现，由"关注力""再现力""互纳力"和"反思力"四个方面能力构成。职业叙事能力高的生命主体具备良好的语言表达力、人际互动力、职业认同力、伦理约束力、批判思辨力和创新思维力、领导智慧力、全人健康力、职业成长力以及生命复元力等自我综合发展能力。对于医者而言，职业叙事能力则体现在临床和医疗语境下医者的各维度叙事沟通力、叙事调节力、叙事调解力、叙事诊断力、叙事疗愈力、叙事伦理力和叙事复元力、叙事统整力等。

杜伦大学医学人文教授简·麦克诺顿（Jane Macnaughton）在《医学教育中的人文》（"The Humanities in Medical Education"，2000）一文中阐述了好医生的主要职业特征（见图 2-1）。对于好医生而言，技术诊断和人文诊断都不可或缺。作为技术实践的医学需要运用生理学知识寻求对疾病的科学理解，力求缓和症状或阻止症状进一步发展；而作为人文艺术的医学却需要认可正在经历这些症状的生命主体。而人文诊断的基础一定是患者的人生故事。因而，洞察力、道德伦理、教育性都与医者的职业叙事能力息息相关。

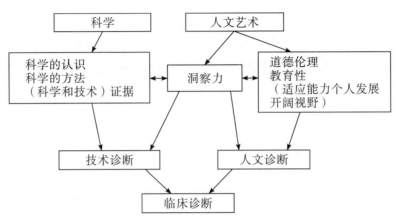

图 2-1　好医生的职业特征（引自 "The Humanities in Medical Education"，2000）

（二）医者叙事资本积累来源

在某种意义上而言，某个领域的专家就是在这一特定的知识领域拥有丰富的叙事资本，而且懂得在合适的场所和合适的时机调取合适的故事去回应职业领域中主体的人。对于医疗行业而言，专家就是积累了医学领域丰富的叙事资源或叙事资本，能够随时调取自己的叙事库里的资源回应医疗领域的同事、患者、患者家属及医学生等主体的医护人员。医者要在一般性的叙事资本的基础上，聚焦于医疗健康行业的职业性叙事资本的积累，为职业发展夯实基底。

医者的"职业叙事资本"主要来自四个方面的积累：
（1）医学发展史上的前辈故事和临床现实中的各类人文故事；
（2）与患者提升认知共情能力的经典故事；
（3）构建职业身份认同和抵抗职业倦怠的同行临床现实故事；
（4）从患者及患者家属视角出发的疾痛经历和照护经历故事。

与医学发展史上的前辈医生有良好的叙事连接，医者就能将其所聆听或阅读过的典范医生的故事逐渐整合进自己的职业故事和职业身份认同中，最终督促自己在道德、生活和职业方面向典范的前辈医生靠拢。而积累生老病死相关的文学、影视经典故事和患者及其家属视角的疾痛经历和照护经历故事可以提升医者的共情或同理精度（empathic accuracy），能使医者更准确地感受和回应他人的内在思想、情绪和诉求。参与临床现实主义叙事的点评、分享与创作，可以积累临床经验，提升诊断和治疗效率，减少不良事件和医疗失误的发生，增加同行之间的人际互动，形成价值共同体。

叙事医学强调主体间的故事交互和心理认知中的情感交流，具有叙事素养的医护工作者会为患者提供表达情感和讲述故事的机会，与其建立共情连接（empathetic bonding）和医患生命共同体关系，也懂得通过从其他患者那里积累叙事经验和资本，通过故事来换取故事，帮助患者在讲述故事过程中，认识自己的生命状况，积极改变人际连接断裂的现状，协助患者构建与这个世界以及这个世界里的亲人好友之间的亲密连接。重燃他们心中对生命和对周围人，尤其是最亲近的家人的重视和热爱，重拾对生活的希望。

（三）职业叙事能力的四个发展阶段

无论是霍尔姆斯还是奥斯勒，无论是萨克斯还是郎景和，他们的职业叙事能力都是在文本细读和反思写作的基础上日积月累形成的。对于年轻医者而言，要形成自己的职业叙事意识，快速地提升自己的职业叙事能力，必须经历四个发展阶段。

第一是"对缺乏职业叙事能力毫无意识"（unconscious narrative incompetence）的阶段。这个阶段医者被动地参加职业人文和职业发展相关的讲座与活动，还没有意识到自己叙事素养方面的不足，甚至对相关活动不认同，还不能从眼前的狭隘知识圈里走出来。这对应的是"被动发展阶段"。

第二是"逐渐自觉职业叙事能力的缺乏"（conscious narrative incompetence）的阶段。医者可能从某个地方不经意地听说叙事素养这个概念，但并不知道该如何获取和提高这种素养。属于"知道自己不行"阶段。这个阶段需要寻找更多方法，或者借助导师和周边对叙事素养有了解的人来帮助自己，这对应的是"主动发展阶段"。

第三是"感受到职业叙事能力带来变化"（conscious narrative competence）的阶段。这时医者已经找到提升叙事素养的相关书籍与文献，也有导师指点，能够通过自己的努力进行文本细读和反思写作，来提升叙事素养，并且应用到自己的职业和生活中，体会到叙事素养带来的好处。但是仍需要时刻提醒自己，一旦放松就有可能无法自觉做到。好比骑自行车时须全神贯注才能保持平衡，但偶尔会摔跤。这个阶段，医者最需要的是沉浸阅读、勤于反思和刻意练习。这对应的是"自主发展阶段"。

第四是"无意识状态发挥职业叙事能力"（unconscious narrative competence）的阶段。这时医者已经把一切烂熟于心，关于叙事素养的知识已成为身体的一部分，实现了叙事素养的内化。这对应的是"内化形成阶段"。

叙事医学是"获取，理解和融合参与疾病体验的各类主体不同视角观点的基本工具"。从以上对叙事素养基本概念的阐述，我们可以了解到"关于叙事素养的知识"和"叙事素养"不是一回事。医护人员通过选修叙事医学或叙事护理课程，可能掌握"关于叙事素养的知识"，但并不意味着他们就具备"叙事素养"。正如哲学家、教育家、心理学家杜威将"关于道德素养的知识"与"道德素养"区分开来，区分"关于叙事素养的知识"和"叙事素养"这两个概念对于把握叙事医学理念的内涵至关重要。

"叙事素养"的提升必须依靠叙事性文本细读和叙事性反思写作这两种内化工具。叙事智慧体现于真实的叙事情境与人际关系之中，是一种内化的、自觉的表达。而"关于叙事素养的知识"是一种外在的、表面的框架性知识。如果我们的叙事医学教育忽视"关于叙事素养的知识"与"叙事素养"之间的内在差别，将"关于叙事素养的知识"等同于"叙事素养"，只强调"关于叙事素养的知识"的传授，认定一个具备"关于叙事素养的知识"的人就一定是叙事素养高的人，那就必定会导致医学人文教育虚伪化、表面化，最终必然将叙事医学引向歧途。

二、职业叙事能力的四个表现维度

（一）在叙事医学语境下，职业叙事能力表现为根据不同语境进行话语转换的能力

现代医学教育之父奥斯勒经常提醒医生要与患者建立良好的关系，就必须学会暂时放弃自己的专家身份，放弃医学世界和科学世界的话语方式。如果医生只是以糖尿病专家、肿瘤专家或者骨外科专家等身份对待患者，即便医生技术精湛、满腹经纶、知识渊博也无法与患者建立融洽和谐的医患关系。

奥斯勒与儿童患者交往时，总是扮演快乐的"小精灵"出现在小患者的病床前，每次问诊小患者时所使用的童话世界语言都是为小患者量身打造、充满个性化的，同时也不乏童趣和睿智，这完美地弥合了医患之间沟通上的视域差距。

奥斯勒善于根据患者的特征，与患者建立不一样的叙事关系，转换角色，转化话语，放下居高临下的专家身份和医学世界语言，用最平和、最简洁的叙事性语言与小患者进行交流和交心并取得小患者发自内心的喜爱和信任。事实上，当医生用温暖友善的目光、同情智慧的叙事性语言和理解包容的态度聆听患者的故事时，和谐的医患关系便由此建立。奥斯勒还有一个通过转换自己的角色身份，使用受患者欢迎的语言，起到治愈绝症患者效果的故事。

奥斯勒曾医治过一个患有百日咳的小男孩。一天奥斯勒穿着全套正式的导师服准备去参加牛津大学的毕业典礼，路上被一位朋友拦下，这位朋友的孩子患有百日咳，而这种疾病在当时是无法治愈的。奥斯勒发现小男孩的支气管炎特别严重，但威胁这个小男孩的最严重的问题还不是支气管炎，而是他根本不吃东西。奥斯勒了解到这个情况后，小心翼翼地剥开一个橘子，把它分成几瓣，在每个橘子上涂上一点糖浆，一瓣一瓣地喂他。一边喂，一边用童话世界的语言告诉男孩，这是一种神奇的水果，每天吃一些，病很快就会好起来。

随后，奥斯勒走到门外对朋友说："我很抱歉，您儿子的病情很糟糕，几乎没有康复的机会了……"但当奥斯勒得知穿着导师服的自己被小男孩当作一位神奇的魔法师般的人物后，在接下来的40天里，奥斯勒每天都带上他的导师服去

医院，在见到小男孩前把导师服穿好，然后走进去，像魔法师一样出现在男孩面前。小男孩每天都在欣喜地期盼奥斯勒的到来，一边跟穿着像"魔法师"一样的奥斯勒交谈，一边吃他喂的任何食物。在奥斯勒的关怀下，小男孩奇迹般地稳步恢复健康。

技术与人文是医学的两翼，缺一不可。没有技术，医学没有躯干；没有人文，医学没有灵魂。在某种程度上，医生的语言就像他所使用的手术刀一样，既可以救人，也可以伤人。医生不希望自己对患者讲述让人心烦意乱甚至伤人的语言，就应该讲述爱的语言。一方面，医生应该在临床医患沟通中尽量使用简单易懂的生活世界语言；另一方面，医生还应将患者的语言放在患者生活的具体语境中去想象患者的处境，而不是使用"去患者生活语境化"的中立客观语言。

（二）在叙事医学语境下，职业叙事能力表现为用隐喻性故事来谈论生老病死的能力

叙事能力强的医生都是善用隐喻叙事的高手。意大利哲学家杰玛·菲尔玛拉（Gemma Corradi Fiumara）在她的《隐喻过程》（*Metaphor Process*）一书中提出"隐喻过程就是生命过程"这一观点。医者要适时放弃权威的专业语言，善于利用生活世界隐喻来与患者达成理解。

关于医患关系，"中国外科之父"裘法祖医生有一个非常传神的隐喻（metaphor）：

> 医生给患者治病的过程就像过一条湍急的河。我们当医生的，就是把患者一个一个背过河。医生和患者一起过河，目标是彼岸。但是，渡河过程中，只能制定出一个大概的路径和方向。是否遇到暗流，遇到不可预知的情况，遇到什么样的波折都不知道。能否顺利到达彼岸，何时到达也不知道。

在疾病这条湍急的河流面前，裘法祖希望医生和患者不是站在对立面，而是一起过河的盟友；双方目标一致，都想过河（把病治好），则必须相互合作、共同决策、共担风险，才能更大概率抵达对岸（治愈疾病）。理解了这一点，那么医患关系的本质也就容易理解了。

> 一位医生曾经遇到一位年迈多病而且家属众多的患者，患者病情变化极快，几天内便由轻微感染进展到严重的败血症，很快被送到重症监护室。在做患者治疗决策时，患者家属七嘴八舌，莫衷一是。面对二十几名意见各异的家属，医生召集他们一同坐下，对他们解释病情："我与你们素昧平生，但由于这

位阿婆，我们在此相聚。我们就像同在一条船上的旅客，这位阿婆就是一条年久失修的船，偏偏遇上狂风巨浪，眼看船就要沉没了。我们应该有同样的想法：是否可能让这艘船有机会回到岸边港口，修修补补再用几年？因此我需要征求你们同意，如果各位相信我会带领各位安全回航的话，请让我成为船长。否则，你们将失去挚爱的亲人，我也与你们一同沉没，我也会对自己的无能为力感到哀伤。"

接下来是一阵沉默，原本意见纷纭、矛盾升级的患者家属逐渐冷静下来，没有人跳船，也没有人认为自己有能力当船长。大家一致同意由医生来担任船长，来综合不同视角的意见，对整体情况加以判断，再一起做出决定。于是，双方开始理性沟通，继续努力治疗这位患者。

从这个故事中可以看到，这位医生具备职业叙事能力，懂得适时运用生活世界语言，尤其是隐喻叙事来调和医患之间、患者与家属之间、患者家属之间的矛盾。医生通过船长这一隐喻叙事传达了只要患者家属信任，自己愿意成为这艘即将沉没的危船的船长，冒着巨大的危险在恶劣天气下奋力一搏的决心。这一隐喻马上让患者家属感觉到医生是跟自己在同一艘船上的船长，而且"船长"愿意凭着专业训练，倾注自己的同情，尽一切努力去挽救患者。通过这个隐喻，医生传递了同理心，虽然无法完全感受他们的痛苦与挣扎，却愿意与患者及家属同舟共济，一同面对挑战。

隐喻叙事方式的微小调整会对我们的生活产生巨大影响，因而我们要创设积极故事，充分挖掘自己的生命潜力。对于完全被苦难所吞噬，无法用语言表达的苦难者，具有深厚叙事素养的医护人员能够运用积累的"隐喻性叙事资本"对其开展主动的叙事调节和叙事赋能。广东省中西医结合学会秘书长金世明教授讲述了一位医者通过调整患者对其梦境的解读，帮助患者走出疾病困境的故事。

一个中年男患者因为自感身体不适而去医院看病。患者无法准确描述自己身体不适的具体症状，而是提到自己近期反复做同一个梦的事情，想要将梦境内容告诉医生，但是几乎所有医生都感到很不耐烦，不想听他讲梦境，认为这跟疾病诊断和治疗没有任何关系。患者去了多家医院，都因为跟医生在症状方面沟通的不顺畅而终止。幸运的是，他锲而不舍地找到了一家中西医结合医院，医生愿意耐心地让他将反复困扰自己的这个梦境描述完整："我骑在一匹瘦骨嶙峋的老马背上，艰难地在看不到尽头的沙漠里踽踽而行，烈日当头，马已经累得走不动了，但是沙漠还在眼前延伸着……"听完这个患者对梦境故事的描述，医生立刻予以回应。这是多次求医经历中，第一次获得医生的回应，患者感到非常欣慰。医生引导患者重新框定梦境的叙事背景和内容，让他将梦境中的老马想象成瘦弱的骆驼，而沙丘的另一面就是绿洲。虽然天气炎热、沙尘飞扬，但是骆驼有能力走出沙漠。患者根据医生的提示，对梦境重新做了想象和阐释。

当"马"和"无尽的沙漠"重新语境化为"骆驼"和"不远处有绿洲"的故事，梦境的隐喻就被重新定义和重新语境化。很快，这位患者的不适症状消失了。这就是隐喻的重新阐释和叙事的重新框定产生的积极效用。原来患者的这个梦境之所以反复出现是因为他正遭受糖尿病初期症状的折磨，是每个夜晚身体感到焦渴无力的苦痛反映。苦痛借由梦境外延出来，在就医过程中，患者隐约感到身体状况与梦境之间的关联，有强烈的表达愿望，却被没有叙事意识的医者所打断、所忽略，最终错过了疾病调节的最佳时机。这个梦境也是疾病在长时间内得不到缓解的直接表现。

（三）在叙事医学语境下，职业叙事能力体现为有针对性地指导叙事性阅读的能力

医者应该培养自己在积累一定叙事性阅读量的基础上，为患者及其家属开具对其心身有益的叙事处方的能力。清代诗人纳兰性德在其《渌水亭杂识·卷四》中提道："以一药遍治众病之谓道，以众药合治一病之谓医。"除了为患者开具药物处方和为其做手术，医者有针对性地指导患者在适当的时机阅读适当的故事，即用叙事处方来治疗不同状况的患者，这是将"医术"上升到"医道"的层面的一种方式。通过叙事性作品的阅读来提升民众的生命健康叙事素养，这些医治现代人"焦虑""浮躁""关系疏离""网络成瘾""各类叙事闭锁"等症状的方子在叙事医学语境下统称为"叙事处方"。医者具备叙事调节能力，将医疗机构的"卫生"（保卫生命）功能上升到"厚生"与"道生"的高度。

清代大臣、学者张英在《聪训斋语》中说："人心至灵至动，不可过劳，亦不可过逸，惟读书可以养之。书卷乃养心第一妙物。"晚清中兴四大名臣之一曾国藩病重时，一名中医为其开药方时说："岐黄（医学科学方面的著作）可医身病，黄老（人文哲学方面的著作）可医心病，曾公的病乃是起源于心病的身病，故还得治本。"因而，名医推荐反复阅读《道德经》和《南华真经》，曾国藩最终开悟并恢复健康。

当然，在叙事医学理念引导下，具体的叙事处方要视不同生命主体原本所处的故事而定。作为医学生，必须尽可能地准备更多故事，积累叙事资本，才能对患者产生足够的影响，进而改变他们对生命和疾病的认知，重塑自己的人生。妮娜·乔治（Nina George）的《小小巴黎书店》（*The Little Paris Bookshop*）中贯穿24部具有治愈力的经典叙事作品，它们以"处方单"的方式，将每部叙事作品拆解定义，归纳出不同作品的疗效、治愈人群、用量、副作用等有趣又实用的信息。

《文学药丸》(*The Novel Cure*, 2013)这部作品倡导身心疾病患者通过阅读虚构小说舒缓病痛,恢复身心健康。《文学药丸》为读者提供全面的人生疑难杂症方案——无论读者是失眠、发烧、肠胃不适,还是感到自卑、伤心、沮丧,作者埃拉和苏珊(Ella Berthoud & Susan Elderkin)都会针对读者的"病情",推荐一本或几部小说作品,用来缓解读者的痛苦,药方包含巴尔扎克止痛膏、托尔斯泰止血带、萨拉马戈药膏、乔纳森·弗兰岑滋补品和普鲁斯特牌泻药等。这些小说会在读者心中产生跨越时空的共鸣,让读者悟出摆脱困境和不良情绪的自我调节法。

叙事阅读调节和叙事处方是一种运用故事进行情绪调节,激发反思的调节模式。一本书、一个故事本身就是舒缓人病痛的糖浆。叙事作品阅读可以激发读者去洞悉人类的共同经验或反应模式,激发读者洞悉每个人的不同与独特之处并丰富语言与思想。指导患者及患者家属阅读和理解文学虚构叙事,尤其是与主体精神心理状态相关的叙事作品可以让其浸润在人物主体的心理空间中,跟随人物获得心灵成长和顿悟。

(四)职业叙事素养还体现在快速从故事中侦察到对疾病诊断的有用信息的能力上

叙事医学提倡在问诊过程中,医生必须注重临床实践中本应有的叙事特点。患者是自己身体的直接经验者,其讲述对诊断非常重要。故事也是证据,不倾听故事就可能出现误诊。英国医生理查德·阿舍尔(Richard Asher)于1959年发表3篇发人深省的文章。阿舍尔医生告诫我们,望闻问切收集信息的过程中从患者那里了解到的故事往往正是诊断的关键信息。阿舍尔医生文中提到一名肚痛的患者讲到关于自己脚有风湿的故事细节,但医生不以为意,漏诊了三期梅毒,枉送患者上手术台。

一个26岁的广东海归女患者在广东和上海多家大医院看病,都被诊断为食管癌的广泛转移,这让生命刚刚绽放的年轻患者深感绝望。化疗期间,一位年轻医生因为同情时常去看望女患者,并听她讲述自己留学期间的故事。在不经意的生活对话中,年轻医生敏锐地意识到一个对重新诊断具有重要意义的信息,那就是女患者与结核病患者有过开放性接触史。受此启发,年轻医生召集多学科会诊,最终借由肺结核治疗方案让女孩恢复健康。

如果只依赖医疗仪器设备进行诊断,而忽视女孩讲述的故事中的重要诊断信息,女孩可能一直被当作癌症患者,心身俱损,生命无望。正如安图尼斯在《新医学》中提出:"辅助诊断检查,尤其是影像技术的盛行,导致临床实践越来越不重视口头交流,更准确地说,忽视了临床实践中本应具有的叙事特点。由于言语证据的价值被贬低,就诊时医生越来越少倾听患者的陈述,患者在诊疗过程中处于完全的弱势,空间越来越狭小。"

患者的主体资源被忽视在循证医学时代尤为突出。患者是独一无二的个体,是自己身体变化最敏感、最直接的感知者,而科学证据却是千篇一律的,单靠循证医学所提供的证据（依赖科学技术和各种检测和影像手段）很可能出现误诊和漏诊（误诊率在世界主要国家为 30%～50%），要提升诊断能力必须关注患者故事。

除了以上提到的几个方面外，职业叙事能力还表现为文本细读以及讲述和创作不同视角的故事的能力，后续章节将对此进行更为详细的展开。概言之，职业叙事能力与医疗语境下疾病的诊断、身心病三位一体的全人健康、医患关系、生命意义和主体身份的构建息息相关。故事不仅是客观的科学证据，也是参与诊断、决策和治疗的主体性证据。叙事医学不再将作为主体的患者所患的疾病当作只需要药物和手术干预的生物学疾病，而是将患者当作具有情感和故事诉求的生命文化主体，从身、心、病三个层面去关爱患者，实现全人健康。

三、医者叙事能力与医疗服务水平

从国际职业分类来看，医疗照护行业被归为"人民健康与社会工作活动"（human health and social work activities）这一大项，属于服务业中的重要行业。严格来说，医疗照护不能与一般的商业服务等同看待，而是有特殊价值与高尚使命的服务活动。医疗服务的对象是受病痛折磨的弱小生命，需要更多怀有真挚的服务热忱的医者投入这一行业。对于医疗而言，服务只是手段和过程，民众的生命安全与幸福才是终极目的。美国医疗质量管理之父阿维迪斯·多纳比底安（Avedis Donabedian）教授指出："（医疗）质量的奥秘就是爱心，用我们对于专业的热情去关爱他人。"

叙事医学倡导医者通过职业叙事能力为民众提供更高层次的医疗服务。阿尔贝特·史怀哲（Albert Schweitzer，1875—1965）说，真正幸福的人，是那些已经开始寻求并知道如何服务他人的人。吴阶平院士说，一位合格的医者必须具有"高尚的医德、精湛的医术、高度的同情心和服务的艺术"。中华医学会的创立者、湘雅医院与上海医学院建设的推动者颜福庆也提到："人生意义何在乎？为人群服务。服务价值何在乎？为人群灭除痛苦。"叙事医学科学人文精神的渗透融合不仅意味着对患者个体的服务与关照，而且还蕴意着对不同健康群体的服务与关照。

（一）医者叙事能力与服务意识

拥有神学、音乐、哲学以及医学四个博士学位的阿尔贝特·史怀哲愿意终身投入非洲的医疗服务工作。史怀哲认为："如果我要让自己的生命对自己而言充满意义的话，我必须要让我身旁的这些生命也有相当重要的意义。如果我要别人尊重我的生命，那么我也必须尊重别人的生命。只有我们拥有对于生命的敬畏之心时，世界才会在我们面前呈现出它的无限生机。真正幸福的人，是那些已经开始寻求并知道如何服务他人的人。"这位深具叙事智慧的医生在最大化地释放出自身生命能量的同时，也最大化地激发了许多人的生命能量。

　　史怀哲极富音乐天分，5 岁跟着爷爷学钢琴，8 岁时便开始弹奏教会的管风琴，18 岁时前往巴黎，拜在法国作曲家、管风琴大师夏尔－玛丽·让·艾伯·维多尔（Charles-Marie Jean Albert Widor，1844—1937）门下，23 岁追随李斯特（Franz Liszt，1811—1886）的高徒杜劳特曼（Marie Jaell Trautmann）学习钢琴，深受导师赞赏。史怀哲曾在 21 岁时许愿：30 岁以前要把生命献给传教、教书与音乐，要是能达到研究学问和艺术的愿望，那么 30 岁以后就把个人奉献给全人类。

　　25 岁时，获得神学和哲学学位的史怀哲追随父亲，成为一名年轻的牧师和神学家。29 岁时却因一本刊物，从此改变人生轨迹。史怀哲在一本巴黎传教者协会的刊物中得知，非洲刚果人饱受饥饿与疾病折磨，患有心脏病、肺结核、精神病、溃疡、橡皮病的患者很多，热带赤痢、麻风、昏睡病、日晒症及疥癣等病症更是普遍流行，而方圆几百里却没有一名医生，于是，史怀哲决定将后半生奉献给非洲。史怀哲放弃一切，开始学医，36 岁取得医师资格。38 岁前往非洲丛林，而他的妻子海伦娜（Helene，1879—1957）也苦学护理，成为丈夫行医的好帮手。

　　他们在中非喀麦隆的兰巴伦将一间会漏雨的鸡舍改为医疗所。在丛林中，他亲自和土人一起建医院，自制砖头、配药方、垦荒地、拓农场。在史怀哲的努力下，医院从一个简陋的鸡舍起家，变成一所能容纳几百名病人住院的医院。他在医院的角色，既是医生，也是建筑师、园艺师、工匠、农夫、泥水匠……在史怀哲的感召下，医院里有了来自世界各地的优秀医生志愿者，很多因病痛濒临绝望的黑人得到了免费救治。那时医院就建立了麻风病区，黑人麻风病人从悲惨的被遗弃者，变为被细心照料的、有尊严的人。

　　令人感慨的是，史怀哲的时代正值世界卷入两次大战、法西斯主义横行的年代，当人类在炮火中自相残杀的时候，史怀哲却在非洲丛林中拿着手术刀专心致志地为人治病。那所小小的医院已经成为人类良心的象征，即使是当时两个敌对军队为争夺兰巴托地区激烈交战之时，双方也都一致同意：绝不能伤及史怀哲医院。显然非洲的挑战残酷且频繁，史怀哲不但耐心医治所有疑难杂症，甚至还重拾管风琴演奏，举办音乐会为非洲医院募款。果然德不孤，必有邻，不久许多医师便愿意前来一起共襄盛举，而兰巴伦医疗所也扩大成为医院，他的善举也带动许多医师深入非洲各地进行医疗与救助。

　　那些生在黑暗大陆的苦难人们因感谢他而尊称其为"伟大的爸爸"，而后世更称其为"非洲之父"。史怀哲医生在非洲共服务 52 年，1953 年当他获得诺贝尔和平奖时，记者问其什么才是有价值、有意义的人生。史怀哲医生回答：用心为人服务才是有价值的人生。史怀哲认为，慈悲是一切伦理必须扎根的地方，只有包容所有生物，不局限于人类，才能达到其全部的广度和深度。而爱与快乐是唯一每次分享都会增加两倍的东西。从史怀哲的一生可以看到，用心服务他人的人是离健康和幸福最近的人。

贡献与服务他人既是对归属感、价值感（从对他人的贡献中，我们更容易体会到自己的价值）的满足，也是对生命意义的回答。阿尔弗雷德·阿德勒（Alfred Adler）指出，意义必定建立在与他人的联系之上，从单独的一个人身上是找不到意义的。"意义在自身之外"，所以我们需要扩展自己，而不是局限于小我。埃里克森（Erik Erickson）对人生不同阶段的自我发展任务的探讨同样说明了这一点，从亲密关系，到职业巩固，到繁衍和传承，再到意义守护者，我们关心身边的家人、亲友，关心下一代，关心生命共同体的福祉，甚至整个人类，自我发展正是一个从小我走向大我，不断扩大自我范围的过程。

（二）医者叙事能力与服务艺术

中国协和医科大学出版社社长/总编、国内医学人文泰斗袁钟教授提出："医院需要用艺术唤起神圣使命，用艺术觉悟至上悲悯，用艺术点燃生命之光，用艺术抚慰痛苦心灵，用艺术超越生死极限。"叙事就是医院最需要的服务艺术。

著名的医学科学家、医学教育家、中国现代泌尿外科奠基人和社会活动家，中国科学院、中国工程院资深院士吴阶平（1917—2011）是一位拥有叙事智慧，懂得服务患者艺术的国之大医。医学界曾有一个广为流传的说法，"吴家兄弟可以开一个医院"。这个具有传奇色彩的"吴家医院"指的是吴阶平兄弟四人——吴阶平的大哥吴瑞萍（1907—1998）是儿科传染病学家，三弟吴蔚然（1920—2016）是外科学专家，四弟吴安然（1922—2005）是免疫学专家。吴家四兄弟在不同的领域对中国医学发展产生深远影响。

作为临床医生，吴阶平非常注重临床智慧的积累。吴阶平非常欣赏哲学家、演说家弗朗西斯·培根（Francis Bacon）的一句名言："学问本身并不教给人如何运用它，运用学问的智慧在学问之外，靠观察体会才能得到。"临床医生们最爱跟吴阶平一起查病房，听他主持病例讨论会。和讲课一样，他启发诱导并鼓励大家多思考、多探讨。人们最感兴趣的是吴阶平经常能从一份常见病的病例记录或一张普通的X光片上，发现和提出不寻常的问题，给人新的启示。这样的活动常常是座无虚席，气氛十分活跃，同行和后辈都很受益。

作为一名医学教育专家，吴阶平一直对医学生的生涯规划和职业认同教育非常关注，运用自己的智慧与年轻人展开叙事性交流。吴阶平在协和医学院任校长期间，每年都要给新生上第一堂课。当一位人文主义大医将自己的职业智慧传授给年轻人时，年轻人就能少走很多弯路。吴阶平总结自己几十年的经验，告诉年轻人，医者"首先要有高尚的医德、负责的精神、高度的同情心，还要有精湛的医术和服务的艺术"。他经常在日理万机中抽出时间去大学做演讲、撰写文章，希望让更多的年轻人了解自己的经验，帮助他们迅速实现职业成长和进步。

吴阶平在与患者沟通方面也极具智慧和艺术。吴阶平主张医生除了医学专业知识和科学技术之外，还要懂得哲学、心理学和社会学方面的知识，具备跨学科的人际智慧。明代医家赵献可在其著作《医贯》中提到："夫有医术，有医道，术可暂行一世，道则流芳千古。"吴阶平特别强调医生首先要有过硬的医术，其次要讲究"服务的艺术"。服务的艺术是将对患者的关爱和对疾病的医治上升至"道"的层面，善于发挥患者的积极性，取得家属的合作，提高治疗效果，利于患者的康复。

吴阶平懂得与患者建立良好的叙事连接，换视角融合与患者的视域差距来化解矛盾和危机。吴阶平的精湛医术毋庸置疑，他细心体会患者的痛苦、家属的心情的点点滴滴，为医生与患者之间增添了许多温情和理解。对患者而言，这是无论多高的医术、多昂贵的药物也无法达到的"心疗"效果。吴阶平身边的学生对他的叙事艺术十分钦佩。每当在临床医疗活动中，遇到与患者沟通不畅的情景时，学生常会请出吴阶平老师来对患者展开沟通工作，而每每经吴阶平一番条分缕析的讲解，患者和家属就如春风化雨般释然了。

吴阶平是"受伤的治愈者"，从小生病使他具备更好地共情患者的能力和服务患者的真诚态度。他 1939 年在协和医学院读六年级（学制为八年）时，因患上肾结核被切去右肾，还因此休学一年。之后，他又因病做过大小手术 6 次，住院治疗 12 次，身上的手术刀疤长度加起来足有 66 厘米长。正因为如此，他深刻体会到患者的痛苦、家属的心情。作为患者的吴阶平运用叙事智慧激活了自己的内在医生，战胜疾病，同时，也更懂得如何去激发每一位患者的内在医生。

吴阶平没有将自己闭锁在医生这个单一叙事身份中，而是游刃有余地在不同身份角色中转换。我们看到的不仅仅是吴阶平高超的医术，更看到他的为医为人，他的语言和叙事艺术，这些都是他医者仁心的写照。他用一生的努力，诠释着好医生的内涵。在对患者的关怀和对医学后辈的扶持中，吴阶平这位"独肾老人"获得了生命对于生命的最美丽补偿，健康地活到鲐背之年，最终寿终正寝。吴阶平的精神经过传承深深地影响着年轻一代的医生。

（三）医者叙事能力与人文服务创新

医者想为患者提供真正有价值的医疗服务，一定要与其建立叙事连接，愿意倾听他们的故事，同时能够人文艺术地回应患者的关切和需求。在对患者展开人文服务时，医者可以根据自己的爱好与特长展开独特的创新服务。当医者这样做时，患者立刻感觉自己得到了应有的尊重和关爱，医护人员也会在未来的医患交往中获得更多的认可。而当今社会，如果纯粹依赖科学知识和技能的掌握标准对医者进行选拔，可能会淘汰掉那些愿意为患者和人群服务、注定成为人文主义医者的人。

近 100 年以来，人类社会不断创造出各种物质的奇迹，但也造成了人类自身的悲剧——物质淹没了人性与伦理，科技代替了人文和艺术。现代医学从古老的医学人文中倡导的"交谈艺术"变成了"沉默的技术"。临床实践开始更多地依赖电子信息，物化了患者，进一步拉开了患者与医者之间的距离。医学做得越多，抱怨越多。一些医者占据的是科学和技术的制高点，却失守了伦理与道德的制高点。叙事医学倡导医者在医疗服务中守住自己的伦理制高点。

与患者建立叙事连接，提供更人性化的沟通服务，提升人际沟通效率的媒介可以是绘画艺术。

> 武汉大学中南医院肿瘤二科专家李雁教授是一位极具人文情怀的医者，他涉猎广泛，喜爱阅读。李雁教授常说："医生不应只是精密的看病机器人，要有人文素养。医学是物理、化学、生物、社会、心理等多学科的综合。一个人生病了，除了疾病本身外，还伴随着心理状态和思想情绪的变化。实际上，患者从来不会因为长了一个包块来看病，他一定是思想状态发生了变化，才会来看病，他感觉到疼痛了，感觉到异常了，才会去看病。所以，医生要多站在患者的角度考虑，多和他们交流，充分沟通，一起来对付共同的敌人——疾病。"
>
> 李雁从医 25 年，坚持为患者画图讲解病情。他说："为了更直观、更简洁有效地与患者沟通病情，我坚持画图。我画的都是草图，一边讲一边画，说完了也就画完了，不会因为画图耽误一分钟的时间，画图反而帮我节省了时间。患者来看病，我也可以不跟他说那么多，有病我给他开药、有肿瘤我给他切除不就得了？但那样他的病就真的好了吗？他的恐惧、他的无措，他对后期治疗应注意的事情，都还一无所知，那他其实还'病'着。医生不能只是简单的看病机器。"

当医学科学开始主导人类的医疗健康范式，治愈被治疗取代，关怀被管理取代，艺术被技术程序取代，人性就在不断被物质和技术所吞噬。只有让医学回归最精细的艺术，而不是最精细的技术，才能真正服务好民众健康。21 世纪良心医者的责任是回归人文，找回人性，在科学技术中注入人文精神，在物质追求时注重人性修养，实现科技与人文、物质与人性的完美结合。叙事医学正是以"道"为根，以"人"为本，以人文和服务为"艺"，理论诠释和躬身践行对弱者的关注、关切、关心、关怀的人文实践。

四、医者叙事能力与职业危机预防

（一）医者人格解离与职业倦怠预防

身心疲惫、职业倦怠、情感耗竭已成为全球性流行病。职业倦怠（job burnout 或 professional burnout）指个体在工作重压下产生的身心疲劳与耗竭的状态。这一概念最早由费登伯格（Freudenberger）于 1974 年提出，致力于研究职业倦怠的心理学家克里斯蒂娜·马斯拉赫（Christina Maslach）博士将其描述为"对灵魂的侵蚀"。职业倦怠是一种最容易在助人行业中出现的情绪性耗竭的症状。在所有公共服务职业中，马斯拉赫发现，职业倦怠由情绪衰竭、人格解离（主体的人"客体化"或"物化"）和个人成就感降低这三个因素构成。这个三头"怪兽"让工作不再是个体意义的来源，而成为一种无法忍受的负担。①

医护人员职业倦怠是 21 世纪的普遍现象。根据世界卫生组织 2020 年发布的数据和相关研究，中国医生的职业倦怠率高达 69.5%～73.9%，其中 15.1%～28.4% 的医生出现严重的职业倦怠。职业倦怠变成了一种慢性的、普遍存在的现象（*Medscape Physician Lifestyle Survey*，2020）。造成职业倦怠的原因主要有两个，一是医者属于助人的职业，当助人者将个体的内部资源耗尽而无补充时，就会引发倦怠；二是医者缺乏职业发展的能力和机会。据不完全估计，在广大医生中，有 60% 以上患有不同程度的职业倦怠。有职业倦怠的医生更焦虑，工作满意度下降，医疗差错风险高，更容易离职。

许多研究表明，职业倦怠不只对医护人员个人的心身健康产生巨大影响，职业倦怠者的精神状态危及患者安全，很难维持同情和关怀患者的环境，直接影响与患者的治疗、护理和关怀多个层面相关的临床诊疗效果。比如，从医生的角度来看，外科医生的重大手术错误与其倦怠程度相关，内科医生的高倦怠率则与用药和诊断错误（medical malpractice；misdiagnosis）、对患者态度变差、患者低满意度直接相关；从护士的角度来看，护士的职业倦怠水平与患者的高死亡率（higher rates of patient mortality）以及院感事件（hospital-transmitted infections）的发生直接相关。

此外，患者暴力与医务工作者职业倦怠是硬币的两面——职业倦怠会助长工作场所暴力，反之工作场所暴力也会导致职业倦怠。从机构组织管理层面来看，医护职业倦怠会导致医院的医生流动频繁（higher physician turnover）、高比率的医护人员选择放弃临床医学职业，导致技术、人才和知识的流失，继而造成医院经济损失。职业倦怠导致的医疗体系人员流动加剧，组织功能紊乱，团队效率降低，并导致机构知识流失，都会极大地影响健康医疗行业的健康运转，阻碍国家层面的"健康 2030"规划的实现。

许多医院、医学中心或其他健康机构错误地将职业倦怠当作医生个体的单方面责任，在这样的思维框架下，组织很少提供系统的职业倦怠干预策略。然而，许多研究表明，如果医护人员是一个对个体不断提供支持的组织中的一员，那么，他们经历职业倦怠的可能性会比较低。也就是说，对职业倦怠的干预除了个人的自主干预之外，组织机构在管理层面的干预也非常重要。越来越多证据显示，医院等机构的运营和管理是否长期健全与医院员工的身心健康状况密不可分，当我们把两者分开时，无论是个人还是医院，都会付出惨痛的代价。

倦怠研究专家也指出倦怠是与社会文化或组织机构对主体与主体之间（哲学术语称之为"主体间性"）的人性交往的相关认知崩塌造成的。在这里"个体与自我的内在

---

① EPSTEIN R. Attending：medicine，mindfulness，and humanity［M］. Simon and Schuster，2017：160-162.

连接的重要性"被严重低估，医院作为管理机构过于重视对员工的工具性和产出性管理（instrumental and productivity management），而缺乏对员工提供主体的、内在的、精神上的人文养分和存在性支持（supportive management of their being）。

当医院在管理层面不去思考怎样给予医护人员"内向"的身心健康上的存在性支持，而只是强调医护人员"外向"于患者的技术性和服务性，那么，医护人员就会将自己当作技术性的存在和服务型的超人存在（superhuman）或物化存在。正如罗纳德·爱帕斯坦（Ronald Epstein）在 *Attending：Medicine，Mindfulness，and Humanity*（《照顾：医学、冥想与人生》）一书中提到如果没有存在性和精神稳定的内在支架，以及同事和机构支持的外在支架，就不能指望任何人对他人的疾痛经历和人生悲剧做出人性化的反应。在此过程中，医者在疏离患者的同时也与自己疏远了。[1]

当医护人员向患者展露的只是他们"工具性和技能性的身体"，而非"情感性的内心"时，医院就已经将医护人员变成工具性和机械性的存在，就会忽略医护人员也是叙事性的、情感性的、精神性的存在。在医护人员和患者的潜意识里，医护人员已经变成了客体的机器或者工具。医护人员的主体性需求与客体性现实之间的张力和矛盾就是造成职业倦怠的根本原因。

医疗行业职业倦怠在以客观性、技术性、流程性、标准性以及规律性为特征的循证医学时代达到巅峰。但无论是用法律、规则和制度等去组织被管理的医务工作者还是被治疗的患者都是冰冷的非人文方式，这种方式将管理对象客体化，管理者与被管理者之间从本该有的主体间性变成主客间性，剥夺的是管理对象的基本人性。久而久之，管理对象会出现职业倦怠和脱离医院主线叙事进程的趋势；管理者也将自己变成管理机器，在丧失主体性之后也将陷入管理困境和职业倦怠。

（二）职业叙事能力与医者倦怠调节

医者会对自己的职业失去憧憬，产生倦怠，在很大的程度上，主要因为无法以人性化方式执行自己的工作。简单来说，现代医学定义的"医疗工作"绝大部分都在实验室、在医生办公室、在电脑上完成，与患者距离遥远。因此，医生的注意力基本不在那些将生命、身体乃至灵魂都交付到他们手上的患者。医生盯着荧幕但忽略患者，这已成为医疗文化中的常态。科技使医者能够从远离病床和护理人员的地方照顾患者，医者逐渐与患者的人性以及自己的人性产生疏离，也跟医疗语境下的其他同事拉开距离。因而，调节医者职业倦怠首先要恢复人性化的工作模式。

叙事医学认为医护人员首先是"个体的人"，提倡"人性第一，医生第二"［person（human）first，doctor second］，医院首先应该关注医护人员作为一个主体的人的身心需求，先提供条件将医护人员治愈，才能让医护人员更好地去治愈患者。从

① EPSTEIN R. Attending：medicine，mindfulness，and humanity［M］. Simon and Schuster，2017：160-162.

某种意义上而言，以主体间生命交往和个人化故事聆听为特征的叙事医学利用叙事给医护患三大主体提供了展现反思性、情感性、人文性、关系性和独特性的契机。在多年的研究中，研究者发现，叙事医学对于医护人员职业身份构建、医患关系和谐、医护患的生命健康认知、心理压力舒缓等都有正向作用。

叙事医学语境下，消除医者职业倦怠烦恼的唯一解药就是与家人、同事、患者建立横向的人际叙事关系。比起努力追求卓越却孤立的生命个体，一个拥有亲密叙事连接的生命主体更接近幸福。著名的儿科医生、作家伯尼·西格尔（Bernie S. Siegel）在其著作《爱·医药·奇迹》（*Love，Medicine & Miracles*）一书中提到：一个医生如果没学会和病人"交谈"是会感到孤单的。冷漠并不真能让人免除苦痛，只是把伤害埋得更深。现代人的人际关系愈来愈冷漠、疏离，医生与患者很难产生较深的互动。

尼采在《善恶的彼岸》中说，当你凝视深渊时，深渊也在凝视你。奥斯勒说，医生最大的悲哀莫过于在忙忙碌碌、浑浑噩噩中耗尽职业热情，变成日夜不停地转的工作机器。一味地专注于疾病，不具备与患者打交道的人际叙事能力不只导致患者人性的剥夺，也会导致医者人性的剥夺，使其成为只会看病的机器人。心脏病学国际权威伯纳德·洛恩（Bernard Lowen）认为"良心医生"必须"抵制医学职业的工业化"[1]。在医学职业的工业化过程中，医者就像在一条流水线上，在选择成为一名医者时所想象的那种"丰富而有价值的人际交往方式"逐渐沦为"毫无人性的纯粹机械作业"。

美国著名心脏病学家、智能医疗发展领航人埃里克·托普（Eric Topol）博士说过，医生和机器学徒的区别在于，医生是人，能发展人际关系，目睹痛苦后有能力帮助人减轻痛苦。[2]当医者只以纯粹客观理性的态度面对患者，不去关注患者的痛苦，那样的医生与机器医生又有何区别？机器在不断地运作中，一定会被磨损、被淘汰，一定时间内一定要报废，但是，当医者意识到这一点，转变对患者千篇一律的机械化和程式化态度，医者就永远不会被淘汰和报废，而是随着经验和智慧的增加而变得更受尊重。

当医患之间变成了商品交易关系，医者无法感受到使命感时，也容易陷入职业倦怠。使命感是人类在面对困厄，被失败、挫折与创伤打倒后，能够快速反弹恢复，重新振作的强大原因。康奈尔大学医学院内科临床教授埃里克·卡赛尔（Eric Cassell）医生就曾指出"所有的医疗都是医生与患者之间的互动，这种人际互动绝非商品和商品交易"[3]。医者必须真正喜欢与享受人与人之间的交流、沟通与合作，临床工作才能够长久做下去。如果将每一次诊疗工作视为一种交易或例行工作，医者一定会很快产生职业倦怠。

---

[1] 原文是："Doctors of conscience" have to "resist the industrialization of their profession"。

[2] 托普. 深度医疗［M］. 郑杰，朱烨琳，曾莉娟，译. 郑州：河南科学技术出版社，2020.

[3] 原文是：All medical care flows through the relationship between physician。

（三）医患叙事连接帮助医者走出职业倦怠

在叙事医学语境下，关系具有相互性。叙事医学提供一个框架，在这个框架内患者的人性得到全方位的尊重，同时，医者的人性也得到更好的展演；反过来，患者人性得不到尊重时，医者的人性也泯灭。如果医者将患者当作人，而非单纯的病，那么，患者也会将医者当作人，而非不懂疲累、永不出错的机器，二者之间就是人与人之间的主体关系。当我们能运用人文智慧帮助别人时，我们就是在给自己的身体注入大量的解压剂。在医者主动与患者建立叙事连接的同时，就是在为职业生涯注入不竭的动力。

以下是一位医生分享与患者之间建立叙事连接，帮助其走出职业倦怠的故事：

我国医患关系前5～6年处于比较紧张的时期，伤医、辱医事件在各大医院时有发生。我们医生群体每天工作起来难免战战兢兢，如履薄冰。加之工作压力大，还有各种不顺心的事情缠绕在一起。作为医生的我，尽管已经工作近20年，职业上也取得了一定的成绩，受到业界和同行的认可，但是我的确感觉心灰意冷，继续当医生的信心开始动摇，一度想要换岗做行政或者选择辞职回归田园，隐居起来。直到那天我看到那封特别的告别信，我才如梦初醒，再次找到来时的路，坚定要继续做一名合格的医生，践行我的医学使命，兑现我的誓言。

有一天，我在出门诊，突然一位中年大姐走进我的诊室，看了我一眼，放下一封信就走了，还对我回回头，若有所思的样子。我当时正在忙着给一位老大爷问诊。我心想，不会是什么投诉信或者警告信吧？当我惴惴不安地喝了一口水，缓慢把信打开，映入眼帘的是："张医生，您好！我是您的病人——郑思琴（化名），我们认识已经好几年了，真心感谢您一直以来对我的精心诊治。我已经病入膏肓了，估计坚持不了多久了。我现在给您写这封感谢信，托我的女儿给您送过来。估计您见到这封信的时候，我已经不在了。但是我真的很感谢您，感谢您对我的耐心和照护。愿好人一生平安……"信的落款正是郑思琴，非常潦草的签名。读到这里，我的眼泪掉了下来，郑大姐的音容笑貌浮现在眼前。郑思琴是我的病人，很乐观的一个病人。我对她本人和病情很了解。

事实上，郑思琴是一位67岁的女性肝癌晚期患者。几年来，只要她感觉不舒服，都会来医院挂我的号，无论等多久，一定要找到我才看病。我每次见到郑大姐，总是喜欢先拉拉家常，聊聊病情和用药情况。我尽自己毕生所学，甚至还会向同行咨询或者查阅相关的国内外最新医学文献，看看能否为郑大姐解决癌变引起的各种疼痛问题。我总是很关注她的苦痛，时不时会打个电话发个微信问候和叮嘱一下。这是一封感谢信，也是一封告别信，我很激动也很失落，思考关乎生命的哲学话题。

老人家已经走了，安静地离开了牵挂她的人，也许老人家脱离苦难的境遇未尝不是一件好事。我们每个医生都希望病人都能坚强活着，能喝点粥，抬头看看蓝蓝的天空，呼吸新鲜的空气。也许这是一种人类与生俱来的悲天悯人的情怀吧。

身为医生的我，这些年也见证了许多生死离别的场景，但是唯独这封信让我久久不能释怀。我在想，我何德何能，我只是尽了我作为一名普通医生的职责而已。郑大姐在人生最艰难最痛苦最孤立无援的时候，为什么首先会想起我？一个人为什么愿意将自己的死亡信息告诉你？为什么她更愿意将自己的生命托付给你？对！那一定是亲人！自己最亲最爱的人！郑大姐就是这样的亲人！

自从收到这封特别的感谢信后，这位医生坚定了信念，不再犹豫不再彷徨，找回了当初报考医学院校时的初心，同时也感到了医者的使命与神圣——拯救民众于疾痛的使命；聆听患者的心声，积极回应患者和患者家属的关切。为了不辱使命，在这项神圣的事业中，这位医生决心成为一名"科学脑"和"人文心"并重的医者。这名医生默默地将这封信放在办公桌的抽屉里，时时警醒和鞭策自己，工作中，当他遇到任何困难和挑战时都会很认真地阅读这封信，这封特别的信给了他无穷无尽的力量。

从这个故事中，我们懂得，患者的故事和患者的鼓励是激发医者职业热情的源泉。当医者能够在忙忙碌碌的工作中，给自己一点空间，停下来从患者那里获得能量时，就不容易陷入职业倦怠。明代医家王绍隆在其《医灯续焰·袁氏医家十事》中提到，医者"须收摄心体，涵泳性灵，动中习存，忙中习定。外则四体常和，内则元神常寂"。医者需要守住自己的真心和本心，涵养自己的灵性智慧，在各种习医活动中学到把握自己的方法，在忙碌中懂得给自己沉下心来思考的空间。这样不仅外在的身体能够维持和谐健康，内在的元气也能得以修炼。

1925 年，弗兰西斯·比博迪医生（Frances Peabody）在哈佛大学演讲时提到："好医生反复了解自己的患者。时间、同情心和理解必须毫无保留地留给患者，回报是与患者建立的长期友好的个人关系，这也是医生从自己的实践工作中获得满足感的重要源泉。对于临床医生而言，职业的核心要义就是对人的尊重，照顾患者的秘诀在于关怀患者，为患者着想。"[1] 当医者真心对待患者时，患者有时也能成为医者职业道路上的指路明灯。

---

① 原文是：The secret of the care of the patient is in caring for the patient。引自 FRANCIS W P. The care of the patient［J］. JAMA, 1927, 88（12）: 877-882。

结语：培养叙事能力，切实提升医者软实力

无论医学如何进一步科学化，医疗的对象始终是人。医者不能单靠数据、公式处理的计算机来展开临床实践，患者更不是器官的组合。"数字统治"掩盖了人文精神和讲故事的本能，将一切研究引向一种机械的、简化的、去人文化的固化形式，忽略了患者是有血肉、有情绪、有故事，具有不同家庭背景、社会地位与人际圈的有机体。疾病在不同人的身体里可能表现为不同的症状，疾病还涉及与患者相关的难以预料的人际危机和复杂问题。医者在面对患者时，要能冷静地把这些因素与病情融合，进行综合考虑，才能抵达医学的本原，而这样的职业素养，除了深厚的科学知识和技能之外，良好的职业叙事素养不可或缺。

具有职业叙事素养的医者开具给患者的第一张药方是关爱，是人文精神（human spirit）。中国工程院院士、中国医科大学附属医院陈洪铎教授提出，拥有深厚的人文情怀是衡量一名好医生的关键性标志，实现医学人文精神的回归需要全社会的共同努力。回归人文的重要一步是回归人性，将患者当作"人"来对待。叙事是人与人之间的基本关系，如果医者没有与患者建立叙事连接，就没有将其当作"人"。医者的职业叙事能力是衡量医生人文精神的重要指标。换言之，在医疗领域，具有人文精神的医者懂得透过一种叙事能量场来连接患者。

除了进行故事的倾听、讲述、阅读和写作之外，医护人员应学会为患者或者患者家属创设故事，为他们的人生故事进行叙事干预与赋能。职业叙事能力强的医者能够和患者一起引出向前、向上的且更厚实、更丰润的故事。亚里士多德说，在生命的至暗时刻，就是集中心力去觅见光明的时刻。医护人员就是在患者生命的至暗时刻，运用自己的职业叙事能力，进入患者的生命故事，与其建立叙事关系，引导他们看到光明的重要人物。

延伸阅读推荐

保罗·多兰. 叙事改变人生. 何文忠，周星辰，赵晨曦译. 中信出版社，2020.

安妮特·西蒙斯. 说故事的力量：激励、影响与说服的最佳工具. 吕国燕译. 化学工业出版社，2009.

尹梅. 做有人文情怀的医者. 北方文艺出版社，2019.

郭宝叶. 复能故事集. 2020.

课后思考题 1

毕业于爱丁堡医学院的著名侦探小说作家柯南·道尔笔下的主要人物大多是有资质的医生（包括华生医生在内，有 35 位医生主角）。请阅读柯南·道尔的短篇小说集《红灯集叙：医疗生活的真相与幻想》（*Round the Red Lamp*：*Being Facts and Fancies of Medical Life*，1894）中的第一篇《落后于时代的人》（"Behind the Times"），思考患者需要什么样的医生，为什么年轻医生生病之后，请"落后于时代的医生"看病。

　　故事的主人公詹姆斯·温特尔医生（Dr. James Winter）是新旧医学交替时代的年长医生。他的医学知识和科学思想守旧不开化，但对病人极具人文关怀。他在学徒体制下跟从一位外科医生学医。在他学医的青年时代，医学教学中疫苗接种（vaccination）已经普及，但他却更愿意进行牛痘接种（inoculation）。他认为氯仿麻醉（Chloroform）是一项危险的改革，把听诊器称作"法式新玩具"（a new-fangled French toy），上门给病人看病时会放一个在他的帽子里，但只是在病人面前做个样子，带不带没什么区别。病菌理论（the germ theory of disease）让他窃笑了很长时间，他在病房里最爱开的玩笑就是"把门关好，别让病菌进来"。

　　那个时代医学科学开始飞速发展。接受了新的医学科学知识和技能训练的年轻医生佩特森（Patterson）和叙事者"我"成为温特尔医生的同事。"我们"头脑里装着最完善的医学知识，手头配备着最先进的医疗器具和最时新的化学药物，但"我们"的诊室门可罗雀，而只会开山扁豆和轻泻粉的温特尔先生诊室却门庭若市。病人都将他当作救命草。只要他一出现，病人就感到更有希望、更有生气。

　　疾病在他面前看起来就像有洁癖的家庭主妇眼里的灰尘一样，不管多微小，必定去除之。年轻人推举他担任英国医学联合会分会的会长，但开了一次会之后，他就辞职了，他说他听不懂年轻人说的话。我们对这样的情形感到很纳闷，时而会抱怨村镇上的人们对我们的医学知识不尊重。佩特森医生说："对这些穷些的人来说可能温特尔医生这样也挺好，但是对于那些受过一定教育的阶层来说，他们至少有权利期待他们的医生能够区分二尖瓣杂音（mitral murmur）和支气管炎性啰音（bronchitic rale）吧！对于医生而言，最应该具备的是科学清晰的思维模式，而不是同情心吧！"叙事者"我"完全同意佩特森医生的说法。

　　突然的流感爆发让所有医生都焦头烂额，疲于奔命地治疗着大量的病人。极为疲劳的两位年轻医生都感到了不舒服。"我"更是关节疼痛、头疼欲裂。快入夜时，"我"终于撑不住了，断定自己也被瘟疫感染，需要立刻救治。这时"我"让佩特森医生给我看病。但是他那例行公事的冷冰冰态度，没完没了的提问和检查突然让"我"特别反感，"我"觉得"我"更需要安慰——友善温暖的安慰。回到家之后，服用了药物的"我"仍然很烦躁不安，让管家去请"缺乏医学知识体系"的温特尔医生来家里给"我"看病，但管家回来之后告诉"我"，温特尔医生刚被佩特森先生请去看病了，要一小时之后才能过来……

课后思考题2

阅读神经内科医生萨克斯的《错把太太当帽子的人》，书中提到一个叫娜蒂雅（Nadia）的女孩治疗自闭症的故事，思考如何从转换视角叙事的角度看待患者疾病治疗。

娜蒂雅是一个拥有绘画天赋的自闭症者，经过相关的"治疗"后，在开始学会说话的同时却失去了绘画的天赋。按照治疗人员所预定的目标，只要这位自闭症儿童能开始与人进行社会性互动，这个结果就可以被视为"成功"案例。然而，回到叙事角度的观照下，娜蒂雅则成为一个不折不扣的囚犯——被剥夺享受天赋才能的乐趣，被囚于一个口语环伺的世界。在那里没有欣赏的眼神看她独处时的绘画创作，也没有了驰骋于艺术空间的灵性。

智慧通常归属于拥有丰富多样的故事并能在正确的时刻讲述正确的故事的人。①

————美国人工智能理论家和认知科学家罗杰·尚克（Roger Schank）

第二节 中国叙事医学实践：塑造新时代人文医生

根据国内叙事医学学者杨晓霖教授的中国叙事医学体系，叙事医学的框架定义为：叙事医学是以《"健康中国 2030"规划纲要》为指引，以改善民众的生命质量和医疗质量为目的，通过提升"大健康"语境下的各大生命主体，包括医护患、患者家属和普通民众的叙事素养，让叙事在医院管理与文化传承、医护职业认同形成、疾病诊断和全人照护、诊断告知与医疗决策、人际沟通与危机化解、心身调节与健康管理、健康促进与疾病科普、安宁疗护和哀伤辅导等方面发挥积极动态作用的临床人文落地模式。

中国叙事医学实践是在中国叙事医学的框架定义的基础上，开展的具有本土化特色的临床人文实践。本节从中国叙事医学实践是对中国生命哲学和传统中医智慧的传承和发扬这一观点出发，阐述中国叙事医学构建过程中如何将传统中医智慧叙事、临床现实叙事、医者的成长叙事和病人的疾病叙事等融合到中国生命健康叙事电子文本库中；通过分析当代医者实践叙事智慧的故事，本节也阐明叙事医学实践如何赋能医院文化建设与传承、健康促进与疾病科普活动展开，如何从家庭、学校、职场、医院、养老机构等出发创设良好和谐的中国健康叙事生态。

一、中国叙事医学实践对中医生命智慧的传承

中国古代将道德高尚的人称作"圣人"。中医传统对医家的道德素养有很高的要求，晋代杨泉《物理论》指出"夫医者，非仁爱之士不可托也；非聪明理达不可任也；非廉洁淳良不可信也"，也就是说，圣人级别的人才能成为良医。"圣"的繁体字"聖"，从"耳"者谓其耳顺。亦即，圣者，声也，言闻声知情。从"口"者谓其闻

---

① 原文是：Wisdom is often ascribed to those who can tell just the right story at the right moment and who often have a large number of stories to tell。引自 ROGER C. SCHANK. Tell me a story：narrative and intelligence［M］. Evanston，Illinois：Northwestern University Press，1995：14。

声知情后的回应。在叙事医学语境下，意为医者专注地倾听患者讲述的故事，就能很快领会其内在情绪及其忧虑情形，根据掌握的这些情况，对患者予以适时的共情式回应，这是一个道德高尚的医者的基本职业素养。

数千年的中医诊疗实践以及医学著作都蕴含了浓郁的叙事色彩，望闻问切"四诊"及中医医案的撰写都表现了中医注重倾听，关注患者的疾痛经历和作为全人的整体，是叙事在中医传统实践智慧的具体体现。这一小节中，将以中国叙事医学实践对中国生命哲学和传统中医智慧的传承为出发点，论述中国叙事医学实践中的文本细读与传统中医智慧中的"四诊"、中国叙事医学实践中的叙事智慧与中国生命哲学中的"道生"、中国叙事医学实践中的叙事调节与传统中医中的"心身哲学"、中国叙事医学实践中的平行病历与传统中医实践中的"医案"之间的传承呼应关系，阐明中国叙事医学体系是在对中国传统生命智慧和中医文化中的精华元素的汲取，融合西方叙事医学理念构建起来的医学教育和临床实践新模式。

（一）中国叙事医学实践中的文本细读与传统中医智慧中的"四诊"

中国古代医者非常注重通过望闻问切"四诊"法细致观察患者之后，进行谨慎诊断。《黄帝内经》指出，"凡治病，察其形气色泽，脉之盛衰，病之新故，乃治之，无后其时"，认为细察有利于诊断和治疗。

"四诊"是中医诊察疾病的基本方法，也就是望诊、闻诊、问诊、切诊，合称"望闻问切"。"四诊"各具特色：望诊，观察患者的症状表现；闻诊，辨别患者的气息语调；问诊，通过询问沟通，掌握患者的病情病史；切诊，透过触按诊脉，检查患者的身体状况。孙思邈在《千金要方》中指出，医生诊病时应"深察三部九候而明告之"，这种全面检查的方法称为"遍诊"，是古代医家普遍遵循的诊断方法。诊察疾病的症状和体征，了解疾病的病因、性质以及与体内脏腑的联系，可为中医辨证提供依据。临床上，需要"四诊"合参，望、闻、问、切结合，互相参证、联系补充，才能全面系统地了解病情。

中医问诊还会详细了解患者作为独特个体的生活全貌，以溯病原。《苏沈良方·序》曰："必察其声音、颜色、举动、肤理、性情、嗜好，问其所为，考其所行，已得其大半。"《素问·疏五过论》言："从容人事，以明经道，贵贱贫富，各异品理，问年少长，勇怯之理，审于分部，知病本始。"同时又指出"凡欲诊病者，必问饮食居处，暴乐暴苦，始乐后苦"。强调问诊时全面了解患者的言谈举止、社会地位、生活条件以及饮食情志等。《素问·血气形志》则指出，详细了解患者的一般情况，可作治疗时的参考根据："形乐志苦，病生于脉，治之以灸刺。形乐志乐，病生于肉，治之以针石；形苦志乐，病生于筋，治之以熨引……"

由此可见，问诊不是一个科学化和标准化的过程，所搜集的有关患者的资料在一定程度上反映的是医者的个体经验和判断，形成个体化的有关疾病的故事，这也与叙事医学个体化诊疗理念在形式上不谋而合。中医问诊的过程实质上就是一个患者与医者围绕"人"展开人际叙事连接，探讨疾病的过程。① 反过来，如果医者将对患者情况的观察和描述客观化和规律化，就会对那些能够破除先入之见的细节视而不见，错过形成正确诊断的重要信息。医学事实往往不能通过直接观察获得，除了细节洞察力之外，它需要医者从患者讲给他们听的故事中去进行症状与疾病之间的叙事性推理。

叙事医学在医学生教育中增加阅读经典文学作品和倾听患者自述的故事，其实就是对他们进行医学实践和临床工作能力的训练。对医学生的阅读情况进行掌握和提问，培养他们对文本细节内容进行细致解读的能力，其实就是为他们将来面对患者时能够有效地开展交流，能够从众多信息中提取和推断出对疾病诊断有用的信息做最充分的准备。一个能够有效阅读和倾听经典文学文本和患者自述的医者，不但能够体验文本并报以情感上的回应，还能分析这样的情感反应是否基于对文本的正确解读。只读文本，却不做出情感上的回应，或者只是做出情感上的回应，却没有真正去体验文本，都不是真正的阅读，也不是真正的医生问诊之道。

叙事医学的文本细读、人际叙事连接构建和生命叙事共同体构建在某种意义上而言与传统中医中望诊所关注的"望形—望神—望性"三个层次呼应。有诸内，必形诸外，意思是指内在脏腑的变化会反映在体表，医者借患者外在表现的观察而察知内在的病情。通过望形，也就是文本细读，可以观察患者外部身体表现；通过人际叙事连接的构建，可以关注到主体的精神和心理状态，对患者身心整体全面把握，也就是望神，再结合患者具体的性格、人格特点采用叙事性回应的沟通方式，进而实现"以我之神，会彼之神"的交流，使诊疗更为精准、有效，更富有人情味。②

（二）中国叙事医学实践中的叙事智慧与中国生命哲学中的"道生"

中医传统健康理念包括"卫生""养生""厚生""摄生"和"道生"等不同维度和多个层次。"卫生"，顾名思义，意为"保卫生命"。"厚生"的概念出现在《吕氏春秋》里，指的是重视生命意义和提升生命质量。《道德经》曰："人法地，地法天，天法道，道法自然"，又言，"知常容，容乃公，公乃王，王乃天，天乃道，道乃久，殁身不殆"。"道生"指的是超越生死、身体的限制、疾病的状况以及年龄的限制，高质量地过好有限度的人生，实现与自然同频共振的一种生命最高境界。

在叙事医学语境下，"道生"表现在四个方面：第一，主体与自我和谐相处；第二，主体与亲友、同事及社会维系长期良好的关系；第三，顺应自然万物规律，与自然亲密连接；第四，对生老病死有正确认知，活出生命的意义。这四方面都与主体的生命健康叙事素养以及周围人的叙事连接状况相关，在故事的分享阅读中我们才能对生命和死亡形成深刻的反思，去除"五味六欲七情"之害，珍惜当下的生命；在人际

① 李振良，刘立莉. 叙事医学的东方气质与医学精神的借鉴［J］. 中国医学伦理学，2017，30（9）：1070–1074.

② 赵晶晶，杨秋莉，王子旭. 中医望诊中的关注［J］. 医学与哲学，2022，43（10）：41–44.

叙事连接中，我们才能反观和调整自己，使自己具有一定的人际叙事智慧，与周围人和谐相处。

在叙事医学语境下，生命健康叙事素养高的医者不仅能够达到道生状态，尽享天年而形体不敝，还能将其养生理念传递给患者。纵观古今中医大家的生命进程，我们发现他们的寿命长于普通民众，如中医耳鼻喉科学创始人干祖望（1912—2015）、中医肛肠专家陆琦（1921—　）、岭南中医药学界巨擘邓铁涛（1916—2019）、"杂病圣手"路志正（1920—2023）、中医眼科名家唐由之（1926—2022）、国药泰斗金世元（1926—　）、"中医妇科圣手"朱南孙（1921—　）等。他们的共同特点是人际叙事连接丰富，遇到挫折懂得及时进行叙事调节，达到了"道生"的境界。

叙事医学也强调人生命质量的提升有赖于其对生老病死的认知，尤其是死亡认知素养。人有两种极端倾向，一是死亡疑虑叙事闭锁[①]；二是陷入忙碌的日常杂务而忘记"人必有一死"的道理，挥霍生命，与亲友疏离，浑浑噩噩不知所终。两种倾向都可能导致主体陷入严重的心身健康危机之中。对于前者而言，医者可以进行叙事调节，帮助这部分人走出死亡恐惧或死亡焦虑；对于后者，医者则须有针对性地进行死亡叙事教育，激发他们主动反思死亡及其意义，认识到生命的真谛是走出内心，与亲友建立毫无顾忌的亲密叙事连接。

在叙事医学语境下，罹患末期疾病或者年老的主体也能在生命最后阶段，借由具备叙事智慧的医者的介入和引导，实现"善终"。在当代医疗语境下，绝大多数的死亡都发生在医院，而非"寿终正寝"。现代人遭遇医疗化、机构化、仪器化、非人化和延长化五种困境。病房中的重症患者经常被各种仪器包围，医护人员和家属关心的是仪器上的数字，往往忽略了患者本身才是重点。临终患者需要真正的存在性陪伴、情感性陪伴和关系性陪伴。而我们绝大多数人却将濒死的亲人弃于抢救机器设备中，让他们在承受关系性、生存性和情感性的孤独中悲惨地离开世界。

叙事医学理念认为，医者必须忍住用技术和科学去干预和控制的冲动，因为死亡已经超越医学问题。面对衰老和死亡，医学技术只是一方面。既然死亡是生命的一部分，是人的归宿，是自然现象，那么对于末期患者而言，医疗护理工作的终极目的不应该着重于延续生命，而是帮助患者在有限的生命中活出自己的本心。在叙事医学理念的倡导下，临终患者叙事陪护师这一概念应运而生。临终患者叙事陪护师能够近距离地陪伴临终者，聆听他们的人生故事，重建和修复人际叙事连接。临终患者叙事陪护师将现代医疗语境下所丢失的灵性和人性重新归还给死亡本身。[②]

---

① 杨晓霖，田峰，张广清. 生命健康视野下的叙事闭锁［J］. 医学与哲学，2020，41（23）：10-15，25.

② 杨晓霖，罗小兰. 大健康语境下临终叙事陪护师的伦理价值［J］. 中国医学伦理学，2022，35（7）：709-713.

（三）中国叙事医学实践中的叙事调节与传统中医中的"心身疗愈"

传为华佗遗著的《青囊秘录》言："善医者，必先医其心，再医其身，而后医其病。""患"字由"串"和"心"组成，"患者"谓之"带着一串心事来寻求医生帮助的人"。汉语的"愈"字由"俞"和"心"两部分组成，意思是从心底感到愉悦，也就是将心神调至"如常"的状态。明代许浚《东医宝鉴》中言："古之神圣之医，能疗人之心，预使不致于有病。今之医者，惟知疗人之疾，而不知疗人之心。""疗人之疾而不知疗人之心，是犹舍本而逐末也。不穷其源而攻其流，欲求痊愈，不亦愚乎？"

清代名医、新安医学的代表人物程文囿在其著作《医述》中言："人身如天地，和煦则春，惨郁则秋。春气融融，故能生物；秋气肃肃，故能杀物。明乎生杀之机者，可与论养生。"《素问·痹论》云："静则神藏，躁则消亡。"元代医学家罗天益也在其《卫生宝鉴》中说："心乱则百病生，心静则万病息。"中国叙事医学实践充分融合中医心身哲学里的这些观点，提出积极的人生故事讲述传送给身体一个"活"的信号；而充满沮丧、恐惧、冲突和怨恨的人生故事则传递一个"死"的信号，医者要给患者创设一个充满希望的好故事。

清代医家程国彭在《医学心悟》中说："病在未形先着力，明察秋毫乃得之。病至思治，末也。见微知著，弥患于未萌，是为上工。"中医认为疾病发展有一个过程，从神失常、气失常，到血失常，再到形失常，从形体上或者影像上能够看出疾病的症状来，这时就已经成了实病了。医者要在"未形"时就能够通过细致的明察了解患者的状况，对其进行心身调节，才能避免进入已经对患者产生严重影响的"形失常"状态。这与叙事医学的"文本细读"和"叙事调节"理念相呼应。

古代中医遵循"神为形之主，形为神之舍"的观念，强调在实践中形神合参，形和神要结合起来进行观察，在做了详尽的心身观察之后，调动自己的叙事资源，对患者进行整体治疗。在叙事医学语境下，就是药物和手术刀对应"形"的治疗，而叙事则对应"神"的调节。叙事医学也强调"因郁致病"和"因病致郁"这两种情况的叙事介入，只有医者愿意投入自己的叙事智慧，帮助患者进行叙事统整和叙事调节，让其在生病前后对自己的生命故事有一个重新的阐释，不再受困于不利自己心身健康的故事，这样才能从源头上彻底治愈。

中医强调"治病求本"，"急则治其标，缓则治其本"。也就是说，对于不急的病要多与患者进行叙事性沟通，以了解其生病的根本原因。《素问·移精变气论》云："闭户塞牖，系之病者，数问其情，以从其意，得神者昌，失神者亡。"其中"数问其情"是在医者所观察到的"形失常"或"神失常"的基础上，以患者心身状态变化为中心，在隐私的环境和真诚信任的氛围中，帮助患者放松心身，自然吐露"真情"，促进患者身心感受的释放。这里强调的正是医患之间的叙事共同体关系——用一个充满爱的生命，来照亮另一个需要爱的生命。

"医者，意也"这一论断最早出自东汉名医郭玉之口，"意"是指专心一意，体察疾病，不受干扰，专心致志于诊疗。各朝代医家对这一论断都有自己的阐述。唐代名医许胤宗云："医特意耳，思虑精则得之。"另一位唐代名医孙思邈则在《千金翼方》中说："医者意也，善于用意，即为良医。"清代医书《留香馆医话》中进一步提到："医者，意也。凡治一病，对于天时之寒暖，人事之劳逸，体格之强弱，年龄之老少，病前之饮食起居，平素之有无宿恙，一一皆当推究，以意融会之，……自有的对之方，得于心应于手。"

叙事医学与这一论断呼应，强调详细了解患者生病前后的故事，专心致志进行疾病推断。只有用意方能体现医者的用心，进而真正做到《内经》所谓的"治本"。《经》云："治病必求其本。"本者乃是病根之谓。

《素问·移精变气论》中提到："标本不得，亡神失国。去故就新，乃得真人。"元代名医朱丹溪的恩师、宋末元初医学家、钱塘名医罗知悌非常注重观察患者的"形"与"神"，来判断其"身"与"心"的状况，在建立叙事共同体关系之后，用人文关爱之心和精湛的医术治愈患者。《格致余论·张子和攻击法论》中记录了这样一个故事：

> 一病僧，黄瘦倦怠，离乡久远，思母欲归不能，朝夕西望而泣，遂病瘤积。罗诊病后，并不用药，令其休养，每日与牛肉、猪肚之类滋补之，且好言抚慰日后必送之归蜀。半月后僧形气渐苏，罗与桃仁承气汤一日三剂峻下之，所下皆血块痰积，病根得铲，又将养半月余，病愈归蜀。

在临床诊疗过程中，医者绝不能只关注患者的疾病，更要关注患者的心。此则医案是中医实践中"身心并治"的范例。罗知悌审病知原，通过"问病""望形"与"望神"相结合，与病僧建立良好的叙事连接，得知其病因在思母心切，返归无望，情志日笃，形销骨立，倦怠不堪，腹内形成了留滞之物，此形消于外，如果只注重攻其邪气，就会伤其正气，去生机更远。罗知悌深知药物治疗并不能消解僧人心中的郁结之气，因此在对患者有了全面了解之后，先以肥甘调理其"形消"，后辅以好言开导，使其郁结之气得以舒缓，再施以药物针对由情绪所致的器质病变，病遂根除。

罗知悌"其精过于承蜩，其察过于刻棘"，其治"投几顺变，间不容发"的高超医技，不能不让后辈医者叹服。如果罗知悌只注重察人之"形"，不知其内心忧虑，不去追溯与他"神失常"相关的故事，立刻用药，那么，即便短时间内治好了表面的病，僧人也会再次陷入疾病状况。而假若罗知悌只注重观察僧人的"神"，从僧人那里得知僧人思母心重的故事，而没有观察到僧人"黄瘦倦怠"，不懂得一面调养其身体，一面好言相抚慰，在其"形气渐苏"之后，铲除其身体疾病的病根，僧人的整体状况也难以恢复如初。这与叙事医学倡导的叙事介入与药物调节相辅相成是一个道理。

传统中医在治疗女性疾病时，更注重形神合参。叙事医学也倡导在治疗女性疾病时，注重生病前后发生在其自身和家庭的故事的导引，在疏泄其焦虑的同时对其进行治疗。东晋时期著名文学家、医学家葛洪言："凡治妇人诸病，兼治忧患。令宽其思虑，则病无不愈。"《医宗金鉴·妇科心法要诀》特别提出："妇人凡事不得专主，忧思忿怒郁气所伤，故病因于七情者居多。"《备急千金要方·妇人方》中也提到："女人嗜欲多于丈夫，感病倍于男子，加以慈恋爱憎、嫉妒忧恚，染着坚牢，情不自抑，所以为病根深，疗之难瘥。"因而，在当代临床实践中，医者应对女性展开更多叙事介入调节。

宋代医学家陈自明在《妇人大全良方》提到："药力不可及也，若或自能改易心志，用药扶接，如此则可得九死一生。"清代尤乘在其所辑的《寿世青编》中提到多位著名医家对女性疾病治疗的论述，其中孙思邈如此论述："七情之病不可医，诚以情想内结，自无而有，思虑过当，多致劳损。是以释氏称说酢梅，口中水出，想蹈悬崖，足心酸楚，大都如此。若非宽缓情意，改易心志，则虽金丹大药，亦不能已。盖病出于五内，无有已期，药力不可及也。法当令病者存想以摄心，抑情以养性。"

这里几处中医经典文献中提到的"改易心志"在叙事医学语境下指的是具有叙事意识的医者积极引导患者讲述和阐释自己的人生故事，在叙事性聆听和共情性回应中，帮助患者从不利于自己心身健康的故事中走出来，在疗愈的过程中重新阐释自己的人生故事，为自己创设一个有利于心身健康长久稳定的新叙事。也就是说，现代医者在女性疾病治疗的过程中，运用叙事调节能力助其"调畅情志"，是治疗妇女疾病的主要方法，这一步做得好，服药才能达到最佳效果。

中医中的开导法与中国叙事医学实践中的"叙事心身调节法"接近，叙事调节是"祝由"和"语言开导"在当代的升级版本。《素问》中言"移精变气，可祝由"，意思是除了药物之外，语言可以帮助患者改易心志，恢复健康。《灵枢·师传》中又言："告之以其败，语之以其善，导之以其所便，开之以其所苦。"其中"告知以其败"相当于叙事医学中的健康叙事教育，以"故事"为媒介告诫患者不良生活习惯和情绪对健康造成的威胁；"语之以其善"，分享其他患者从疾病中痊愈的故事，给予信心，告知其及时调节不但可以恢复健康，还能获得心智成长；"开之以其所苦"就是用叙事介入的方式，引导患者讲述其苦痛故事，将其从闭锁的苦境中开导出来。

（四）中国叙事医学实践中的平行病历与传统中医实践中的"医案"

建立在中国传统哲学文化基础上的中国传统医学，自发轫之初便具有浓厚的人文蕴含。医案作为临床诊疗的书面记录，不仅是医者记录诊疗细节的过程，更是医疗经验的积累和教研的依据，还是医患之间沟通的见证，也是医疗纠纷的重要司法证据。比起"人的病"来，医案更关注"病的人"；除了身体层面的疾病，中医重视"身心并治""形神共调""形与神具"；比起客观规范的病历记录，中医更注重个体化与反思性更强的医案撰写①。中医医案文献常具有两重性，既是历史文献，也是应用文献，大多论及医德、医道和医技之间的关系，有很强的思政伦理指向性和人文内涵。

重刊《续名医类案·序》言："医之有案，如史之有传，不仅为医者传也。考诸史有方术传，医列其中，往往详叙其人，而方术顾略焉，体例宜尔也。"国学大师章太炎先生曾言："中医之成绩，医案最著，欲求前人之经验心得，医案最有线索可循，循此钻研，事半功倍。"著名中医药学家秦伯未先生亦言："合病理与治疗于一，而融会贯通卓然成一家言，为后世法者，其唯医案。"

张山雷在《古今医案评议》中说："多读医案，绝胜于随侍名医，直不啻聚古今之良医，而相与晤对一堂，从上下其议论，何快如之！"医案就有这个好处。用说故事的方式清楚交代疾病发生的经过，抽丝剥茧找出疾病的原因。医案中所讲述的许多细节对"四诊"的帮助最大。如果只靠诊断学的概念，则没有办法和现实接轨。统整过后的医理极其抽象，如果只用条例式、概念性，用左脑理智地记忆，学了也不会用。但是，多读平行叙事病历，就像跟着一位名医在诊室里问诊病人，能够获得书本上无法获取的宝贵经验和人际叙事智慧。

明末清初医家喻昌专门谈论过医案的规范书写问题。喻昌认为，医案必须记录"某年某月，某地某人，年纪若干，形之肥瘦长短若何，色之黑白枯润若何，声之清浊长短若何，人之形志苦乐若何……——详明，务令纤毫不爽"。喻昌在当时就已提出，医案要记录中医学辨证过程中观察到和归纳出的患者人口学情况、健康基本情况、病史和治疗史资料、疾病的症状和体征表现、治疗处理的思路和方法、治疗过程中的变化、预后等内容。

《寓意草》是喻昌撰于明崇祯十六年（1643）的中医医案著作。全书不分卷，前有医论二篇，强调"先议病，后用药"，并制定了议病格式，其夹叙夹议的新思路实现了"议病—辨证—遣方—治人"的动态叙事考量。《寓意草》中收录了以内科杂病为主的疑难病案60余则，喻昌倡导"谨守病机，详述病史"；基于医者的主体视角，展开叙事反思，承担叙事见证：详尽"他"事，厘清实际，文采流芳，情理交融。②

好的医案像喻昌的《寓意草》一样拥有故事形态。医案的书写着眼于患者的主观感受，着重于医者的辨证思路、临证反思与治疗体悟，与叙事医学实践中所强调的聆听、阐释、共情与反思有异曲同工之妙，可谓中医学中的"平行叙事病历"。具有故事性的医案不只是写明患者的症状和开具的方子。去除了对患者全人描述的语境的抽象诊断和药方对后世医者的诊治不具备太大的参考价值，但是有了故事性后，故事会永远铭记在医者脑中。这些"故事"会在记忆中慢慢累积，只要听过就一直存在，当医

① 宋佳，汤巧玲，张林，等. 叙事医学理念在中医教学中的体现与强化［J］. 中国中医药现代远程教育，2020，18（17）：11–13.
② 王婧琳，李亚军，付新军.《寓意草》医学叙事艺术探赜［J］. 医学与哲学，2021，42（4）：37–41.

者遇到类似的情况，必定会再次在脑海中浮现出来，参考意义就显现了出来。

医案主要分为验案和失验案两大类，分别从正反两方面总结临证得失。除了验案之外，中医非常注重失验案的记录和积累。失验案真实地记录了作者诊治失手的案例与反思。对于医案的学习来说，失验案的教训或许更能予人警示，从反面的失败中提高正面的成功率。

二、中国叙事医学实践与叙事电子资源库构建

在中国叙事医学实践之前的医学人文实践总体而言是比较松散且缺乏体系的。"叙事医学"课程思政充分利用叙事范式的伦理教化功能，展开不同维度和不同媒介的叙事性阅读和写作反思，充分提升思政教学对象的课程参与度。就行为主体而言，医学生和医者既是中国健康和医疗故事的接收者，也是故事的传播者，更是故事的创造者。可以说，"叙事医学"是医学院最好的思政课程，是提升在校医学生和在职医护人员的职业叙事能力和中国医疗领域思政伦理水平的最佳途径。

每一个叙事医学故事都是一个已有开头与结局的封闭文本，作为过去的经验，故事是不可复制的，但其背后隐含的叙事智慧是可以复制和引申的。总体而言，中国叙事理念起步较晚，医疗故事分享和创作的氛围刚刚营造起来，我们仍需要提炼更多的叙事医学框架体系，收集更多叙事病历以及其他与疾病和医疗相关的叙事性作品，将其构建成有逻辑架构和学科关键词指引的"电子叙事库"，为营造和谐美好的中国健康叙事生态贡献教育力量。

中国叙事医学实践为电子叙事思政库的充实源源不断地提供经验和素材。电子叙事思政库的构建主要来源于几个方面的故事：①弘扬古代仁心医者医德的历史故事。②当代医生运用叙事智慧行医的故事。③年轻医护人员创作的平行病历叙事。④文学和影视中的医患叙事连接故事。

南方医科大学 2014 年开设的"叙事医学课程"公众号是全国第一个叙事医学系列课程公众号，近 10 年来，该公众号不断推出大量以生老病死和不同病种、不同视角（医护患、患者家属）的故事为题材的叙事性推文，是全国叙事医学电子资源库构建的基础性成果。叙事电子资源库构建的目的在于提升医学生及医疗相关人员的职业叙事素养和生命健康叙事素养。

在叙事医学师资运用叙事医学基本理念引导医者深入阅读电子库里的故事时，医者能够充分了解患者的生命意义（the meaning of patients, lives）、了解行医及医疗的艺术（the art of doctoring and medical practice）、领悟医疗实践的人文维度（the human dimension of medical practice），并激发道德及人格方面的发展（moral and characters' development），借由想象力所构建起来的世界（imaginative world），调节临床实践中过于程序化和过于紧张的职业步调。

这些叙事库素材的文本细读本身就能为年轻医者提供一面反思自我的镜子（a mirror for reflection），在达到改善整体医疗效果（improve overall medical effectiveness）的同时，提升自我职业认同和民众职业认同的目的。

（一）中国叙事医学实践：从古代仁心医者的故事中学习医德

在古代中国，从医是一项神圣且高尚的职业，并非人人皆可为之。现存最早的中医理论著作《黄帝内经·素问》有"非其人勿教，非其真勿施"之说，对从医之人提出严格的道德要求。后代医家则对从医的具体要求进行了进一步阐释。晋代医师杨泉在其著作《物理论·论医》中谈到说："夫医者，非仁爱之士不可托也；非聪明答理不能任也；非廉洁淳良不可信也。"传统中医受儒家仁爱观念的影响，将"仁"作为医家素养的道德基点，这对医者的人生观和价值观提出明确的职业伦理要求。

医者是一个救人于苦难的职业，然而，在现代医疗仪器日趋先进、分工日趋细致、医疗技术突飞猛进的时代，医患关系却每况愈下。我们可以从古代名医的故事中获得一些值得现代医者参考的启示。

在明代时，有一位叫万密斋（1499—1582，又名万全）的儿科名医，素来与同乡的胡元溪不和。然而，有一次，胡元溪4岁的儿子患病，延请多位医生诊治，拖延8个月后，病情始终未见好转。在儿子病情加重、咯血不止的情况下，胡元溪只好硬着头皮请来万全医治。而万全以"活人为心，不记宿怨"的心态，丝毫不在意之前的恩怨，前往医治患儿，凸显出万全高尚的胸怀。诊视患儿之后，万全发觉是因为之前的医生误诊导致病情加重，就对胡元溪说：要服用三、五十剂药才能病好。胡氏疑心重重地问：怎么要这么多呢？

这时万全心中已经知道胡元溪因两人不和而不信任他。万全不计个人得失，一心只为病人，于是主动提出，用笔记记录每日的服药情况，作为凭证，希望能让胡元溪安心。然而，即使在胡元溪的儿子服了五剂药，咳嗽大为减少，也没有咯血的情形下，胡元溪还是不放心，又请了别的医生前来诊治。胡元溪如此不信任医生，对医生来说当然是一个羞辱。这时邻居就对万全说：你已尽心尽力了，胡元溪不信任你，你就走吧。

没想到万全竟说："如果我真的一走了之，那胡元溪就不会再请我来看病，耽误了病情，虽不是我杀了此儿，也是我的过错。我就再看看别的医生如何诊断用药，用药有理我就走，如果又误诊，我要去阻止，此时若胡元溪还不听，我再去也不迟。"当胡元溪延请的新医生前来诊治、开药，万全发现用药有误，于是又向胡元溪说明，但胡元溪仍然不接受。结果果然如万全所说，胡儿服药后，不仅咳嗽，而且再次咯血。见到孩子病情又加重，这时胡元溪才后悔，亲自延请万全医生再来医治。胡元溪将嫌疑之心尽去，完全信任万全的疗治。结果，17天后患儿就痊愈。

万密斋家族世代以"医药济世",有深厚的家学渊源,他发明的"万氏牛黄清心丸"至今仍是治小儿急惊风的良药。他济世救人,始终本着"贫富虽悬,药施无二"的原则。《回春录》中言:"医者,生人之术。"医圣孙思邈也主张医生对病人应该不分贫富贵贱,都应一视同仁,诚心诚意、用心诊治。孙思邈所留下的《千金方》说:"人命至重,贵于千金;一方济之,德逾于此。"这位与李时珍齐名的儿科医学家做到了搁置个人恩怨和过节,视同一律的医者伦理原则。

据说清朝时,有一位精通医术、乐善好施的魏老先生深受大家敬重。上门求医的人不论贫富,他都尽心治疗,从不图回报;对一些家境十分贫寒的患者,反而会赠钱送药;遇到远乡来城求医的人,一定先招呼其品尝自家为患者备的粥饼。待其吃饱,休息好,才开始为其诊脉。魏老先生说:"这是因为走了远路,加上饥饿,血脉多有紊乱,可能会导致不准。我让他们先吃点东西,稍作休息,等脉安定下来再做诊治,才能确保不误诊。"关于魏老先生,以下这则故事是流传最广的。

有一次,魏老先生被请往一患者家中治病,然而患者放在枕头下的十两银子不见了。当时只有魏老先生接近过患者的床头,因此,患者的儿子怀疑是先生拿了。他来到先生门前说:"有桩疑难事,想问先生。怕先生见怪,不敢说。"先生说:"你说吧,不责怪你!"患者的儿子问起魏老先生为什么要偷他家的银子。魏老先生把他请进来,说:"确有此事,我是想暂时拿去以应急需,原打算明天复诊时如数偷偷还回去。今天既然你问起了,可以马上拿回去。"先生马上如数给了他。

病家子拿着归还的银子,回到家里。之后,乡亲对魏老先生的诽谤议论之声四起。先生听到之后,神态自若,毫不在意。不久,患者痊愈。清理打扫床帐时,在褥垫下找到了银子,大惊而后悔说:"东西并没有丢失,竟然陷害了一位德高望重的长者,这该怎么办?应该马上去先生家,当着众人面把钱还给他,不能再让他抱不白之冤。"于是父子俩一道来到先生家门外,手奉燃香跪在门前。

先生出来见到父子,他们羞愧地说:"以前说丢失的银子,没有丢,我们错怪先生了,今天来交还先生所给的银子。小子无知,任凭先生打骂!"先生笑着把他们扶起来,说:"这有什么关系?不要放在心上!"患者的儿子问先生:"那一天我谗言污罪先生,为什么先生甘受污名而不说明?今天既蒙先生宽怀,饶恕我们,是否能告诉我们,先生这样做的原因是什么呢?"

先生笑着说:"你父亲与我是乡亲邻里,我素来知道他勤俭惜财。正在病中,听说丢了十两银子,病情一定会加重,甚至会一病不起。因此我宁愿受点委屈背上污名,使你父亲知道失物找到,痛戚之心得以转喜,病自然会好起来!"听到这里,父子两人都双膝跪地,叩头不止,说:"感谢先生厚德,不顾自己名声被污而救活我的性命。愿来世作犬马以报大恩!"

魏老先生蒙受不白之冤，却能够受污不辩，心里牵挂的是诬蔑他的人的病情，不惜背负盗贼的骂名，希望对方不因丢失钱物心情抑郁而病情加重，使患者最终病愈。当对方感恩戴德时，自己却谦逊有加，只是认为理所应当这么做的。自古就有"德为福寿之本""仁者寿"的说法。行善积德、一心为人的魏老先生福报连连，而且福泽后代，他的儿子魏廉访高中进士，子孙也健康显达。从以上的故事中我们看到，魏老先生是一位施仁术、怀仁心的高尚医生。仁术不是医术，更不是技术，而是能够对患者关心关注，处处站在患者立场上为其设想的行医态度。

当今的医生坐在诊室中，患者排队挂号等着看病，但是医生看诊的时间很短。有时医生都没有和患者眼神接触，也没有足够时间详细问诊、见微知著地及早发现病症，用心体会患者的感受，患者也没有机会说出自己生病时的详细症状，感受不到医生的关心。这个故事里魏老先生"急患者之所急，苦患者之所苦"的心态，十分值得年轻医生们反思和学习。在"技术"发达的今天，医患关系反而每况愈下，只有回归"仁心仁术"，才能恢复医患之间的互信与和谐。

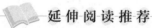

延伸阅读推荐

孙立群，王立群，郝万山等. 千古中医故事. 重庆出版社，2008.
罗大伦. 古代的中医：七大名医传奇. 中国中医药出版社，2009.

（二）中国叙事医学实践：医者叙事智慧赋能医患决策沟通

从前文魏老先生的故事笔者也想到了中国著名传染病学家、乙肝治疗领域的"泰斗人物"骆抗先（1931—　）的诸多人文故事。宋晓琪将这些故事编撰成《大医骆抗先》。来自五湖四海的患者不乏家境困顿者，为患者省钱，是骆抗先最在意的事情。骆医生在为患者"精抠细算"方面是出了名的，他不但问病情，还会问患者的家庭情况和食宿条件。他选择的诊疗方案总是考虑患者的经济状况，不开一张大处方、大检查单。对家境贫寒的患者，他会告知，"复诊时不要挂专家号，普通号就行"。

1997 年，家住中山的郭姓农民因患肝硬化，在脾切除手术后出现并发症，情况危急，却因家贫而投医无路。妻子从杂志上看到骆抗先的事迹，便带着丈夫慕名来穗。到达南方医院那天，夫妻俩身上只有 300 元，只能难为情地请求不要多开药。

"你的病情还比较重，300 元不能治好。你急需的药费，我先替你掏。"骆抗先说到做到，立刻招呼同事先把急用的药拿来，交到郭先生手上。没有欠条，不设条件。

20年来，郭先生还定期从中山来找骆抗先复诊。前些年，他们一家人齐心合力，在老家开了个小饭店，生计无忧。"人家说我能活三五年，我却多活了20年。没有骆主任，我没有今天。"谈起骆抗先的恩情，郭先生仍不禁掉泪。

骆抗先以身作则，言传身教，不但对患者好，对待学生也像慈父一般。老师不但姓骆，他身上还有一种坚韧不拔、吃苦耐劳的骆驼精神。因而，骆老的学生都自称是"骆驼队"成员，称骆老是他们的"赶驼人"。

骆抗先退休后仍热衷科普、热爱医疗事业，为患者守护健康。虽已耄耋之年，骆抗先仍匆匆赶往诊室，只因一直以来他都坚守着一个原则：不能让看病的患者等，所以他宁愿提前半小时赶到诊室等待。不少乙肝患者心理压力大，针对这样的患者，骆抗先会采用自己的独特方法——开"爱心处方"。他说，医生的认真倾听和真诚鼓励能消除初诊患者对乙肝的恐惧心理，这对他们战胜疾病非常重要。骆抗先每看完一个患者，都会起身将其送出诊室，然后站在诊室门口招呼下一位。这成了骆抗先门诊区一道独特的风景。

清代苏徽保在其著作《温病条辨》中写道："医，仁道也，而必智以先之，勇以副之，仁以成之。"这句话强调"医者的智慧"要放在医者所有职业素养的最前面。"医智"是指医者在医事活动中表现出来的人际智慧、专业智慧和危机应对智慧，也就是说，医智不是单纯的医学知识和技能，而是更高层面的实践智慧。"必也博览载籍，上下古今，目如电，心如发，智足以周乎万物，而后可以道济天下也"[1]，在叙事医学语境下，这些智慧养成的关键在于医者的职业叙事能力和叙事资本的积累。当医者之"智"足以悟通各种人和事的运行规律时，就可以以其医者之"道"广济天下众生。

国医大师唐由之（1926—2022）是中医眼科界传承创新的典范，他将中西医结合，对我国传统的"金针拨障术"进行改良，运用非凡的叙事智慧为毛主席成功去除老年白内障。

唐由之是一位中西医结合的眼科专家，年轻时就非常愿意钻研古代医著。《目经大成》中关于金针拨障术"针锋就金位，去轮与锐眦相半，正中插入，毫发无偏"的记载对他后来的研究与实践起到重要的引导作用。通过解剖观察发现，唐由之发现睫状体平部并非像西医专家认为的那样有很多血管，可以尝试手术。唐由之在术中增加划破玻璃体前界膜的操作，从根本上解决了术后并发青光眼的可能。在那个年代，唐由之发明的"白内障针拨套出术"具有跨时代意义，这种手术比起一般的西医手术用时更短，切口更小，不需要缝针，容易愈合，术后并发症少。

---

① 李刘坤. 明清名医全书大成: 吴鞠通医学全书 [M]. 北京: 中国中医药出版社, 2014: 5.

当时毛主席被确诊为成熟期老年性白内障，只能通过手术进行治疗。尽管许多顶级的眼科专家都来给毛主席诊治，并建议其做手术，毛主席还是坚决不同意做手术。后来周总理在病房中向唐由之下达了劝说主席做手术的任务。唐由之是当时的专家组中最年轻的一位，受此重托，他认真思考为什么其他专家的劝说没有打动毛主席。

唐由之深知，对于毛泽东这位特别的患者而言，能够给他治疗的医生都技术精湛，和他强调技术和药物这些外在的信息没有意义。想到这些之后，唐由之决定先从眼前的这位特别的患者的喜好入手，跟他谈论诗词，谈论李贺、李商隐、白居易等。谈到白居易时，唐由之特意说出了几句诗。通过"案上谩铺龙树论，盒中虚捻决明丸"这句诗引出《龙树论》这部论述金针拨障术的文献。毛泽东问起，为什么白居易对眼科文献感兴趣，是不是他也有眼疾？

这时，唐由之顺势开始讲述43岁的白居易罹患眼疾的诗句和故事。"早年勤卷看书苦，晚岁悲伤出泪多。眼损不知都自取，病成方悟欲如何？""病眼昏似夜，衰鬓飒如秋。""夜昏乍似灯将灭，朝暗长疑镜未磨。""散乱空中千片雪，蒙笼物上一重纱。纵逢晴景如看雾，不是春天亦见花。""大窠罗绮看才辨，小字文书见便愁。"……

毛泽东在感叹古代诗人也遭受同样疾病困扰的同时，也开始对白居易43岁患白内障，之后的31年（白居易寿命为74年）如何度过感兴趣。这时，唐由之就回到了上面那句"案上谩铺龙树论，盒中虚捻决明丸"的下一句"人间方药应无益，争得金篦试刮看"和另一首诗中的一句"万般灵药皆无效，金针一拨当日空"。他告诉毛主席，白居易服了各种方剂也无法改善视力，后来采用"金篦"的外科疗法，也就是"金针拨障术"让自己恢复光明。恢复视力的白居易兴奋地挥毫泼墨，写出了这首诗。唐由之也向毛主席解释，他现在所采用的中西医结合的"金针拨障术"是在沿用古时候技术的基础上加以现代化改良而成的，有许多优点。

当毛主席听到"金针拨障术"属于中医范畴后瞬间就有了浓厚的兴趣。最终，毛主席同意由唐由之帮他做这个手术。但是，毛主席毕竟不是普通患者，而且唐由之也知道，所谓的成功概率是相对大数据而言的，对于每一个个体患者而言，成功与失败也就是一瞬间的事情。虽然成功说服毛主席做手术，但接下来才是最严峻的考验，当时的唐由之内心非常紧张。毛主席也感觉到了唐由之的紧张，为了缓解唐由之的紧张情绪，毛主席特意送给愿意跟他谈论诗词的唐由之一句诗——"岂有豪情似旧时，花开花落两由之"。这句诗的意思是，你不用太担忧，我不会奢求自己的视力恢复到年轻的时候，我很感谢你对我的精心治疗，结果如何已经不再重要。

除了为毛主席治疗眼疾之外，唐由之还曾出国为朝鲜已故领导人金日成、柬埔寨宾努亲王和印尼前总统瓦德做眼科手术。此外，唐由之全心全意地为成千上万平民百姓诊断、治疗眼疾，使他们恢复光明。除了技术精湛之外，唐由之事业的成功更多依赖于其极高的叙事素养。而叙事素养也让唐由之与家人、导师、患者、同行以及民众形成良好的人际叙事连接，唐由之自己心身健康、家庭生活幸福、各维度职业关系和谐，最终得以"尽享天年"，健康地活到近百岁高龄。

首先，年轻的唐由之与导师及医学前辈建立良好的叙事连接。中医非常注重师徒和家族传承性，师徒或导师与学生之间建立的是亲密的叙事连接。唐由之在中医眼科世家陆南山先生的启悟下，开启"攻读岐黄书，钻研龙木术"的医学生涯。叙事医学是一种以不同维度的叙事关系为中心的医学哲学，而医学教育领域最重要的关系是导师与学生之间的叙事关系。这两者之间的故事交流对医学知识和临床经验的获取和传承具有重要价值。陆南山在唐由之的学医生涯中所扮演的专业导师、生涯规划师、保荐人、生活顾问以及故事分享者等多元身份的关系，并在唐由之后来的行医和带教生涯中借由"唐由之国医大师传承工作室"得以延续。

其次，年轻的唐由之在学医过程中懂得与古人同行建立叙事连接，在阅读《目经大成》这类文献时，唐由之积极想象当时的医生如何治疗眼疾，反思"金针拨障术"的优缺点。阅读经典文献是许多医学人文大家的共同特点。中国中医科学院中药研究所研究员屠呦呦因发现青蒿素，在其用于治疗疟疾方面做出贡献而获得诺贝尔生理学或医学奖。她是我国第一位获得诺贝尔生理学或医学奖的女科学家。而屠呦呦获得这项发明的灵感来自葛洪的《肘后备急方》中一手15个字方子："青蒿一握，以水二升渍，绞取汁，尽服之。"唐由之与屠呦呦愿意去阅读很多人认为没有用的古书并且相信古代医家的智慧，与他们进行跨时空对话，最终成就了自己辉煌的医学生涯。

再次，唐由之懂得用生活世界语言对患者进行叙事健康科普，而非站在医者角度采用科学世界语言来进行生硬的"科普"，这是叙事医学推崇的科普模式。唐由之借由白居易的故事向毛主席引出疾病症状与治疗方案。白居易用生动形象的语言叙述了患眼疾的症状，简直就是一例诗体的眼科病案。从诗中的自述分析，白居易的双眼出现羞明、睛上生翳、视物不清的症状，这与毛主席的老年性白内障症状基本相符。白居易的故事立刻引发了毛主席对自己的状况的思考，也激发了他对中医"金针拨障术"这一治疗方案的认同。

最后，在临床现实中需要与患者沟通病情和治疗决策时，我们应该学习唐由之的叙事沟通方式。医生为了让患者产生对自己的信任，大多会强调自己的医术如何高明，采用的设备如何先进，消炎药物如何有效，成功率有多高，却忽略了患者对数据和冷冰冰的设备的恐惧，所谓的成功概率是相对大数据而言，对于每一个患者来说，成功与失败就是一瞬间的事情，这种沟通方式只是将患者当作要治疗的"病"，并没有重视生病的"人"，因而，并不能真正与患者建立互信关系，更不能触动患者内心，激发他们自觉地改变认知、态度和行为。

（三）"叙事中医学"发扬中医精神

中医自发轫之初便具有浓厚的人文蕴含，比起"人的病"，中医更为关注"病的人"；除了身体层面的疾病，中医更重视"身心并治""形神共调""形与神具"；比起客观规范的病历记录，中医更注重个体化与反思性更强的医案撰写[①]；中医文献常具有两重性，既是历史文献，也是应用文献，大多论及医德、医道和医技之间的关系，有很强的伦理指向性和人文内涵。在中国叙事医学体系构建的过程中，我们一方面引进西方叙事医学的基本理念，另一方面汲取中国传统生命智慧和中医文化中的精华元素，将两种叙事医学文化融合到一起，形成有中国特色的叙事医学逻辑框架和关键概念。

中医生命智慧对中国特色叙事医学体系构建主要表现在以下几方面：第一，中医学和叙事医学都强调医学是涵盖哲学、艺术、伦理、心理等的一种综合体系；第二，两者都强调治疗、养生或康复，是"自内而脱之使出"的内建过程，只有调动生命个体的内在资源，方可达到"心身俱安"的境界；第三，两者都强调生老病死认知教育，重视"生命之道"与生命健康认知，防病于未然。无论是传统的中医学还是新兴的叙事生命健康学，殊途同归，目的都是为实现全人健康服务。[②]

以上小节里，我们主要梳理中国叙事医学实践与传统中医以及生命哲学之间的传承关系。在此基础上，我们还应继续探索"叙事中医学"的学科构建，就以下几种关系进行论述。

人际叙事连接与"数问其情"及"语之以其善"；叙事生命伦理与"贵生害生"；叙事心身疗愈与"去害疗心"；叙事共情想象与"见彼苦恼，若己有之"；叙事全人疗愈与"治病求本"；职业叙事能力与"望闻问切"；叙事诊断证据与"问诊对话与辨证施治"；叙事共同决策与"逆从到行"及"合而察之"；创伤叙事闭锁与"因郁致病"；叙事疾病预防与"神气失常"；叙事介入调节与"不药为功"；叙事复元力与"生生之易"；叙事老年学与"心有所用"；职业叙事智慧与"要言妙道"及"寻思妙理"；和谐叙事生态与"万物各得其和以生，各得其养以成"；叙事心理调节与"形与神俱"及"开支以其所苦"；生命叙事的重新阐释与"改易心志"及"移精变气"；叙事健康教育与"告知以其败"及"道之以其所便"；叙事安宁疗护与"善终尽年"；叙事视角融合与"易地以观"；叙事创作调节与"抒发情志"；平行叙事病历与"医案医话"及"验案""失验案"。

中国叙事医学学者期待中医药人文学者和医学教育者以叙事医学中国化为契机，从中国叙事医学体系出发，以中医古籍文献为文本，深入探讨中国传统中医与中国叙事医学实践之间的内在传承关系，全面挖掘叙事医学与传统中医药学所蕴含的叙事智

---

① 宋佳，汤巧玲，张林，等. 叙事医学理念在中医教学中的体现与强化［J］. 中国中医药现代远程教育，2020，18（17）：11-13.

② 杨晓霖. 生命健康叙事与中国传统中医智慧［J］. 中国医学人文，2022，8（4）：5-8.

慧，也期待国内学者和医学从业者在积极构建"叙事中医学"学科的同时，将优秀教研成果不断译介到国外，以更加开放和自信的姿态让西方了解中国，使中国在国际人文医学领域拥有叙事权。

三、中国叙事医学实践的医学教育与健康传播

自 20 世纪 80 年代以来，各个领域逐步经历了各自的"叙事革命"（narrative revolution）①。这一"叙事性典范的移转"（narrative shift of paradigm）促使各个领域的学者重新检视理论意涵，同时在新理论范式的指引下展开相关实践。在医学教育领域和健康传播领域纳入"叙事理论"有助脱离"以知识和技能传授为核心的教育论"以及"以资讯传递为主旨的传播论"，新生出"以认知能力和叙事智慧提升为宗旨"和"以触动受众自觉改变为目的"的交叉融合领域，引发医学教育和健康传播与疾病科普模式的变革。

遵循叙事医学以"人"为本的基本理论，医学领域的叙事教育实践和传播领域的叙事健康教育与疾病科普实践都注重"人"在这过程中的重要参与作用和变化过程，强调的是一种教师与学生、传播者与受众之间平等分享、互相吸取养分的横向关系，而非传统教育和传播理念中的权威说教和言论专断和纵向关系。本小节内容从中国叙事医学实践的医学教育维度出发，阐述叙事健康科普如何有效提升民众的生老病死等维度的健康素养，阐明叙事语境下出现的医学科学专论的叙事化趋势，倡导更多教育者和传播者参与到叙事转向这一人本思潮中来，让更多医学生和民众从中受益。

（一）中国叙事医学实践的医学教育面向

从 2022 年开始，南方医科大学与英国杜伦大学合作开设《叙事医学 | 人文交响》栏目。其中英国牛津大学人文研究院研究员艾米莉·T. 特罗斯安科（Emily T. Troscianko）在其文章《医学人文真能让你成为一名更好的医生？》中提到："如果医学与人文之间不能创造性地展开互动、交流，那么这两门学科都会丧失一些珍贵的东西。人文学者需要努力向医学学科证明自己的价值，医学从业者同时也要扩大自身的视野，吸收人文学科能给自己带来的益处。"作为中国叙事医学的研究者和教育者，笔者非常赞同特罗斯安科的观点。

然而，我们可以看到无论在西方国家还是在中国，人文医学理念的推广都遭遇过某种困境。特罗斯安科在文中提到一名医学生选修医学课程受到实习科室医生的嘲笑的故事。2012 年在南方医科大学推广叙事与人文系列课程时，也有一位大二的临床医学专业女生小颖找到笔者，谈到她因为积极参与叙事与人文工作室的活动，经常跟同

① 杨晓霖. 医学和医学教育的叙事革命：后现代"生命文化"视角 [J]. 医学与哲学，2011，32（17）：64-65.

学和室友谈论一些医学史故事和医学大家的人文故事而遭到排挤，大家认为她浪费时间在没有用的课程上，谈吐与大家有些格格不入。但是后来，小颖依然坚持下来，大学五年都跟着我们的进阶课程一起学习，还从课程中收获了许多别的医学专业课程中无法获取的智慧和反思。

前段时间，小颖跟笔者讲起她曾经历的几个故事。

第一个故事发生在小颖当班的一个凌晨，一位看似情况已经平稳的年轻患者突然去世了，当时没有家人在身边。面对这样的突发事件，她脑子里浮现的是自己在"叙事医学与生命智慧"课程里给同学们讲述的多个场景，大都会餐厅里突发疾病的年轻人，年轻人的父母在得知噩耗时的悲痛一幕，没能陪在身边而引发的各种猜测、疑问和自责等，她马上想象在眼前的这个事件当中，年轻患者的家属来到医院追究各种细节的情形，医护人员不主动与患者家属建立叙事连接可能出现的危机等。

在课堂上，笔者给小颖讲述过现代医学之父威廉·奥斯勒运用叙事智慧化解因年轻患者死亡而可能出现的危机的故事。奥斯勒具备良好的叙事素养，在年轻患者去世之后，马上通过信件主动与患者家人取得联系，向他们传递除了医疗处置和专业解释外的许多信息，包括作为医生对这位年轻男子的了解，以及在医院救治期间与他交谈的一些细节，尤其是其跟父母和家乡相关的一些故事。收到信件的父母应该是从信中的字里行间感受到了医生的人文素养和共情能力，不但没有再去医院进行追究，还将这封信当作思念儿子的重要物件珍藏起来，直到去世还将其带进了坟墓。

而现实中，许多缺乏叙事素养和共情能力的医者可能只懂得从专业和科学的角度解释死因，最终反而让自己和医院陷入纠纷当中。小颖也回想起笔者在课堂上跟他们分享的一部影片——《罗丹萨的夜晚》。在这部影片里，技术精湛、从未遭遇过医疗事故和纠纷的外科医生在临近退休前，因为一位患者在麻醉阶段离世而被患者家人告上法庭。最重要的原因就是科学理性和技术至上主义让他丧失了共情能力，只是反复用五万分之一的麻醉意外概率数据跟逝者家人进行机械的、不近人情的解释。最后，外科医生终于顿悟，去到逝者家属家中，倾听他们讲述他们的故事，对家属表达歉意之后，最终危机得以化解。

小颖在回想了这些故事之后，立即整理思路，回想与患者交往的一些细节，主动与其家人进行了推心置腹的沟通，告诉家属，自己跟他们的孩子是同龄人，一直对他的病情感到揪心，也在尽自己所能救治他。但是，医学是不确定的科学，有很多科学无法解释的现象，虽然大家都按照应有的程序做了相应的治疗，但是最终没能挽回他们孩子的性命，内心感到非常遗憾和惋惜，希望他在天堂里不再受病痛折磨。还跟家属提到，男孩昨晚吃妈妈做的云吞时特别提到，妈妈做的云吞永远吃不厌……小颖说至今她仍与这对夫妻保持联系。只要想到他们，她就会给自己的父母打电话，多关心关心他们……

小颖还跟笔者讲起在这个临床情境中，笔者推荐给他们阅读的一个短篇故事对她也很有启发。她说的是极简主义作家雷蒙德·卡佛（Raymond Carver，1938—1988）的《好事一小件》（*A Small, Good Thing*）。这也是关于一个医院死亡事件的故事，凸显的是面对儿童患者去世，医护人员共情能力的缺失。虽然没有导致医疗纠纷，但是让我们了解到叙事性交流对于丧亲者哀伤辅导的重要作用。小说讲述一对夫妇 Ann 和 Howard 在孩子 Scotty 被撞昏迷之后在医院里的遭遇。在医生都认为不会有大碍、随时可能苏醒过来之时，Scotty 却突然离世了，留给年轻夫妇的只有错愕、惊恐、无助和悲伤。

小颖说，从故事阅读中她深切感受到在整个治疗过程中，医师 Francis 及其他医护人员虽然定期、按时对 Scotty 进行治疗和观察，却让人感觉他们与患者和患者家属之间是难以接近的。而这正是许多医护人员在现实临床境况中的常态。小颖认为读过这个故事之后，她就告诫自己不要像故事里的医护人员那样，成为冷漠无情的医生。在故事里，没能从医生那里得到任何同情，原本对黑人不太待见的白人妻子 Ann 在小说里却与同样遭遇丧子之痛的黑人家庭之间形成某种共情连接，两夫妻最终在也曾遭遇丧子之痛、未能走出创伤的面包店店主之间的对话中接受了现实。

另一件事情是，前一段时间，小颖所在科室的科主任在高强度工作之后突然猝死。许多同事很长时间才走出来，但是，她说自己在生命健康叙事中心的推荐书目中看过一些跟生老病死相关的绘本和视频，而且笔者也曾推荐北京协和医院李飞老师主编的《生命消逝的礼赞》，里面收录了 70 余名医学生书写亲历死亡的故事。这些故事让她更快地从这个创伤事件中走了出来。有一位与科主任关系特别好的同事因为这件事一直失眠，需要服用精神类药物。小颖主动运用自己从"叙事医学"课程中学到的叙事照护方法接近这位同事，最终成功地帮助她走了出来……

从小颖的故事里我们可以感受到，小颖虽然比很多同事年轻，社会阅历和经验也无法相比，但是，她从叙事医学倡导的故事分享和阅读中积累了许多现实生活中没有经历过的叙事资本，这让她在真正遇到类似事情的时候具备了年资更长的医护人员更好的应对能力和调节能力。虽然一部分医护人员已经从叙事医学的系统学习中受益，但是，目前大多数医学生仍然深受医学科学主义和技术至上主义的影响，追求实用，认为人文医学只是花拳绣腿、锦上添花的东西，没必要花时间去接受系统学习。

1978 年诺贝尔经济学奖获得者、认知心理学家赫伯特·亚历山大·西蒙（Herbert Alexander Simon，1916—2001；中文名叫司马贺）提出，对科学技术和量化数据的绝对追求会导致专注力和共情力的缺失。笔者希望更多像小颖这样的叙事医学践行者能够将他们的故事讲述出来，只有这样，我们才能改变医学对人文的偏见，营造关于叙事医学和人文医学更良好的叙事生态。小颖虽然还是一位资历较浅的医生，但她已经拥有了比其他医者更高的叙事素养。这一素养将会让她在医学生涯中走得更远、走得更稳、走得更顺。

中国叙事医学与之前的人文医学相比最大的优势在于成体系、有师资、有抓手、有叙事资源库，因而，总体而言医学生对这个新学科的接受能力比较强。对于医者而言，叙事能力是一种集批判性认知共情、推理性诊断和医学伦理决策力于一体的综合能力。[①]正如凯博文所言，打开通向共情关涉窗口的机会来自医生对患者疾病故事的关注与倾听，而非"临床问诊"[②]，也就是说，采用与患者同样的生活世界叙事话语进行交流才是真正的人际对话，才是共情的通路。期待更多中国医学生开始重视有体系地进入叙事医学、叙事护理的课程中进行沉浸式学习，积极践行叙事医学所倡导的各种理念，与患者及其家人借由生活世界语言建立良好的叙事性连接，为尊重作为"人"的患者迈出最重要的一步。

（二）叙事健康科普提升民众健康素养

许多人生病之后，过度求助于身体检查仪器、药物和手术等外在手段来治疗疾病，忽视了全人健康和心身疾病之间的关系，不去反思自己的生活习惯问题和心理情绪困境，缺乏内在的叙事调节能力，治疗效果往往不好，很难真正达到痊愈。而具有叙事健康科普意识的医者能够有效地利用叙事媒介对民众进行疾病科普，通过推荐患者及其家庭共同聆听或阅读与特定疾病相关的故事或叙事性作品，更好地认识疾病，并以更积极的态度去接受和治疗疾病。

叙事健康传播与叙事疾病科普（narrative health communication）是一种以"叙事"为媒介，以尊重受众的文化差异和认知水平，以患者本位（patient-centered）或公众本位建构生命健康观念与疾病知识的传播模式。尽管叙事和非叙事传播均能提供健康信息，但叙事是通过再现一连串的人物、事件和结果，而不是通过展示理论性论据（如统计数据）的方式来传递信息。据说，关于宫颈癌的科普知识一直无法得到有效推广，但民众在观看医疗剧《急诊室的故事》中患有宫颈癌的 14 岁女孩的故事这一集之后，获得了比较深入的相关知识。其他疾病的科普，比如糖尿病、高血压、罕见病等都可以通过叙事科普的方式提升科普效果。

---

① CHARON R. The patient-physician relationship. Narrative medicine：a model for empathy，reflection，profession，and trust［J］. JAMA，2001，286（15）：1897-1902.

② KLEINMAN A. Writing at the margm：Discourse between anthropology and Medicine［M］. Berkeley：University of California Press，1995：10.

在一些家庭里，某个成员被诊断为慢性疾病或重症患者之后，整个家庭氛围发生了巨大改变，没有罹患疾病的成员也变得心情郁闷，这种状况持续下去非常不利于整个家庭的健康状况。如果家庭中有叙事素养高的人能够及时介入，一方面提升大家对疾病的认知，另一方面分享不同视角的疾病故事，提升对患者家属的共情能力，就能在疾病来临时更顺利地渡过难关，并使家庭关系更加紧密。

在生命健康叙事分享中心的糖尿病叙事小册子与读者见面之后，有许多家有 I 型糖尿病患儿的家庭都来到中心咨询，并表示自家孩子很小就确诊，终生都要打胰岛素，这对孩子而言是很残酷的事。他们全家根据生命健康叙事库里的叙事处方推荐进行阅读，通过阅读绘本《小梅和麦克》告诉孩子，其实疾病并非都是阴暗和负面的。在这个故事里，小梅和麦克都是 I 型糖尿病的孩子，但各自都有非常好的发展，最后麦克成了足球队的队长，小梅也成了舞蹈方面的专家。

通过分享阅读第一位拉美裔最高法官索托马约尔的自传《我挚爱的世界》（*My Beloved World*）、绘本自传《翻页：我的人生故事》（*Turning Pages：My Life Story*）以及《敢于不同、敢于做自己》（*Just Ask!*）这几部疾病叙事作品后，患者的家庭叙事生态发生翻天覆地的变化。原本陷入绝望和灰暗的家庭氛围变得积极向上，充满希望。

美国第 111 任大法官索尼娅·索托马约尔（Sonia Sotomayor，1964—　　）是最富有传奇色彩的大法官之一，索尼娅出生在单亲家庭，9 岁时父亲去世，由母亲抚养成人。1976 年，她以最优异的成绩毕业于普林斯顿大学。她在法律界的名望与地位毋庸置疑，但鲜为人知的是，尽管索尼娅的人生经历了各种坎坷，直率、充满活力及个性风趣的索尼娅总有办法将每个困难化险为夷，这就是叙事智慧。索尼娅 7 岁时被诊断出患有 I 型糖尿病，被认为最多活到三四十岁。然而，索尼娅却没有将自己当作病人，而是借由糖尿病诊断培养出卓越的自律能力，这让她在各方面都获得成功，得以去到普林斯顿大学和耶鲁大学等常春藤盟校求学。

德博拉·安娜·卢普尼兹（Deborah Anna Luepnitz）的《刺猬的爱情：亲密关系的心理故事》（*Schopenhauer's Porcupines：Intimacy and Its Dilemmas*）和苏珊·麦克丹尼尔（Susan H. McDaniel）等人的《爱的功课：病人、家属和治疗师的故事》（*The Shared Experience of Illness：Stories of Patients，Families，and Their Therapists*）里都有提到 I 型糖尿病病童及其家人之间的关系问题，以及如何帮助他们走出因疾病引起的内心纠葛的议题。许多家庭在分享阅读了这些叙事作品之后都改变了对疾病的认知，创设更有利于孩子身心健康成长的家庭叙事生态。

除了糖尿病之外，许多罹患其他疾病的患者在叙事科普之后，生命质量得到了提升。南方医科大学正在建设全国最大的生命健康叙事电子文本库，在全年 30 多个世界疾病日，如心脏日、肝脏日、罕见病日、高血压日等展开叙事视角的健康科普和传播活动，向民众推荐不同视角的、具有代表性的疾病叙事作品；创作《生命健康叙事小册子》，开展健康叙事椅、叙事长凳等公益活动，使更多人提升叙事健康管理意识。让民众意识到和谐健康的叙事连接对心身健康的重要性，主动修复与家人的叙事连接，积极调节自己的生命状态，全面提升自我健康管理能力。

（三）叙事医学与医学科学的叙事化趋势

科学普及的主要工作是将科学中晦涩的专业术语、复杂的概念以符合大众接收与处理信息的方式"说"给大众听，以增进其对科学知识的亲近性与熟悉感。专业化科普和叙事化科普是两种不同的科普模式。叙事化科普是将难懂的专业知识"翻译"成需求者可以理解的通俗故事，以及在知识符号的形式上，将人工语言表述的科学知识转换为与日常生活和直观经验较为接近的自然语言的工作。

全世界的卫生健康事业发展离不开叙事的推动。19世纪著名文学家狄更斯在儿童健康方面最重要的贡献是通过在报刊上发表一个围绕儿童现状创作的故事，从而提高了公众对儿童疾病治疗的意识，因此还建立了英国第一家儿童医院。叙事之所以能够达到其他方式无法达到的目的，最重要的是故事能够直接触碰人类深层次的情感，引发决策的制定和现状的改变。故事从模式之中创造意义，凝聚社群，激发横跨差异的同理心，让人感受到理性大脑所无法理解的可能性。故事是改变价值观、心态、规则与目标的基础。

21世纪最明显的特点就是不管是在个人生活中，还是在公共生活中，健康都是主导性的话题。医生作为学术团体的一分子、社会的一分子，应该拥抱社会（embrace society），透过叙事性的生活世界语言，促成医者与患者以及医者与民众双方理解与对话。医者没有理由以专业为由逃避与广大民众乃至社会展开沟通和进行健康传播的责任。叙事不只是要让科学"好沟通"，还是打造未来全面健康意识和素养的重要环节。早在19世纪，一些人文主义医生就开始形成叙事健康传播意识。

美国医生霍尔姆斯（Oliver Wendell Holmes，1809—1894）是一位叙事素养非常高的医生。霍尔姆斯在医学研究和临床实践之余也醉心于文学创作，与文学家和文学评论家交往甚密。他提倡文学与医学的结合（literary-scientific nexus），有诸多形式的文学作品流传于世，如长篇小说《守护天使》（*The Guardian Angel*）、对话式连载"早餐桌系列"（Breakfast Series）、传记作品《爱默生传》和游记《我们在欧洲的一百天》等。霍尔姆斯的诗歌在美国达到家喻户晓的程度，被誉为"炉边派诗人"，他创作的"早餐桌系列"也被奥斯勒列为年轻医生睡前必读人文"床头书"。霍尔姆斯因此被誉为"世上最成功的医生和文学家的组合"。

当霍尔姆斯发现导致产妇死亡的产褥热与医护人员不洗手之间的直接联系之后，1843年4月，他发表论文《产褥热的传染性》，提出了"产褥热接触传染性"，认为"洗手"是防止该疾病人际传播的可行性解决方案。该篇文章发表在当时最有名的《新英格兰医学与外科季刊》上。但不巧的是，期刊发行量很少，并在一年后就停止运营，所以学术界极少有人读到这篇文章。直到 1855 年创作出关于洗手和其他医疗卫生故事的小册子后，这些故事才在广大民众中广泛流传，从此以后，医护人员和民众养成洗手的重要卫生习惯。

除了洗手的诗歌之外，霍尔姆斯的叙事性诗歌还对听诊器等新医疗器械在美国的快速推广起到重要作用。颇负盛名的诗歌《听诊器之歌》（*The Stethoscopes Song：A Professional Ballad*）是为赞美法国医生雷纳克（Rene Laennec，1781—1826）新发明的听诊器而作。

  诗中讲述了听诊器为一个久病的年迈妇人成功诊断疾病的故事：一位久病的年迈妇人／脉搏非常缓慢，话语却很快速／医生搞不懂病因是什么，如今，使用听诊器／听到像苍蝇般嗡嗡的鸣叫，于是，医生确诊："毫无悬念，这是动脉瘤。"

这首叙事诗发表之前，听诊器已经在欧洲广泛使用，但是在远离当时的医学研究与科学发展最前沿的美国，医生和民众却还未真正了解听诊器的功用。这首诗为听诊器在美国诊所的快速普及起到了重要推动作用，不仅给需要了解新型医用器械的医生提供了阐释，也对民众有科普教益。

医者也可以利用名人疾病故事产生的科普效应。据说，英国电视真人秀明星杰德·古迪（Jade Goody，1981—2009）与宫颈癌抗争无效最终离开人世的消息让英国更多妇女进行常规宫颈检查。27 岁的古迪在 2008 年被确诊宫颈癌晚期。古迪跟癌症抗争的故事留给世人长期影响。英国时任卫生部长安迪·默里·伯纳姆（Andy Murray Burnham，1970— ）认为，古迪在与宫颈癌抗争过程中显示出的坚强和公开的态度让这个国家更多女性意识到进行常规宫颈检查的重要性。英国癌症研究所医疗信息负责人希奥姆指出："媒体对于古迪悲剧的报道让对宫颈癌的认知走进家庭。古迪被确诊的新闻报道后，希望了解此病情信息的人数增加，这就是'古迪效应'。"

如果各大医疗机构墨守成规，没有叙事科普和叙事健康传播理念，那么传统的医者视角科普模式将造成医者时间和医院宣传在财力和物力上的巨大浪费。2019 年之前，中国各大医疗机构都有推出对头孢加酒精的危险性的科普文章和科普视频。但是除了作者和视频里的讲解者名字不一样之外，科普内容大同小异。相关调查显示，这类科普对民众的认知、态度和行为改变不大，大多数人都存在侥幸心理，认为是小概率事件，即使发生也没什么大不了。然而，首都医科大学宣武医院凌锋医生曾分享自己亲历头孢加酒精的生死瞬间，并发表了《头孢＋酒，一个连医生都犯的致命错误》这一故事之后，许多人表示自己不再在服用了头孢类药物之后冒着生命危险去喝酒了。

2018 年 12 月 7 日早晨，凌锋准备出发去广州前和往常一样起床，早餐吃了泡饭，喝了咖啡牛奶和橙汁。因腹股沟处的皮脂腺囊肿发炎，走路时常有疼痛感，便服下自己常用的抗生素"头孢呋辛酯"。尽管在服用前核对过说明书，但不到两分钟，凌锋忽然感到双手手掌发痒，短短几十秒内，蔓延口周，并顺着咽部往下走。凌锋第一反应认为大事不妙！于是，她赶紧下楼让司机载她去医院。在车上，凌锋拿着手机想给医院打电话，但人昏昏沉沉的，视线越来越模糊，还没等找出电话号码，手机就掉了，人失去了意识。

司机看到凌锋头歪向一边，不停地大喘粗气，问话也不应答，于是赶紧打电话征求凌锋家人的意见，选择最近的医院加速狂奔过去。去到医院后，当医生询问情况时，司机打开手机，发现凌锋家人发过来一张头孢照片，便马上递给医生看。医生看到头孢后，当即明白了是怎么回事，立即为凌锋注射肾上腺素、地塞米松等药物，在抢救十几分钟后她才缓缓苏醒，这才捡回了一条命。苏醒过来时，血压只有 60/30 毫米汞柱。从上车昏迷到"回到人间"，整个惊险的过程只有 30 分钟左右。随后，凌锋被转到监护病房，血压慢慢升至 120/70 毫米汞柱，次日早上平安出院。

经过一劫，险象环生，凌锋反思，这个头孢常吃，为什么这次如此危险？只记得前一天晚上喝了半杯红酒，会不会跟酒有关？于是，凌锋查找相关资料，发现喝酒前后不能服用头孢，否则可能发生"双硫仑样反应"。一旦身体出现双硫仑样反应，轻则让人出现恶心、呕吐、头晕以及出汗等症状，重则直接引起四肢无力、严重眩晕、呼吸抑制、血压下降、心梗以及心衰等症状，导致生命安全受到威胁。经历这次危险，凌锋建议大家喝酒一定别过度，尤其是喝酒前后一周千万别吃头孢类抗生素。

在叙事健康科普实践过程中，讲述故事者与聆听故事者在"传播"历程中展现的是平等、共有、共享、意义共构的主体间关系。与传统传播模式相比，叙事传播具有"自发而生"（autopoietic）的秩序，有潜力保持"永恒的新奇性"。通过一个故事，传播者从其生命经验或记忆里抽取有趣、美好或惊心动魄、危险重重的情节元素编织成可读性强的故事，在讲述和阅读中双方共同营造出一种画面感和情节性非常强的故事情境，让双方在这一过程中不自觉地发生了认知，并在态度和行动上进行改变。这时，真实与客观不再是彼此唯一关心的传播目标，如何达成"好的讲述与聆听的理由与内容"才是传播宗旨[1]，因为叙事传播理论的主体是讲述与聆听故事的"人"，而非"客观的事"。

---

[1] 蔡琰，臧国仁. 数位时代的"叙事传播"：兼论新科技对传播学术思想的可能影响［J］. 新闻学研究，2017，131：1-48，16.

除了运用名人的疾病新闻叙事来传播健康理念之外，在 21 世纪，越来越多推动公共卫生事业发展的知识分子试图运用虚构性的叙事建立未来愿景，改变当前人们在健康方面的行为方式。2021 年，英国广播公司（BBC）推出虚构性纪录片（mockumentary）《大屠杀：吞噬过去》（*Carnage：Swallowing the Past*）。这部片子的时间设定在 2067 年，在这个未来世界，法律禁止食用奶、蛋、肉类，而青少年们一想到祖父母"刽子手"的过往行径就会落泪。许多并非素食主义者的民众在看了这部纪录片之后，更加确信自己应该成为素食主义者。

这些健康传播叙事运用的就是叙事转移理论产生的效果。叙事转移理论由心理学家梅拉妮·C. 格林（Melanie C. Green）在 2000 年提出。当人们将自己沉浸在某个故事中时，现实世界将变得"难以触及"，他们的注意力会完全聚焦于故事当中，对故事中描述的场景会产生近乎真实的心理表象，同时，会随着故事情节的发展体验到强烈的情绪反应，就好像完全离开了现实世界而"迷失"在故事世界中一样。当人们从故事世界回到现实中时，态度、信念甚至自我概念都发生了改变，变得与故事中的相一致。①

四、中国叙事医学实践的各维度叙事生态构建

人际叙事具有日常性，与饮食一样必不可少。叙事与人类健康、临床治疗和人文关怀等领域的话语和行动直接相关。然而，随着科技的进步和电子产品的日益普及，大部分成年人依赖于微信、抖音、短视频等形式的互联网终端交流，青少年更是沉迷于各种游戏不能自拔，这使得人们的人际叙事素养和互动能力逐渐退化，日常人际叙事连接也遭到破坏。此外，快节奏的生活方式常常忽略了叙事在生活、教育、健康、个人幸福和事业发展等方面的重要价值。在叙事生态荒芜的当代，人类仿佛正在变成缺乏人际交流的机器人，却没有意识到这种生命状态必定对健康造成严重危害。

"生命健康叙事生态"强调叙事生态系统对在其环境中生存的生命主体健康和生命质量的影响。生命健康叙事生态系统分为微叙事生态系统、中叙事生态系统、外叙事生态系统和宏叙事生态系统。微叙事生态系统是指出现在生命主体的生活空间里，与其展开直接的叙事互动的人、事、物；中叙事生态系统是指两个微叙事生态系统与外叙事生态系统之间交叉连接的中间地带；外叙事生态系统是指外在的环境脉络，生命主体没有直接参与的生态系统；宏叙事生态系统是由外叙事生态系统、中叙事生态系统和微叙事生态系统受彼此直接或间接影响而生成的大系统（见图 2-2）。

---

① RICHTER T，APPEL M，CALIO F. Stories can influence the self-concept［J］. Social influence，2014，9（3）：172–188.

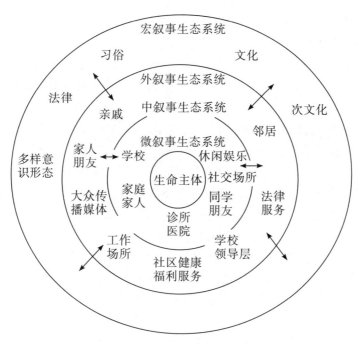

图 2-2 生命健康叙事生态系统

目前来看，全国民众总体叙事意识淡薄，家庭、学校、医院、职场和养老院等叙事生态堪忧，如果这一现状仍得不到重视，民众的心身健康状况会受到极大影响。如果只依靠医院救治患者，而不从源头上找到引发疾病的根本原因，那么《"健康中国2030"规划纲要》设定的目标将难以实现。中国叙事医学实践不应该只停留在医院内部，而应以医院为辐射点，拓展到全社会。本节倡导各大医疗机构的医者重视对民众的生命健康叙事理念的宣教，呼吁更多学校、医院、企业，更多养老院研究者、管理者、教育者参与叙事医学实践，创设叙事空间，传播叙事理念。

（一）中国叙事医学实践中的家庭叙事生态构建

在中国叙事医学语境下，家庭是生命健康叙事生态系统中的微叙事生态系统。家庭是一个以血缘亲情为纽带的、相对封闭的私人生活场所，是社会组成的基本单位。家庭叙事连接对于成员的健康和幸福尤为重要。2018 年 9 月 10 日，习近平总书记在全国教育大会上指出："家庭是人生的第一所学校，家长是孩子的第一任老师，要给孩子讲好'人生第一课'，帮助扣好人生第一粒扣子。"苏联著名教育家瓦·阿·苏霍姆林斯基（B. A. Cyxomjnhcknn，1918—1970）曾说过，儿童像一块大理石，要把它打造成一座完满的雕像，需要家庭、学校、集体、本人、书籍和其他因素等六位"雕塑家"的共同努力。其中家庭列在首位。

健康和谐的家庭叙事生态对孩子和家长的叙事素养形成至关重要。叙事与食物同等重要，同样是维持人类基本生存的必需品。聚焦家庭关系和幸福感主题的畅销书作家布鲁斯·费勒（Bruce Feiler，1964—　）曾表示，在一个叙事氛围浓厚的家庭里成长的孩子，更有意识和能力主动把控自己人生，更容易克服人生危机与困难，更容易适应环境。然而，大部分中国父母对孩子的"爱"等同于简单的物质供给，大部分家长理所当然地会选择拼命工作挣钱，送孩子去名校，再利用孩子的业余时间进行各种学科补习等，孩子在节假日往往比成年人的工作还要繁忙。

许多家长没有意识到与孩子建立亲子叙事连接的重要性和必要性。没有叙事意识的家长往往对孩子的叙事诉求充耳不闻，缺乏有效叙事陪伴，导致未成年人出现自闭、厌学，甚至自残、自杀等严重身心健康问题。孩子在成长过程中总会遭遇困境、挫折和某种不可预见的危机，但与孩子缺乏亲密叙事连接的父母可能毫无觉察，受极度心理情绪困扰的青少年很可能会通过自残、自杀或者违法犯罪等极端行为引起家长、老师或者学校的注意，最终导致家庭悲剧或者惨案发生。

家庭叙事生态的不完整或者家庭叙事关系的缺失让未成年人在某种程度上被"物化"为机械地服从家长指令和控制的客体。物化的关系是一种外在连接，往往使家庭成员之间的爱附加了各种条件，因而是不稳固和不健康的家庭关系。长期处在这样的叙事生态环境下，极度缺乏通过叙事连接表达的爱和陪伴的孩子就会为了满足所谓的被爱而物化自己，忽视自己的感受，在不自觉中将自己变成他人的附庸。物化自我者往往会做出危害自己的事情，最终走向悲剧。

叙事连接的断裂还会影响孩子未来走入校门、踏进社会之后的人际适应能力和社会认知调适能力等，这给个人、家庭和社会都带来潜在危机。从社会上普遍缺乏社会责任感以追求个人享乐的"躺平族"或者"茧居族"就可见一斑。近年来，在校学生或者高级知识分子犯故意伤人或者杀人的刑事案件也屡见不鲜，这些不得不引起我们每个教育工作者和医疗工作者的深刻反思。如果我们能够在家庭中积极展开叙事教育，就可以减少这些事件的发生。

医者应该教育家长，叙事是维系亲子情感和健康关系的纽带。自杀是导致全球青少年死亡的三大原因之一。在亲子叙事关系不和谐的家庭里，孩子大多性格偏执，不善于人际交流，最终影响社会交往和成年后新建温馨和睦健康家庭的叙事生态。也就是说，一代人的叙事关系是否良好可能波及好几代人。根据美国社会学学者马修·安德森（Matthew A. Andersson）发表在《健康与社会行为》（*Journal of Health and Social Behavior*）上的《中年健康与亲子关系》（"Midlife health and parent-child relationships"）一文的观点，健康密码的关键不在金钱和教育，而在于童年时期亲子叙事连接。

叙事是一种陪伴和教育孩子的美学，是连接家庭亲密关系的基本架构。阿尔伯特·爱因斯坦（Albert Einstein，1879—1955）曾说：要想孩子拥有应对人生一切艰难困苦的智慧，就跟他们一起读童话故事。在亲子叙事连接良好的家庭长大的孩子，情绪上比较稳定，个性上比较有自信，职业发展较顺利，人际关系也比较和谐，更少沉迷于物质，焦虑或忧郁的概率较低，进而所有的疾病发生率也降低。而相反，儿童时期缺乏温暖的亲情叙事连接也会使其在成年期患炎症疾病的概率增高。因而，为了更高效地治疗疾病，让孩子生活在更长久健康的家庭环境中，医者有责任对患者及其家庭进行生命健康叙事科普教育。

此外，医者也应了解患者在住院期间更容易与家人和其他社会人际叙事关系隔绝，如果医护人员不重视与患者的叙事关系的建立，那么，患者在医院的每一秒钟都可能是一种煎熬。生命健康叙事分享中心工作人员在与一位 63 岁的胰腺癌女性患者的交流当中了解到，这位阿姨在医院只是被当成病人，但她在家里却是 5 岁小孙女的奶奶，是 84 岁老母亲的女儿。她在医院整天喊痛，在家却不喊疼；在医院要靠安眠药才能入睡，回到家在自己熟悉的房间里她感到舒服自在，很快入睡；看到可爱的孙女，她脸上也露出在医院不曾出现的笑容。这就是家庭叙事关系对健康生活的重要作用。

（二）中国叙事医学实践中的学校叙事生态系统

学校属于中叙事生态系统，因为生命主体不可能只在学校生活，还来自于家庭，因而，必定涉及主体直接参与的两个或两个以上的微叙事生态系统。这类叙事生态系统处于与微叙事生态系统直接连接的位置，比如，3～6 岁之间的孩子一般处于家庭和幼儿园两个叙事生态系统交叉影响之下，而 6～18 岁的青少年一般处在家庭和中小学校的叙事生态交叉影响之下，18 岁以上仍在接受教育的青年则处在家庭和大学的叙事生态交叉影响之下。因而，要全面了解孩子的状况，更好地因材施教，学校必须清楚孩子的家庭叙事生态状况。

对于学校学生而言，外叙事生态系统是经由教师参与的更广阔的叙事活动与学生发生间接联系的生态系统。比如，一位姓秦的教师因生病来到南方医科大学南方医院住院治疗，在住院期间，感受到了医院温馨的叙事氛围，并学习到了许多生命健康叙事相关的理念。她了解到自己之所以缺乏工作热情，情绪低落抑郁，主要原因在于之前更多的是注重学生的成绩和分数，没有关注到学生是独一无二的主体，与学生之间没有建立叙事连接，对学生家庭状况和内心状况并没有深入了解。老师眼里只看到分数，与医生治病只看到病是一样的。秦老师疾病康复之后，思想观念借由进入医院叙事生态系统发生了重大变化。

秦老师回到学校之后，调整了自己的教学策略和育人理念，积极与学生建立人际叙事连接。很快秦老师再次以饱满的精神认真地投入到工作当中去，学生的精神面貌和状态也因此发生了很大的变化。尤其是几位单亲家庭的孩子，在与秦老师充分交谈之后，他们的成绩有了明显提升，性格也变得更加阳光活跃，整个班级学生之间也变得更加团结友爱。秦老师因此被评为优秀教师，在对其他教师进行经验分享之后，也引发了学校整体叙事生态的变化，在校学生都成了获益者。在这个故事里，对于秦老师所教授的学生而言，医院是一个他们没有直接参与的外叙事生态系统，但却无形地、间接地影响到学生的教育质量和生命健康质量。

学校健康和谐与可持续的叙事生态发展对学生的健康成长至关重要。然而，大多数学校只是一味地重视"头脑教育"而忽视"心智教育"，只见分数不见人。学校教育可以是开发孩子潜能的殿堂，也可以是扼杀孩子学习的地方，"诲人、毁人""悟人、误人"往往只有一线之隔。在叙事生态不佳的学校，教师通常将最古老、最有效和最简单的叙事教育放置一边，缺乏人文叙事素养的教师常常沦为教学机器，学生也常被当成学习机器。教育的程序化模式充斥在各层次的教育机构当中。当家庭叙事连接出现断裂的孩子转向教师求助时，教师本人由于叙事素养的缺失常将这类本需要叙事照护和人文关爱的学生拒之门外，很可能无从下手去帮助学生或者干脆选择听之任之。

对于只生活在家庭和学校两个叙事生态系统中的学生而言，师生间叙事连接的建立一方面可以让学生受到更多来自外叙事生态系统的叙事智慧的熏陶，提升教师的教学效果；另一方面，对于家庭叙事生态系统不健康的学生而言，学校良好的叙事生态系统能够让他们感受温暖，并获得拯救。如果家庭和学校两个叙事生态系统都不良好，那么，期待从学校得到心灵救助的孩子会再次陷入叙事断裂的深渊，甚至被贴上"问题少年"或"心理疾病患者"的标签。这类学生常被老师和同学边缘化，这直接导致学生辍学、厌学和逃学事件频发。更有甚者，这类学生会出现抑郁，更严重的还会出现自杀倾向。

叙事是最古老、最有效的教育媒介和形式，能够实现心与脑之间更为协调的整体联动。教师与学习者的叙事性互动是教室里最具生命力的灵魂。具有一定叙事素养的人首先能够处理好主体与自我之间的关系，继而将这种良好的自我关系投射到其他人际叙事关系中。家校合作共建的良好叙事生态系统对生命主体一生的心身健康和可持续发展将产生深远影响。具有叙事素养的教师注重在各种学科教学环节、人际交往和情绪教育中融入叙事元素，引发学生的叙事反思力，形成和不断累积叙事智慧。对遭遇过家庭创伤和个人成长创伤的学生进行叙事赋能和引导，帮助这类学生获得成长力和复元力，使得他们能够顺利走出创伤叙事闭锁，是倡导教育要回归人性和尊重人性的最直接体现。

（三）中国叙事医学实践中的医院叙事生态系统

与学校一样，医院属于中叙事生态系统。生命主体往往处在家庭与医院之间，家庭、学校与医院之间或者家庭、职场与医院之间的多种叙事生态系统的交叉影响下。比如，一个患有先天性疾病的孩子，除了家庭成员以及学校师生之间的叙事性交往之外，他与医护人员之间的叙事互动对其健康成长和生命质量也产生重要影响。为了更好地了解患者的情况，具有叙事意识的医者会主动对这个孩子在家庭和学校里的状况做深入问询，为进一步治疗打下基础，甚至能够改变孩子所处的家庭和学校叙事生态系统。

而对于前文里提到的秦老师，医者就应了解她的家庭和职场的人际叙事连接情况，以便更好地引导她恢复健康。就像前文给予我们的启示，秦老师在医院就医的经历改变了她的人生，也改变了她的学生的生命故事，甚至还改变了她所任教的学校的更大范围内的教师和学生的生命故事。因为，一个温馨祥和的医院叙事生态系统，能够成为一个重要的辐射中心，辐射到家庭、学校、职场，为提升全国民众叙事意识和生命健康叙事素养起到积极作用。

外叙事生态系统指生命主体没有直接参与的叙事生态系统。主体没有机会直接接触外叙事生态系统里的其他主体，或者在时空上没有直接交集，但是，外叙事生态系统对于主体的疾病治疗、心身健康恢复以及幸福感的获得能起到重要的调节作用。

> 前文提到了一个患有严重的先天性疾病的孩子，他的母亲一直在想办法救治他，但有时内心也感到疲累。这时她在医护人员的建议下参与了医院组织的患友家属叙事分享会。在分享会上一位参与者听了她和孩子的故事之后，对她说："阿珍，我觉得你是老天爷派下来的菩萨，老天爷知道你有爱心，所以把这一位折翼的天使托给你照看。"这次活动之后，作为长期照护者的阿珍有了强烈的使命感，决定以更积极的心态面对未来漫长的照护之路。

说这句话的人并没有直接出现在孩子面对面接触的叙事生态系统里，但是她所创设的故事却给这位母亲非常正向的鼓舞，孩子在母亲焦虑感降低的家庭微叙事生态系统里获得更好的成长，外叙事生态系统间接地影响孩子的生命质量。

许多医护人员受科学和技术主义至上的影响，一味运用"科学脑"对患者的器官和疾病进行诊疗，常常丧失对患者诊疗过程中的全人观、人文关怀和照护意识。这类医生喜欢对同类疾病的患者采用千篇一律的诊治方案，很少顾及患者疾病的个体差异性及其家庭经济条件的独特性和实际承受力，导致临床实践中误诊和漏诊频发，追究其原因，主要是医护由于叙事素养的缺失导致医患沟通不畅。医护人员有时会与患者或者患者家属发生语言甚至肢体上的冲突，医闹事件屡见不鲜。由于医院将绩效和收入挂钩的硬性要求也直接导致医护人员沦为赚钱的机器。

与此同时，医护人员由于叙事素养的缺失，逐渐被客体化和物化，医护人员沦为流水线上的修理工或者纯技术工作者，缺乏人文心和人文关怀的意识和能力。医院整体去人性化的日常管理工作直接导致医院管理层和医护人员职业倦怠，自身健康不保，工作效率降低。后果是医院管理者与医护人员之间矛盾升级，潜在医院职工内部危机加剧。医院各种矛盾的根源在于医院管理者和医护人员缺乏叙事意识和叙事素养，这一根源问题不解决，医院将面临更严重的危机。由此可见，建设人文爱心医院和打造有温度的医疗体系需要医院整体叙事意识的培养和叙事素养的全面提升。

大健康倡导从"病"到"人"的转向，这集中体现在医疗机构是否重视叙事生态的构建，行政和科室管理者及医护人员的叙事素养是否得到整体和快速提升，医护人员是否尊重患者及其家属的生命故事，是否将叙事（叙事教育、叙事调节、叙事赋能）作为认知、预防、管理和治疗疾病的必要手段。南方医科大学培养叙事医学、叙事护理师资团队指导全国多个城市大型公立三甲医院和疾控中心建立多家叙事中心，旨在提升广大医护人员的职业叙事能力，营造良好的医院叙事生态，为生命健康叙事理念的传播和普及打下了坚实的基础。

（四）中国叙事医学实践中的职场叙事生态系统

受循证管理思维限制，组织和单位的管理者往往忽视对被管理者人性和价值层面的关注和尊重，导致常常与被管理者之间矛盾重重。由于同事之间主体叙事关系的忽视和缺失，同事之间形成更多的是职业关系。由于职场叙事生态荒芜，员工叙事素养缺失是导致大到单位小到科室整体凝聚力不强，持续创新能力减弱，部门之间很难协调一致，遇事无担当，遇责互推诿，工作效率低下的主要原因。缺乏生命健康叙事意识的员工容易陷入职业叙事闭锁状态，职业发展上的任何挫折都可能导致心烦或者抑郁，更有甚者出现自杀倾向，或心身健康出现严重危机，不利于工作单位或者职场可持续发展。

人本质上是社会人，叙事是社会人的"基础生存能力"（the rock bottom capacity），人们据以捕捉经验、借以互相学习并获得生命意义。然而，千禧一代的年轻人，尤其是独生子女大多在"失败的家庭教育中长大"，他们更多地在虚拟世界中长大，更擅长美化事物，擅长向他人展现自己的生活有多美好，也善于隐藏其沮丧和失落的一面；他们绝大多数缺乏人际叙事经验，丧失叙事交往能力。在成长过程中，他们只需要获得父母的认同，当进入职场转换成需要同侪的认可时，一切变得异常高压与焦虑，因为他们并不懂得营造深层、有意义的叙事连接，深层的关系在他们过去的人生经历中不曾存在，他们并没有学会营造深层叙事连接这项技能。

因而，千禧一代在被推进职场这一现实世界之后，遇到比前辈更多的问题和危机。他们更不愿意结婚，也更不愿意与人交往，似乎网络给他们带来的多巴胺已经足够维持生命意义，却没有意识到自己的生命叙事进程已经陷入危机。然而，每个世代都有各自成长环境下带来的影响。对于千禧一代而言也一样，这并非完全是他们自己的错。对年轻人、对企业或组织以及社会负责任的职场领导应当积极建立良性互动机制，营造多维叙事空间，协助他们获得人际叙事智慧和沟通技巧，在生活与科技中找到某种平衡。职场叙事生态系统的营造能够预防他们因人际叙事断裂而陷入严重的创伤叙事闭锁和职业叙事闭锁，避免心身健康危机。

除了千禧一代的共同危机之外，健康医疗、教育和政府公务人员也是职业叙事闭锁和职业倦怠高发人群。和谐的单位叙事生态系统对工作人员自身健康和职业可持续发展很有帮助，对单位整体发展和谐关系构建意义重大，单位和谐健康叙事生态系统有助于激发员工热情，提高生产力和可持续创新力。南方医科大学将指导公安、税务等人员众多的事业单位建立叙事中心，提升单位领导的叙事管理能力和叙事意识，提升员工的生命健康叙事素养，积极创设和提升单位内部各大主体（管理层和员工）人际叙事互动的可能空间，实现单位内部和个体的内生性成长。

叙事是一种主体间（inter-subjectivity）的交流行为，与人类健康和人文关怀话题直接相关。哈佛大学医学院教授乔治·威朗特（George Vaillant，1934—　）认为，"人生幸福的秘密是拥有持久亲密的优质关系"。本节关注"青少年心理健康危机""家庭关系危机""千禧一代职场危机""医患关系危机"等社会热点问题，从叙事素养、人际叙事关系、家庭叙事生态系统、医院叙事生态系统和社会叙事生态系统等源头上阐述问题背后的原因，从根本上找出对应策略，推动社会健康和谐发展。中国叙事医学学者鼓励全民参与叙事医学实践，积极践行和传播生命健康叙事理念，使其深入人心，真正用于造福全国民众。

结语：充分融合中西理念，凝聚中国叙事医学特色

"生命健康叙事"是以习近平总书记所倡导的"大健康"理念以及《"健康中国2030"规划纲要》为指导，以"叙事理念"为整体框架，以融合生命哲学、社会认知、健康管理等和各类跨学科的知识为鲜明特色，以改善民众的生命质量和健康状况为目的，通过提升大健康语境下生命主体的叙事素养，让叙事在家庭、学校、职场、医院、养老机构和临终殡葬等场所的叙事生态构建，在生老病死认知教育、心身全人健康管理、疾病科普与健康传播、安宁疗护和哀伤辅导等方面发挥积极动态作用。

对中国叙事医学体系和实践模式的全方位了解能够让年轻医者更全面地了解民众疾病背后的深层次原因，与其建立叙事连接，帮助其修复断裂的叙事关系，从对身体有毒害的不健康叙事连接中走出来。包容的社会叙事生态对生命主体的多重身份认知、健康老化以及创伤恢复具有重大意义，避免更多人陷入职业身份叙事闭锁、老年叙事闭锁和创伤叙事闭锁等生命叙事进程的失常状态，更好地实现全人健康。不同维度的叙事生态构建是实现"大健康"语境下的全生命周期、全生命过程和全生命要素照护的重要保障。

延伸阅读推荐

兰迪·欧尔森. 讲话别像科学家（*Don't Be Such a Scientist：Talking Substance in an Age of Style*），Island Press，2009.

兰迪·欧尔森（Randy Olson）. 叙事为王（*Narrative Is Everything：The ABT Framework and Narrative Evolution*），2019.

兰迪·欧尔森（Randy Olson）. 叙事道场（*The Narrative GYM：Introducing the ABT Framework for Messaging and Communication*），2020.

课后思考题 1

徐灵胎《慎疾刍言》曰："吾少时见前辈老医，必审贫富而后用药。"中国古代有许多与医生职业道德相关的故事，阅读以下这个"杏林春暖"的故事。然后，收集整理历史上其他体现医者道德高尚的故事，如"悬壶济世""橘井泉香"等，结合自己的生活或临床经历阐述你对医者职业叙事能力和医德医风的看法。

三国时期有位名叫董奉的名医，曾将已死 3 天的人治活。他治病不收钱，但会请痊愈的病人栽种杏树回报。多年以后，杏树达 10 万多株，他便用杏子换粮，济助穷人。后来杏林成为我国古代大家对医界的代称，并用"杏林春暖"或"誉满杏林"称颂良医的美德。

课后思考题 2

阅读以下故事，结合自己的临床实践经验，谈谈你对叙事医学中的"文本细读"，将患者当作"文本"来仔细观察的重要意义；结合一些故事，谈谈你对"良医"和"拙医"的看法。

魏文侯在位期间和古代良医扁鹊曾有一段对话。

魏文侯问扁鹊："府上兄弟三人，谁最会治病？"

扁鹊回说："大哥最好，二哥次之，扁鹊我最下。"

魏文侯又问："为什么这么说，可以讲讲其中的原因吗？"

扁鹊答道："大哥替人治病，能够观察到病人在'神'方面（的变化），病还没形成，就（不着痕迹）把人的疾病给消除了。一般人不知道，大哥已经帮助他预防了可能发生的重大疾病，所以大哥的名声不出家门。二哥替人治病，则是留意疾病初期身体的毫毛细微变化，并及早处置，所以名声不出乡里。至于我，就得动用大家都看得到的针来刺病人的血脉，拿毒药（是药三分毒）给病人饮下或敷抹，或割裂切除病人的肌肤进行痈肿脓疡的手术，才将人的病治好。也因此，我的名声往往远播于列国之间。"

魏文侯听完扁鹊的话后说："说得好！……正所谓'良医化之，拙医败之'。要是碰到拙医，就算侥幸不死，大概也少不得让伤口更深入大腿和躯干吧……"

第三章 叙事赋能职业伦理塑造

习近平总书记倡导"大健康""大卫生"理念，提出从"治疗疾病"为中心转向以"人民健康"为中心。从"病"到"人"的转变体现在医院是否营造良好的生命健康叙事生态，医护人员是否尊重生命个体的独特故事，医院里是否构建和谐健康的人际叙事关系。"叙事医学"强调的正是一种尊重"大健康"语境下每一位生命主体独特的生命故事的人文医学落地课程。医者只有跟患者建立人际叙事连接，谦卑地聆听、关注、阐释并回应患者的故事，才是真正将其当作主体的"人"而非客体的"病"。

职业叙事能力不是锦上添花的奢侈品而是必需品，是每一位医者必备的内建职业素养。如何尊重患者的生命故事、真正尊重患者的人性，是"叙事医学"课程的整体思政目标。医学生通过专业课程的学习，掌握的主要是知识、信息和技术，却无法掌握人际沟通和人性尊重的智慧。也就是说，专业课程主要停留在知识和技能的表浅层面（强调 to know 和 to do），而叙事医学旨在引导医学生形成一种敬畏生命和尊重人性的深层次自觉和内建素养（强调 being 和 to be）。

科学技术使人傲慢，实践智慧使人谦卑。医者应保持对生命的敬畏之心与对职业的崇仰之情，而非一味地注重专业知识与科学技术的学习。对医学科学的狂热追求，如果没有伦理思维和叙事素养加以调节，会导致人性的扭曲。叙事医学内化于心的素养能够为医学生学习专业课程打下坚实的专业人文基础，并为今后的专业课程学习起到伦理性和方向性引领的作用，引导医者更智慧、更高效地将科学知识和专业技能外化于行。

当我们治的是病的时候，我们有可能成功，也有可能失败；但当我们治的是人的时候，我可以向你保证，无论结果如何，我们都是成功的。①

——《心灵点滴》中的派奇·亚当斯（Patch Adams）

第一节　叙事意识的形成：医者职业精神及伦理素养塑造

叙事是人与人之间的基本关系，人际叙事连接是医者培养同理心、构建亲密关系、强化社会交往的方式。人文关爱的真正含义是与他人建立叙事连接，这种连接能够让家庭、学校、医疗机构、社区等形成更和谐的关系，这种关系让人更加注重人际叙事连接的重要价值。然而，科技的进步和电子产品的不断推广和普及彻底破坏了这一良性循环。它们不断地冲击着我们的专注倾听能力和人际叙事关系构建能力。在技术发达、人性缺失，物质丰沛、精神荒芜的当代，人类仿佛正在变成彼此之间没有交流的机器人。

伦理道德的基础在于人与人之间的"相互承认"（mutual recognition）。在中国医学教育和临床实践中，医者的医德是最重要的职业素养。而汉字的"德"字就在提醒医者必须具备职业叙事能力，能够在"彳"，也就是两个人之间建立人际叙事连接，这两个人可以是"医患"，可以是"医医"，可以是"医护"，可以是"医院管理者与医护人员"，也可以是"医者与普通民众"，在此基础上"十目一行"和"一心一意"地对待其他人，这才算得上具备基本的医德。在叙事医学语境下，"十目"指的就是文本细读和细节观察的能力，"一心"就是全心全意专注患者及其家属的需求并予以及时回应的意思。

一、叙事意识与职业身份认同形成

（一）叙事意识与自我叙事身份认同

所谓叙事身份认同，是"人类通过叙事的中介作用所获得的身份认同"②。法国著名哲学家保罗·利科（Paul Ricoeur，1913—2005）强调叙事对于自我构成的重要性，主

---

① 原文是：You treat a disease，you win，you lose. You treat a person，I guarantee you，you'll win，no matter what the outcome。

② PAUL R，NARRATIVE I，IN D W. On Paul Ricoeur：Narrative and interpretation [M]. London：Routledge，1991：188.

张"个人身份认同的叙事化"（narrativization of personal identity）。根据利科所言，身份认同有两种类型，一是"固定的身份认同"（idem-identity），也就是自我在某一个既定的传统与地理环境下，被赋予的认定身份（given），这种身份认同基本上是一种固定不变的属性。另一种是"变化的身份认同"（ipse-identity），是透过文化建构、生命叙事进程的推进和时间的积累，不同时空语境中对应的身份认同。

固定身份认同又可称为相同性（sameness），指的是性格的恒定性，是由时间沉淀累积下来的那些恒常不变的特征，借此可以把某个人辨认为是同一个人。而自我身份认同则不是僵化的实体，它让我们意识到生命主体的同一性会因他人的介入而获得改变或更新，故需要一种应对变化的灵活方式。相同性或自身性很少偏向单一极端，两者始终保持着辩证的关系，居中调停的便是"叙事身份认同"（narrative identity），它能够兼具且平衡这两者。

据此，利科提出"个人身份认同的叙事化"——我们的身份认同是在相同性和自身性、在固定与变化之间求取弹性，并构成自我，此过程需要叙事的功能。叙事是对自身的解释与理解，它影响个人的观念、价值、视野，也决定个人对于他人和世界的开放程度。在叙事医学语境下，固定的身份认同与变化的身份认同对应每一个生命主体的生命叙事进程中所表现出来的稳定性和开放性，而叙事身份认同形成的过程也就是个体的叙事统整过程（详见《医者叙事能力与职业发展》第一章第一节）。

叙事同一性在何时需要发挥调停的作用，让相同性和自身性有动态的交集呢？当意外和危机发生时，产生失谐（discordance）并冲击到原本的和谐（concordance），同一性受到威胁而使主体身份无法同一化；在危机时刻，主体的叙事身份认同发挥中介功能，将偶然性转变为必然性，将不理解的元素编排为可理解的情节，主体便能再度获得统整综合，使危机得以解除。[1]也就是说，"失谐之后重归和谐的过程"相当于人生重要危机或创伤事件后的叙事统整过程。在叙事身份认同的引导之下，失谐虽然打乱和谐，但最终仍要被新的和谐所吸纳。

叙事医学强调医者与自我的和谐关系，与他人构建和谐叙事关系的前提是与自我构建和谐叙事关系。这一点与中国古代中医体系中的伦理思想有异曲同工之妙。医圣张仲景在其著作《伤寒杂病论》自序中详细阐明了从医的目的和行医的伦理起点，其中以"进不能爱人知人，退不能爱身知己"一句来说明不能"贵生"而可能导致"害生"的医生的特点。由此张仲景提出"爱身知己"与"爱人知人"思想，体现出重视人的生命和人伦关系的核心价值观。这一思想在《仲景弟子誓词》中再次体现——"爱身知己，爱人知人。益生曰祥，爱人为仁"。每个生命主体首先懂得热爱自己的生命，热爱赋予自己生命的父母，热爱与自己生命与血缘关联的亲人，才能将这种爱推向其他的人与物。

---

① PAUL R. Oneself as Another [M]. Kathleen Blamey, trans. Chicago: University of Chicago Press, 1992: 147-148.

叙事医学强调医者与自我的和谐关系，这一点也与法国哲学家米歇尔·福柯（Michel Foucault, 1926—1984）的观点接近。福柯的医学伦理观提出，凝视自己就是沉思自己、关注自己、关心自己、认识自己，自己也当接受沉思、关注、关心和认识。医治患者就是关注患者的灵魂，凝视患者的一切。医者凝视患者的目的是诊断和治疗患者。诊疗就是关心、关注和认识。凝视和关注他者就是关心（关注）家人、周围的人，医生通过诊治别人来反观、提高、改造自我。医者作为凝视主体必须通过凝视他者来实现自我凝视，关注自我就不得不关注他者。作为凝视主体的医者（自我）与作为被凝视者的患者（他者）之间具有相互依赖性。

叙事医学把苏格拉底的"认识自己"（know yourself）转化为"关注自己"，关注自我心身健康，维系从自我出发的各维度叙事连接，培养良好的生命健康叙事意识。叙事医学中的"关怀自己"和"关注自己"不等同于"以自我为中心"的自我封闭，而是在充分形成自我叙事身份认同的基础上，培养出健康向上的阳光气质、从容乐观的进取精神以及关爱他人的服务精神，爱护自己的生命，进而懂得爱护别人的生命，在照亮自己的同时照亮周围人，使得世界更加美好。[①] 医者借着这种伦理精神，亲近患者，化解医患之间的疏离感与心理压力，发挥关注之爱，使患者得以早日痊愈。

（二）职业叙事意识与职业身份认同

在医疗健康语境中，医者除了自我身份认同之外，还要构建职业身份认同。在医学全面科学化的过程中，医者的职业身份认同被等同于"医学专业化"的过程。事实上，与人打交道的医疗职业不同于其他职业，除了"专业身份认同"之外，还要提升与人打交道的能力，必须懂得在专业身份与人的身份之间自由切换，具备"人际伦理身份认同"，才能避免陷入"去人性化"的鸿沟里。

在最初的职业选择方面，大多数医生经历了这样两种情形：一些医生因为年幼时至亲生病，得到人文医者的悉心诊治与照护，而从这个亲历故事中形成对医生职业的认同。比如，日本安宁疗护与预防医学之父日野原医生幼时因母亲患有严重的肾病，得到一位人文主义医生关怀备至的照顾，使他萌生做"仁医"的愿望，考入京都帝国大学医学系。一些医者则在阅读相关的文学或传记叙事作品时，与其中的医学职业人物产生共鸣而认同医生职业。如前文提到的妇产科教授郎景和的学生与同事连利娟就是在中学时期阅读小说时读到《乡村医生》这部作品，从此非常敬佩乡村医生，就励志将来也要做医生，所以中学毕业以后他考到医学院，由此奠定了自己的职业生涯选择。

职业身份认同是主体能够接受自己目前所从事的职业相关的所有人际关系，并把它当作自我的一部分。这里所谓的职业人际关系包括两部分，一是职业中同事的关

---

① 于奇智. 凝视之爱：福柯医学历史哲学论稿 [M]. 北京：中央编译出版社，2002：120-121.

系，二是与服务对象之间的关系。同事包含科室主管、下属和其他部门的人，同事之间互动的模式若融洽，则对职业成长和心身健康起到积极作用。对于医者而言，与服务对象也就是患者及其家属的关系是职业成就感的关键，健康融洽的关系可以发展为医者的职业使命感，将医者从狭隘的利益思维中解放出来，变成医者的一种信仰。

职业身份认同形成主要在刚进入某个职业领域的起始阶段，但是职业身份认同是一个动态发展的连续性过程，在主体的整个职业生涯中，随着职业叙事资本的积累而不断发生变化。对于准备进入和刚刚进入医疗行业的年轻医者而言，职业身份认同是最重要的成长任务。叙事在建构主体身份过程中担当重要角色。医者的职业身份认同就是医学受训者在医学院与临床实践环境中学习成为一名医师的历程。从新手（novice learner）转变到有经验再到成为专家（expert）的成长过程涉及受训者如何建立医学核心价值观，医学伦理原则和职业人际关系模式等多维度问题。这个过程中的各维度构建都离不开叙事。

医学教育不能只是教授专业课程或技术，医疗行业需要更多敏锐观察、懂得共情、善于沟通、富于想象的医者，在工具性价值之外，把握医学的伦理价值。形成较高的职业身份认同感的医者会获得较高的幸福感和较少的焦虑和抑郁情绪。医者叙事素养的缺失将直接导致医者自我职业认同的丧失以及医学专业实践的失败。在这一过程中，阅读医生前辈的自传或传记故事，聆听同时代医生同行分享自己的临床经验故事，了解患者视角的医生公众形象，撰写自己的职业成长故事都是形成职业认同的重要途径。

"职业身份认同"的对立面是"职业倦怠"和"职业叙事闭锁"。职业倦怠指的是因职业所造成的身心疲倦状态。当医生只以纯粹客观理性的态度面对患者，那与机器医生有何区别？医生和机器的区别在于，医生是人，能发展人际关系，目睹痛苦后有能力减轻痛苦。[1] 叙事医学语境下，消除医者职业倦怠烦恼的唯一解药就是与家人、同事、患者建立横向的人际叙事关系。比起努力追求卓越却孤立的生命个体，一个拥有亲密叙事连接的生命主体更接近幸福（本书第二章第一节中有相关论述）。

职业认同不代表我们要闭锁在这个职业身份中。对于医者而言，经营家庭亲密关系、发展职业身份、维系社会连接是人生的三大任务。职业生涯发展是人生的一部分，和其他人生任务紧密相连。只注重职业身份，而忽略其他两项任务，将陷入单一身份叙事闭锁，反过来会影响职业可持续发展（详见本书第五章第二节）。个人只有在家庭亲密关系中才能获得长久稳定的安全感；个体必须对社会有贡献，有相互的关怀、分工和合作，才能拥有成功和有意义的人生。人生的成就嵌入在社会关系网络中，与个体的社会身份息息相关。

---

[1] 托普. 深度医疗［M］. 郑杰，朱烨琳，曾莉娟，译. 郑州：河南科学技术出版社，2020.

（三）职业叙事意识与伦理身份认同

《中国医师道德准则》规范了医师的道德底线，提出我们应促使医师把职业谋生手段升华为职业信仰；医师应遵从行业自律的要求，以医师职业为荣，笃行中国医师道德准则，赢得社会的尊重，让医学的文化得以传承和发扬。法国哲学家利科表示，没有一个清晰的身份认同（讲述"我是谁"的故事）概念，美德与伦理（也就是中国话语体系中的"思政"）就无法说清，而没有一个清晰的叙事概念，认同也将是模糊的①。通过叙事建构的自我认同包括道德和伦理认同。

伦理不仅是一种认知，还应以态度、行动和修养的外在形式把对伦理的内在认知融入临床实践的医患关系里。一位医者的伦理素养与其"科学脑"，也就是专业知识和技术水平有一定关系，但是更多与其"人文心"，也就是人与人之间的实践智慧与叙事素养相关度更高。就像纳粹德国元首，第二次世界大战头号战犯希特勒，在某种程度上而言，他管理国家的专业技能在全世界元首当中首屈一指，执政期间经济飞速发展，全社会失业率为零，而同期美国失业率为45%，但是他不尊重生命，缺失"人性"和"怜悯心"，导致他违背基本的人道，践踏伦理底线，最终走向自我毁灭。

也就是说，叙事医学倡导的伦理实践是"以仁统术"，而非"以术统仁"。有人曾提到，动物也学技术，是不同专业的毕业生。蜘蛛学的是纺织专业，老鼠学的是隧道专业，它们都有各自的技术。如果医者只懂技术，而不提升自己的伦理素养和悲天悯人的情怀，则与动物无异。《孟子》言："无恻隐之心，非人也。"医生是人类最高尚的事业，医生应该是伦理素养最高的一类人，缺乏恻隐之心的人充其量只能算是个高级动物。只有完备知识和技术，而无共情能力的医生绝对不是合格的医生。因而，我们常说成为一位好医生的首要条件是敏于感受人的痛苦（sensitivity to human suffering）。

人文心对于医疗语境中的人而言是第一位的，就像科学脑对于疾病而言是第一位的。要实践人文伦理，我们必须将叙事放在药物和手术刀之前。正如凯博文在《疾痛的故事》（The Illness Narratives）中所指出，学习诱发和倾听患者的疾痛叙事是行医的道德核心。这是一种针对具有个体化的生命历程和独特故事的人的关怀伦理。医生只有设身处地关怀患者，才能找到最适宜的处置方法。"关怀"（care）意味着认同（identify with）这个人，进入他独一无二的生命叙事进程，成为对方生命故事的一部分，并致力于维系与他们共在的关系网络②，即维系生命共同体和叙事共同体关系。

---

① BRIAN T. Emplotting Virtue: A Narrative Approach to Environmental Virtue Ethics [M]. Albany: State University of New York Press, 2014: 111.
② DOROTHY C W, JOHN C F. Privacy and Disclosure in Medical Genetics Examined in an Ethics of Care [J]. PubMed, 1991, 5（3）: 212-232.

　　"仁"指的就是两个人之间的共同体关系。当我们愿意进入患者的生命，我们就不再"以术统仁"，而是"以仁统术"。张仲景批评当时社会那些"孜孜汲汲，惟名利是务，崇饰其末，忽弃其本，华其外而悴其内"的医者。无论古今，那些为名利而忘躯徇物，不惜其命，"进不能爱人知人，退不能爱身知己"的医者没有职业道德可言。换句话说，作为一名医生，如果不懂得关爱自己，主动调节自己的心身健康，就不可能真正做到同情和关爱其他人。既不能关怀患者，也不懂关爱自己的人，根本没有资格当医生。

　　美国知名医学伦理与医学人文学者埃德蒙·D. 佩莱格里诺（Edmund D. Pellegrino）认为："医学伦理教育最重要的目的在于培养医者的怜悯情怀。"而怜悯情怀是一个抽象概念，落到实处就是聆听、感受和回应患者的疾痛故事。持有与患者建立叙事连接的职业态度的专业医疗人员愿意主动了解患者的痛苦，进入他们的故事，成为生命叙事共同体，对患者产生自发的怜悯之情，随时随地为患者着想，协助患者舒缓痛苦与不适。一个无法与患者建立叙事连接的医者绝对不是一个良医；一位不会关怀同事或下属的医疗团队成员也不可能是一位好的团队管理者。

　　英国华威大学戏剧叙事与伦理道德教育专家乔治·温斯顿（Joe Winston）说，"叙事化的故事讲述是掌握与传递道德知识的最佳方式"[1]，苏格兰马克思主义者、伦理哲学家麦金太尔在《德性之后》（*After Virtue*）这部著作中提到："讲故事在美德教育中具有关键作用。"马克·塔潘（Mark Tappan）和林·布朗（Lyn Brow）等学者也认为，叙事是道德研究和教学的核心，承认道德选择、行动和情感的叙事主体身份，标志着道德发展的终点。既然叙事思维是指向人的、以人为核心的思维方式，作为道德主体的人是由叙事建构的，叙事是品格形成的"忠诚道路"，那么，在一个医生的培养过程中，叙事思维必不可少，培养医者的职业叙事能力，就是在提升职业伦理思政水平。

　　叙事医学语境下，平行叙事病历就是伦理反思的重要媒介，创作平行叙事病历的过程就是伦理身份形成的过程。平行叙事病历通过叙事共同体的构建反思了与患者建立道德共同体的路径。如果医者无法具体呈现人类受苦的叙事情节，医学伦理精神根本无法真正传递。要理解并接受患者的伦理抉择，医者应当了解虽然疾病叙事有多种可能的诠释，但患者本人才是其叙事文本的最终作者。平行叙事病历能够让医者关注和剖析自我的职业态度和行为，也可以让患者更深入地理解医者。在医学伦理领域，多一点分享和传播具有叙事素养和怜悯情怀的医者的故事，就能构建良好的医学伦理叙事生态。

---

① WINSTON J. Drama，narrative and moral education［M］. London：Falmer，1997：1.

二、叙事意识与和谐医患关系构建

（一）叙事意识提升医者的人际互动意愿

英国脑神经外科医生亨利·马什在《一个医生的自白》（*Admissions：A life in Brain Surgery*）一书中描绘了他在尼泊尔担任外科医生的经历，其中一段关于年资高的医生与年轻医生之间关于患者病情交流和分析的对话，反映了医者在病症沟通之外的叙事意识对于病情分析的重要意义。

> "大家早上好。"干事莎莉玛说，她穿着一件白色的外套，站在带支架的白板前，上面写着出入院清单。莎莉玛相当紧张，因为我要问她一些和患者有关的问题。
>
> "80个住院患者，7个新入院，1个死亡。"莎莉玛迅速说道。
>
> "好的，第一个病例是什么？"我问。
>
> "是一位50岁的女士，两天前失去意识，大便失禁。她有高血压，而且酗酒。检查显示……"
>
> "不不不，除了这些信息之外，我想知道，比如说，她的职业是什么，她平时靠什么谋生这类信息。"我说。我注意到年轻医生们从不描述患者的职业和家庭关系状况等，而在呈现患者病史时，这应该是常规内容。尽管尼泊尔人的职业不外乎农民、司机、零售商或家庭主妇这几种，但提及患者的职业相当重要，因为这不仅仅是医疗传统，可以让我们对潜在的职业病更加敏感，而且也提醒我们每个患者都是独立的个体，有自己的生活和故事，而不仅仅是一个无名的患者。
>
> 莎莉玛看起来有些尴尬，在手里笨拙地摆弄一张纸。可能她还没有见过这个患者，她是根据其他医生的记录来描述的。所以现在我这样问，对她有点不公平。
>
> ……
>
> 呈现病情要基于与患者的交流和分析，这是医学实践中非常重要的一部分。然而，他们所接受的大部分教学完全是机械的。

医学教育者和有经验的医生想要告诉年轻的医生和医学生，虽然现代医学为疾病诊断提供了各种先进的诊断设备，许多疾病是依赖磁振造影、正子断层造影或者高速计算机断层等技术确诊的，但是，患者与医者之间的深入交谈，仍然是医疗诊断的重要基石。患者向医生讲述的故事构成第一手资料，应该在诊断、临床决策与治疗计划中占据一席之地。

底特律重症监护室医生拉纳·阿瓦迪什（Rana Awdish）在其疾病回忆录《休克：我的起死回生之旅》（*In Shock：My Journey from Death to Recovery and the Redemptive Power of Hope*）里用两组医学生进行实验证明医学科学理性外，具备叙事意识的医者与患者建立共情连接的重要作用。埃里克·托普（Eric Topol）在其著作《深度医疗》（*Deep Medicine*）对其实验做了阐述：

> 两组学生一组被称为"病理组"，另一组被称为"人文组"。病理组通过识别皮肤损伤、听杂音和了解凝血级联，在认识疾病方面得到了非凡的训练。而人文组不仅接受和病理组一样的所有培训，还需要探索患者的背景，与患者聊天，了解患者在日常生活中是什么样的，对他们来说哪些重要，哪些令他们担心。如果患者开始哭泣，病理组可以诊断出这种疾病，但无所作为；而人文组甚至在患者流泪之前就已经为之所动，能听出患者强忍着的声音，并表示安慰。

要提升对患者病情的分析能力，从患者那里获取更多的信息，首先我们必须与患者连接，并展示我们的共情意愿。人文组与病理组在对待患者态度和方法上的最根本的区别在于有没有进入患者的内心，掌握更多的情况。阿瓦迪什在这个实验中做出这样的总结：医学不能在真空中治愈疾病，它需要联系……虽然医者很容易看出疾病，但也很容易忽视疾病。但医者其实可以联系更多的东西：深入的了解、发现更多美好的事物，建立更深入的共情连接。每个人，无论是医生还是患者，都值得为这些东西付出更多。[①]

（二）叙事意识打开医患之间互信的大门

良好的医患沟通的基础是医患之间形成的无条件信任。无条件的信任是建立深厚关系的基础。而让患者无条件信任医者的关键就在于医者，尤其是初次见面的医患互动时，医者应具备良好的叙事互动意识。昆卡大学（University of Cuenca）的鲁尔·安德雷德（Raúl Pino Andrade）在他的论文《叙事医学与医学诊断》（"Narrative Medicine in Medical Diagnosis"）中讲述了一个这样的故事：

> 露比·内尔逊（Ruby Nelson）夫人，82岁，患有肥胖、糖尿病、高血压和骨关节炎等疾病，她看我的门诊已经15年了。我们在一起的头几年，在许多小事情上意见不一：她坚持使用价格高昂的品牌药，即使非品牌药同样好，她也不愿意听我的建议，我常常对品牌药物的高昂价格感到愤怒。我一直劝她要认真对待肥胖问题，跟她讲这会造成很多健康危机，但是她似乎从未认真对待减肥的事情，总将我的话当作耳边风。可以预料，控制不好体重，她的血糖控制也不佳，膝关节退行性病变导致她基本无法走路。
>
> 一天下午，她坐在检查台旁等待测量血压。每当这时，我都非常担忧，因为血压数值一定让我极度焦虑。我对她表现出极度的不耐烦，同时严厉地责备

[①] 托普. 深度医疗［M］. 郑杰，朱烨琳，曾莉娟，译. 郑州：河南科学技术出版社，2020：106.

她。我认为严厉一点，也许她就会更重视一点，这是我作为医生的一种责任。这时，也许是为了缓解沉默等待过程中的尴尬，她突然跟我讲起她在教堂唱诗班里唱赞美诗的事情。当时，也不知道出于什么想法，我就顺势提出让她给我唱一首赞美诗。这位被生物医学描述为"病态肥胖"的女性眼中突然闪过这么多年来我从未见过的光辉。她抬起沉重的头颅，双手合十，发出深邃高昂的歌声，在我眼中一直标签为"病态肥胖"的这位老妪即刻化身为一个充满威严和令人崇敬的形象。从此以后，我愿意更有耐心地为她做任何事，她也愿意听从我的任何建议。

之后，她患上了脑血管病，需要多次住院以预防中风。在她住院的几个星期里，在我面前的不再是以前的"病态肥胖"的形象，而是一位有尊严和有灵性的人物。尽管社会工作者和护士强烈建议将她安置在疗养院，但我支持她回到自己公寓的强烈愿望。自从那次歌唱赞美诗之后，我更理解她的愿望。现在她回家了，接受了抗凝治疗，血压也得到了有效控制。毫无疑问，这首歌曲中的几个具有感染力的和弦将我们带到了一个新的相互连接和相互尊重的领域。①

这是叙事医学首倡者哥伦比亚大学丽塔·卡伦教授亲身经历的一个故事。从这个故事里我们看到在听这位患者唱歌之前，卡伦医生与患者建立的只是医生与疾病之间的关系，尽管卡伦运用自己毕生的专业知识与患者进行沟通，希望她能听取自己的建议，好好控制体重，控制血压和血糖，但是效果一直不好。当时的卡伦医生满眼只看到疾病，而没有真正看到眼前的这个人。但是，当时还没有叙事意识的卡伦医生一直不去反思为什么患者依从性不高，不遵从医嘱，仍然以科学世界语言反复强调不控制体重的严重后果。直到一个偶然的契机，当她与患者之间建立了除疾病之外的话题交流之后，她们之间的关系突然发生了质的改变。卡伦开始关注作为"人"的内尔逊夫人，意识到患者作为主体的独特性，而不再把她看作是肥胖、糖尿病、高血压的附属品。从这一刻开始卡伦医生开始平等地与患者进行交流，因此，在其他人都不支持内尔逊夫人回到自己公寓时，卡伦医生能理解并尊重患者真实的需求，回应她的感情需要，重新拾回对患者的人性关怀。患者感受到自己真切地被尊重、被理解，便愿意与卡伦医生形成亲密和谐的叙事连接，在互信和互纳的氛围中医患沟通无疑能友好高效地进行。

在循证医学语境下，医者与患者家属大多偏重患者的"身体"，而忽略他们的"人"；偏重患者的"症状"（symptom），而忽略他们的"体验"（experience），这导致双方之间变得疏离，无法相互理解，无法沟通。因而，奥地利小说家弗兰兹·卡夫卡

---

① CHARON R. Narrative medicine: hearing the stories of illness [M]. New York: Oxford University Press, 2006: 121.

（Franz Kafka，1883—1924）在其短篇小说《乡村医生》（*A Country Doctor*）中感叹，对于医生而言，写处方是容易的，但与人互相理解却是困难的。[①] 如果我们将医疗工作扩展到开检查单和处方单之外的人际关系构建中，医患互信的大门就打开了。

曾经有一位血液科的教授朋友跟笔者讲过一个七八年前的故事。

那时我还是一位刚刚成为副主任医师的年轻医者，每天忙忙碌碌，忙于出门诊，忙于做研究，忙于写论文。出门诊时，基本每几分钟要看一个患者。有时，根本没有正眼看一下患者，就已经给患者开出检查单或者药方。在一个星期二，我照例 7 点半来到诊室。这时已经有好多位患者在门外等候。我做好准备工作之后，第一位患者进来了。但是，当天电脑突然出了点问题，患者就跟我面面相觑了一分钟，我一边拿起手机准备查看信息，一边随口问了一句："这么早过来，你吃早餐了没有？"

没想到，对面这位 40 岁左右的患者居然眼圈一红，哭了出来。我突然感到不知所措，不知道是哪里出了问题。我看了一眼他的病历本，家庭住址是江门鹤山，姓欧阳。我起身递给他一杯热豆浆，拍了拍他的肩膀，对他说，欧阳兄弟，你从这么远的地方赶过来，这么早来看病，真是不容易啊。这时，患者说，我 30 岁开始被诊断为"血小板减少性紫癜"之后，走了很多家医院看病开药，因为家里还有两个上学的孩子，我要争取时间多挣钱，所以我每次都想办法挂最早的号。但是，从来没有一个医生问过我有没有吃早餐……

那是这个患者第一次看我的门诊。那天之后，每两周的星期二，我都会见到欧阳。他成了我诊室里医患关系维持最长久的患者之一。从那天开始，我理解到医患之间的信任关系往往建立在疾病之外的话题之上，原来每一个患者都是脆弱的，也是容易触动的，只要医生愿意稍微地关注一下他们，哪怕一句"吃早餐没有？"都会感动他们。所以，从那天开始，我与来就诊的患者的第一句话不再从"哪里不舒服？""你有什么问题？"开始，而是从"下大雨，你淋雨了没有？""降温了，穿暖了没有？""孩子高三了吧，准备选哪科？"等开始……

现代人的人际关系愈来愈冷漠、疏离，医患之间很难产生较深的互动。对于医生而言，如果将开处方作为自己的职业核心任务，那么，数小时便可看诊完毕，张三李四我们谁记得？医学科技的进步一日千里，能预防治愈多种病症，但如今的患者只是一个代号，只是病历上载有的一堆数据。当故事中的这位医者意识到自己之前与患者之间的关系只是冷漠疏离的关系，当他意识到简单的一句抛开职业身份的问候能够让患者如此感动时，他决定改变。之前为职称、为收入汲汲营营的自己从此更加关注眼前的患者，他也因此从职业中获得更加充实的满足感，心身为此也更加愉悦。

---

① 原文是：To write prescriptions is easy，but to come to an understanding with people is hard。

听患者唱歌、问候患者有没有吃早餐、询问患者孩子的学业情况等，这些都是与疾病治疗没有任何关系的话题。然而，正是借与疾病没有关系的话题，医者与患者之间的人际间的主体性关系才建立起来，也就是说，没有这种人际叙事意识，医患之间只是"人病"之间的主客体间关系，换一种说法就是纵向关系，医生是权威，患者是没有医学专业知识的疾病客体；医生是对患者发号施令的长官，而患者是只能唯命是从、没有发言权和反对权的士兵，这样的压制关系无法真正形成互信关系。

（三）叙事意识打开医患共情之门

伦理最核心的概念就是责任（responsibility），是回应的能力。许多医生在行医多年之后，仍然感觉跟所有的患者之间隔着无法逾越的一堵墙。其实，破解这堵墙的唯一途径就是学会聆听和回应患者故事。想象一个患者躺在忙碌的病房里，周围都是医护人员和患者，看起来并不孤单，只要按一下按钮，护士马上就会过来。但是，患者在这种状况下几乎都会感到自己被漠视，被隔绝。这是因为要使他们感到被关怀，重要的是得到内在的回应，而非外在的专业行为。

专业行为只是一种单向的、纵向的流动，而非相互的承认。只要用心聆听，再难缠的患者心底深处都有一个可以交流的柔软点。当医者和患者展开双边的横向互动，主动分享某个对双方都有意义和价值的故事时，冰冷的职业关系就可以转化为温情的人际关系。

中山大学附属第五医院的一位护理人员讲述过一个通过人际叙事连接达成医患之间的共情理解和顺畅沟通的故事。这个故事叫《茉莉花香》。

除夕夜，一位老人推着一位60多岁的老奶奶满脸愁容地向我走来。老爷爷对我进行了简单交代后就赶回澳门了，所有照顾老奶奶的重任落在了我身上，包括热饭、吃饭、喝水、如厕……

"护士，护士快点来呀，我要喝汤，帮我热一下！""你笨手笨脚的，怎么做护士？把我的衣服弄脏了，你赔得起吗？"这个衣着精致的老奶奶，刚才还黯淡无光的双眼一下子充满了怨气。"你给我出去！"

我默默地退出老奶奶的房间，摸着被汤汁烫伤的手，忍不住躲在值班房里低声抽泣。我想家了，父亲说家里年过九旬的奶奶因为我今年又没有回家过年，不愿意吃年夜饭，还发脾气，电话里我使出十八般武艺终于把老奶奶给逗乐了。今晚住院的老奶奶会不会也是因为今天是除夕，身边连一个亲人都没有，所以才心情不好？老奶奶大概也像我的奶奶一样思念远方的亲人了，想到这，我突然释怀了，眼前的她不就是我远方的奶奶吗？

我调节了一下心情，再次来到老奶奶的房间，悄悄地从值班室为老人家泡了一杯茉莉花茶，老奶奶接过我手中的茶，看着雪白的花在水中曼妙旋转，升腾的热气中弥漫着花香，老奶奶陷入了往事的追忆中，我只是安静地在她旁边坐着，看了一会书和手机。过了一会，老奶奶语重心长地和我讲起了一个这样的故事。

她说："我女儿以前经常会把茉莉花晒干给我泡茶喝，十年前她在一场车祸中去世了，后来就再也没有人给我泡茉莉花茶了。今晚我穿的衣服是女儿走之前买给我的新年礼物。所以孩子，当你把汤洒在衣服上的时候我特别难过，她走的时候就和你一般大小。"她边说边握住了我的手，眼神变得柔和，仔细端详着我，仿佛我就是她的女儿，身为老奶奶女儿的同龄人，我也能感觉到她的艰辛和不容易，毕竟是白发人送黑发人啊，我流下了眼泪，用双手紧紧握住老奶奶的手，我能感觉到她的手一直都在颤抖，嘴唇也在颤抖，眼睛里都是眼泪。

我就说了一句："奶奶，您想哭就哭出来吧，您住院期间，我会像您女儿一样天天给您泡茉莉花茶喝的。"窗外，烟花礼炮在情侣路上响起。我悄悄擦擦眼泪对老奶奶说："奶奶，今晚我们一起过年，让我们去阳台看烟花吧。"我们来到病房的阳台上，头顶的烟花缤纷璀璨，在黑色天际绽放着芳华，照亮了香炉湾的海面，也照亮了我们的心。偎依在黑夜里，我们是相聚在新年的家人。

接下来的一段日子，老奶奶总是用一种很慈祥的目光打量着我，对我总是问寒问暖，嘱托我一定要吃早餐，不要过度操劳，保养好自己的身体。后来老奶奶出院了，我继续忙着我的工作。几个月后，我收到装着茉莉花茶的快递，淡淡的清香扑鼻而来，是老奶奶特意嘱托亲人寄给我的……

医护人员每天遇到和接触的大多是长期受疾痛困扰或命悬一线的患者。临床护理实践工作不仅仅只是科学实践，更需要关注和寻求的是"人性"。在叙事医学、叙事护理语境下笔者认为，医疗和护理实践从根本上而言是围绕"人性"展开的，只有关注人性，跟患者建立主体间关系，专注倾听他们的故事并予以及时回应，懂得拥抱生命、医学和疾病的不确定性，学会运用人文艺术修养来调节自己和患者的情绪，践行以叙事理念为基础的临床医疗工作，才能成为真正意义上的人文医者。

老吾老及人之老，幼吾幼及人之幼。容易发怒的患者，多是受疾病困扰，由于治疗过程带来的痛楚和恐惧而导致心情显得特别烦躁，稍有不如意的事情，就会迁怒于医护人员。愤怒和焦虑或许往往只是冰山一角，在这下面隐藏着各种不同的人生故事，拥有叙事意识的医者不会以怒制怒，将自己卷入患者的愤怒情绪中，而是耐心地安抚，逐渐地贴近患者的内心，让他们有机会讲述自己的故事。

这些患者之所以将自己的情绪投射给周围人，主要原因在于没有找到能涵容他们的人。在医疗语境下，面对患者的各种情绪，医者可以扮演涵容者（container）的角色，就像情绪的容器那样愿意接收和回应他们，在这样的互动中，患者消化不了的复杂情绪便可以疏通理顺，变成一种健康的情绪能量使双方之间没有阻碍地顺畅交流，患者便会感到被聆听、被理解、被照顾，从而得到一种舒畅的感觉。医生的人文心就好像一个容器，承载患者的郁结、担忧、内疚、愤怒，帮助他们疏理及消化，这时，患者就会感到"被涵容"（being contained），被涵容的感觉就是一种被人接纳的温暖。

医学最大的一个特权是能够进入患者的私密空间，深入他们的生命故事，成为维护他们的生命健康，甚至帮助他们实现成长的人生导师。在这个故事里，一个患者与一位医者走进了彼此的生命，在平凡的日子里，互相慰藉，彼此温暖。一个温暖的微笑，一杯适当温度的水，一次充满情感的触摸都可以让我们感受到生命的厚重，人性的冷暖。患者的生活故事变成健康医疗的一部分是解救现代医疗非人性化境地的重要途径，唯有通过这样的相互承认的故事，医者的职业伦理道德才得以实践。

三、叙事意识与医者职业想象能力

对于创新人才教育而言，好奇心、想象力和伦理价值力是三个培养要素。科学家爱因斯坦也提到，"想象力比知识更重要，知识是有限的，而想象力概括着世界的一切，推动着社会进步，也是知识进化的源泉"。《哈佛商业评论》（*Harvard Business Review*）曾公布一项重点研究，未来人类的工作将围绕三种职业能力展开，分别是想象力、创意和策略①，这三者都是人才软实力的表现，因为随着 AI 智能技术的快速发展，在不久的将来，只拥有硬实力的人将被人工智能所取代。

职业想象力能够帮助我们提升人际互动和共情能力、多元身份转换能力、环境变化适应能力、危机应变能力、创新思维能力、情绪处理能力等。对于医生而言，或许培养职业想象力这一软实力并不是帮助我们通往成功的唯一路径，但在漫长的职业生涯路上，它会像一双好走的鞋，能让你在通往成功的道路上走得稳、走得远、走得健步如飞。本节主要通过故事探讨医者叙事想象力的三个层次——叙事代入想象、叙事共情想象与叙事预期想象。

（一）医者叙事意识与叙事想象力

东西方文化中，很早就有对想象力（imagination）这一概念的探讨。在中国，先秦的《楚辞·远游》云："思旧故以想象兮，长太息而掩涕。"这是最早出现"想象"一词的文献。《韩非子·解老》云"人希见生象也，而得死象之骨，案其图以想其生。故诸人之所以意想者皆谓之象也"，这句话很生动地阐述了想象的情形。在西方，早在希腊古典时代，亚里士多德就开始探讨想象力这个概念。亚里士多德指出，想象力是以意象在思考，随着意象而呈现，想象力是思考形式的关键，与常识有所区隔。

从古到今，每个领域的伟大领导者都是叙事素养非常高的梦想者。这些梦想家凭借远见（vision）、叙事想象力（narrative imaginability）与热切的渴望，在心理和灵性

---

① PISTRUI, JOSEPH. The future of human work is imagination, creativity and strategy［N］. Harvard Business Review, 2018-01-18.

上预见未来的事实成真①，并将原本抽象和看不见的想象转变成具体的事实。"医院的发展未来"是医院管理者想象力奔驰的地域，各种可能性叙事在那里繁茂地产生。叙事想象力能够让领导者构建医院的核心叙事，借由这个连接过去、现在和未来的核心叙事，医院的长久规划有了价值上的升华，有了像生命主体一样的未来蓝图，医院发展潜力在叙事中被挖掘，高质量发展一步一步得以实现。

前面章节里我们提到，教育学家布鲁纳的两种不同形式的医学知识——逻辑科学知识（logical-scientific knowledge）和叙事知识（narrative knowledge）。"叙事想象力"是主体在叙事知识的基础上具备的创造性能力。在当前的医学教育和临床实践中，叙事知识和叙事想象力的培养和运用被严重忽略，缺乏叙事想象力的医者遇到困境可能将暂时的困境当作人生过不去的坎，闭锁在当前状况，无法想象未来的无限可能性；无法预测可能出现的危机，导致多次重复同样的错误，无法从错误和挫折中成长；无法适应医疗背景下复杂的人际关系和快速变迁的医学和社会发展状况。

想象力是人类的一种思维过程和创造性活动。医者叙事想象力可以分为几个层级：一是"叙事代入想象"，是指在阅读、聆听或观看某个叙事性作品过程中，将自己代入其中一个角色，进入故事情节进程的一种想象；二是"叙事共情想象"，是指根据已经掌握的一些信息，在脑海中编织和浮现眼前的某个生命主体的人生故事，感同身受地体验其境遇的一种想象；三是"叙事预期想象"，是指从不同视角，在对已经发生的事情有全面了解的基础上，结合目前的状态对发生在他人身上的故事或对某个事件的未来走向，也就是未来发展的多种可能性展开认知性共情和预测性推理的思维过程。

叙事代入想象处于叙事想象力的最基础层级，也是叙事资本积累的重要阶段，叙事共情想象是第二层级，最高层级的叙事想象力是"叙事预期想象"。叙事预期想象不仅需要故事代入能力、共情能力，还需要更高层级的叙事统整能力和推理能力。"叙事预期想象"是借由抽象运作（with the help of abstraction），从一个具体的故事趋向另一新的可能性故事的转换创造活动。②生命主体在叙事预期想象的过程中通常不受常规限制，能够对整个故事的脉络和图景有谨慎和精密的构思（the conceiving of image），让故事朝着有利的方向发展，避免导向不利的境地。

英国著名哲学家玛丽·沃诺克（Mary Warnock，1924—2019）在《想象力》（*Imagination*）这本书中谈到，想象力是最具变革和启示作用的能力，它具有能够让我们与素不相识的人产生共鸣的力量，它能够将感官的数据和智慧的思维桥接起来（bridges the gap between sensory data and intelligible thought）。叙事想象力对于医者个人成功具有举足轻重的地位，是一种主体应对快速变迁的必要社会能力。叙事想象力有

---

① 翻译成英文是：To see reality in their mental and spiritual form before they had been transmuted into physical form。

② 原文是：A transforming，creative activity from the concrete present story toward a new future possible story。

四个面向：一是叙事想象是超越现实的活动；二是叙事想象力的提升基于丰富的叙事资本积累；三是叙事想象力包含丰富的情感元素；四是叙事想象力建构出新的可能叙事进程。

当然我们也要注意，叙事想象力有创造和生成的（productive）面向，但同时也具备破坏和摧毁的（destructive）能力。如果医者将自己代入一个正面故事的正面人物中或者负面故事的正面人物中，又或者年轻的医生处在一个关于医者形象的负面叙事生态中，又不懂得对这样的生态展开批判性思考，周围的医者都在讲述科学至上主义的故事，那么，医者就可能滑向毁灭的深渊。

（二）叙事代入想象与医患情感距离

叙事代入想象处于叙事想象力的最基础层级，也是叙事资本积累的重要阶段。叙事代入想象是在阅读和聆听中，或在自己的创作和故事编织中，将自己代入其中，想象自己是其中的某个人物的一种能力。

> 爱尔兰知名剧作家约翰·米林顿·辛格（John Millington Synge，1871—1909）有一部名为《西方世界的花花公子》（*The Playboy of the Western World*）的剧作，讲述一个少年人来到爱尔兰西部的一个村庄定居，村庄的人好奇问他搬来的原因。少年人杜撰了一个故事，说自己是为了公义和真理被迫流亡至此。因为少年的故事讲述得非常逼真，以至于村民都相信了他的故事。大家为村庄多了一个有正义感的年轻人而高兴。随着故事发展，少年为了让村民们相信自己的故事，真的开始做许多正义的事情，慢慢变成想象中的自己。

这个故事虽然是虚构的，却深刻地表达了一点：如果我们真切地将自己代入想象中的故事的话，我们可以成为自己想象中的那个样子。叙事想象力有改变，甚至创造一个人的力量。医者职业成长的一个关键环节是借鉴前辈医者和带教医师的临床诊断和治疗经验，利用各种机会积累自己的经验资本。医者的行医本领最为重要的是亲身实践。实习医者在求学期间要主动阅读、解析不同历史时期的各种案例故事。在阅读这些故事时，我们可以代入其中，想象自己如何与患者交流，从沟通中获取诊断信息，为其解除病痛。

叙事代入想象能够让我们顺利拉近与对方之间的距离。

> 在《安妮的盒子》（*Annie's Box*）这部电影里，我们发现进化论提出者达尔文为了与研究对象——一只猩猩接近所做的思考和想象。当达尔文只是以一个高高在上的"人"的方式接近这只猩猩时，它会远离达尔文，视其不见。这时他们之间只是没有内在关联的两个物种之间的关系，一方很难真正赢得另一方的信任。

但是，达尔文发现，当他将自己也想象成一只猩猩，模仿它的样子在地上打滚，模仿它做出各种动作之后，猩猩开始主动接近他，并且形成了走入对方生命的跨种群生命共同体关系。达尔文认为，这只猩猩在与他的密切交往中也具备了一定的"人性"，将其取名为"珍妮"。

从达尔文的这个故事我们想到，即使是不同物种之间，通过叙事代入想象，将自己想象成与对方具有一样语言、神态、动作、身份的物种时，都能够顺利靠近对方，取得对方的信任，人与人之间就更容易通过这种想象，建立共同体关系。在医疗语境下，年轻医者除了能够将自己代入年资高的医者角色来进入情境化思考之外，也可以将自己代入患者角色，这是更好地展开职业反思的一种方式。奥斯勒就是一位善于在不同语境中将自己代入患者，尤其是儿童患者的故事世界的人文主义医生。他经常化身为魔法师、小精灵与儿童患者展开交流，甚至进行死亡教育。

奥斯勒注重根据患者的特征，想象与患者建立不一样的叙事关系。比如，奥斯勒在与一个六七岁的重症末期小女孩患者交往时，总是扮演"精灵"出现在其病床前，通过童话世界的语言来对小患者进行问诊，并在患者临终前通过一朵干制的红玫瑰来对儿童患者进行特别的死亡教育，让小患者理解生命和死亡，最终平静地离开世界。奥斯勒在小患者面前如果只是一个内科专家，就很难与其建立融洽和谐的关系，而通过创设一个想象的童话故事世界，使双方成为这个故事世界里平等交流的主体，奥斯勒与小患者建立了完美的医患关系。

曾经有一位医生分享过这样一个故事：

> 有一个精神病患者总是以为自己是一朵蘑菇。他每天都打一把伞蹲在马路边，不吃不喝，真像一朵蘑菇一样。医生想沟通却无处入手，于是，他也学患者打一把伞蹲在路边，一蹲就是好几天。
>
> 终于有一天，患者注意到了医生的存在，他问："你是谁啊？"
>
> 医生答："我是一朵蘑菇啊！"
>
> 患者会意地点点头，继续当他的蘑菇。
>
> 过了一会儿，医生就站了起来，四处走。
>
> 患者很惊讶："你不是蘑菇吗？怎么可以走来走去？"
>
> 医生说："因为我是一只悲伤的蘑菇啊，蘑菇悲伤的时候就会到处走。因为它想知道朋友们在干吗，怎么都不理我了。你愿意和我一起去找其他蘑菇吗？"
>
> 患者同情地点头，跟着医生一起走了。

这个故事告诉我们，医者需要通过叙事代入想象，成为一个与患者身处同样位置和情境的人，陪他一起理解和看待世界。这时候，理解的力量胜于一切。除了叙事作品的阅读所引发的叙事代入想象之外，我们还可以在参加导师查房、坐诊和病房临床实习时展开眼前情境的代入想象。年轻医者虽然不是自己主导诊断和查房，但可以通过代入想象将自己想象成带教老师或者主管医生向自己发问：我面对这样的患者，将做出怎样的诊断结论？将采取何种手段或选择哪些药物进行治疗？也可以想象眼前的患者在患病之前过着什么样的人生，疾病迫使其在哪些方面有了重大的改变。

在这个基础上，一些国家在医学教育设置了戏剧角色扮演课程。这一课程的理念基础是医学生光有专业知识并不能帮助他们完全了解患者，学生需要有情感的投入（emotional engagement），通过代入戏剧中进行演出，医学生就不再是一个被动的观察者而是情景式体验者。在扮演角色过程中，医学生必须透过想象力来共同建立戏剧情境，在假设的情境中饰演不同的角色，并认真地处理情境中角色所面对的困难和危机。

借由"医学人文剧场"这样的课程，医学生可以反思患者、医护人员及家属三者间的关系，也可以提早面对医疗场域的现实环境，以了解未来在临床工作上可能遇到的问题。在戏剧排练的过程中，医学生可以用最真实的医患经验及角色扮演，找到属于医护人员应该具备的使命，也看到自己的成长与进步。这一共情想象训练过程引导的是换位思考，从医生、患者或是照顾者的视角全方位地感受及了解患者真实的人生。此外，戏剧叙事治疗也可以引入到患者的治疗中，借由故事创作、角色扮演或者角色互换，想象其境遇，通过内心深处的沟通展现真实的自我，从而达到深层的成长与蜕变。

（三）叙事共情想象与叙事共同体构建

叙事共情想象是指根据已经掌握的一些信息，在脑海中编织和浮现眼前的某个生命主体的人生故事，感同身受地体验其境遇的一种想象。英国经济学家亚当·斯密（Adam Smith，1723—1790）在《道德情感论》中提到，我们无法完全复制他人的感受，我们只能通过"想象"最大化地理解他人的感受。学生在"遇见"自己的故事前，可以通过文学叙事作品的阅读体验和梳理他人的生命历程、内心世界，书中的世界为读者提供想象的空间和媒介，沉浸式的带入使读者更能感受到人性和道德的力量，由此个人潜意识的观点会慢慢地涌现出来，个人的伦理道德、心理认知、情感需求和个人价值会得到体现，对自身的伦理素养起到教化和提升的效果，个人的生活与行动也会重新被赋予意义。

建安七子之首王粲说："夫文学者，人伦之首，大教之本也。"布朗大学的玛莎·努斯鲍姆（Martha Nussbaum，1947—　）教授是文学叙事阅读促进人的伦理和共情能力这一观点的主要倡导者。玛莎认为，伦理学的本质是同情心，即感受他人痛苦的能力。而文学叙事阅读在培养同情心的潜力方面发挥着重要作用。正如亚里士多德在《诗学》（Poetics）的第9章中所提到的，文学展示的不只是已经发生的事情，而且还是激发我们想象的可能发生的事情。对这种可能性的熟悉将成为一笔宝贵的资源，帮助医者预见工作中诸多场景以及现实故事后续的发展进程，从而能及时地加以应对和调整。

美国文学评论家和 20 世纪美国文化研究的先驱拉尔夫·埃利森（Ralph Ellison，1914—1994）也提到，形成公民想象力虽然不是文学的唯一作用，却是文学的一个最显著的作用。叙事艺术能让我们看到不同人的生活，而不仅仅是充当一个旁观者——能对他人的生命更具参与感和共情理解力。① 作为与人打交道的健康行业的从业者，医者不能只积累医学专业知识和技术，还必须在自己身上培养一种共情想象力，能够理解与自己不同的人的动机和选择，不将他们看作没有共同感的"他者"。叙事共情想象能够将他者转变为"叙事共同体"或"生命共同体"。

阅读疾病叙事作品的医者，被邀请去想象和体验那些被他们所忽视的患者的疾痛、忧虑和恐惧。深入故事空间的医生在做出医疗决策时也能更多地考虑到患者作为一个有需求的人，而不是疾病的载体，从而能从患者的角度出发制定出更具人性和更恰当的诊疗方案。叙事想象在形成正确的职业身份认知和正确的医疗诊治方案方面有重要价值。医者虽然不能忽视根治疾病这一健康首要目标，但如果医学仅仅被视作致力于保障身体痊愈的工具，真正的全人健康或疗愈就永远无法实现。②

医学教育不能只是教授专业课程或技术，医疗行业需要更多敏于观察、懂得共情、善于沟通、富于想象的医者，在工具性价值之外，把握医学的伦理价值。共情能力并非与生俱来，除了阅读文学叙事作品之外，还需要在人际实践过程中不断摸索与体会。在与他人的沟通交往过程中，从对别人的好奇心开始，尝试完全从对方的角度来看待整件事情，试着接受对方的观点，是对一个人共情能力的修炼。当我们能够让对方感觉到自己被在乎、被理解时，共情关系才建立起来。

托普在其著作《深度医疗》中提到一个叫茱莉亚·舍恩（Julia Schoen）的医学生与其第一位患者 B 先生之间的故事。舍恩的医疗团队对 B 先生这样描述：

> "男性，63 岁，患有射血分数保留性心力衰竭……肺动脉高压、慢性阻塞性肺疾病，表现为慢性心衰急剧加重。"但具有叙事想象力的舍恩想到的却是：心力衰竭的 B 先生推着轮椅穿过街道时，喘得很厉害的样子。她写道："当他在街道的对面休息时，我都能听到他的喘息声。我不知道有多少人会默默避开他。"当舍恩听 B 先生讲笑话、讲故事时，她对自己的耐心和共情能力感到认同。第一次与这位患者的接触教会了她"倾听和想象患者生活情境"的重要性。舍恩推倒了医患之间的隔阂，促成了一段深厚的医患关系。

---

① ELLISON R. Invisible Man［M］. New York：Random House，1952：217.
② RIVKIN J，RYAN M. Literary Theory：An Anthology［M］. Malden：Blackwell，1998：383.

叙事共情回应（narrative empathetic reverberation）指的是医者在倾听患者生命故事的同时，借由想象投射产生的内在经验触动之后对患者困境的理解所做出的叙事性表达。叙事同理想象是进入并走出对方故事世界的过程。医者首先进入患者的困境故事中产生共鸣体验，此为"进入故事"；继而医者能将自己体验到的感受对患者表露出来，将患者的故事完整地呈现在自己和患者面前，此为"走出故事"。如果医者只经历与患者的叙事性共鸣，却未将其表达出来，那么共情想象的过程只进行一半，反倒使得双方的心声都压抑在内心，缺少叙事性回应所创造出来的共在感受与情感交流。

（四）叙事预期想象与医者的不同命运

叙事预期想象不仅需要故事代入能力、共情能力，还需要更高层级的叙事统整能力和推理能力。"叙事预期想象"是借由抽象运作，从一个具体的故事趋向另一新的可能性故事的转换创造活动。叙事代入想象和叙事共情想象更多的是对过去和当下的对方处境和生命困苦的想象，而叙事预期想象主要是对未来叙事的可能进程的预测性想象。叙事预期想象对于化解可能发生的危机具有重要意义。

在前面章节里我们提到过"洗手"的提出者匈牙利的塞麦尔维斯和美国的霍尔姆斯的故事。两位年轻医生在19世纪中期走在时代前列，利用其掌握的专业知识和科学思维发现了不洗手与产妇死亡之间的关联，继而提出"洗手"的对策，他们的观点都遭到同时代医院管理者和妇产科权威的抵制，但是两人最终的命运却因为其叙事想象力的差别而截然不同。

敏锐的叙事意识让霍尔姆斯在其生命叙事进程中充满叙事想象力和阐释力。在疯狂的抨击和诽谤之下，霍尔姆斯开始想象如果逼迫医院管理者和妇产科权威承认是没有洗手导致这么多产妇的死亡，未来这个故事的走向将会如何。霍尔姆斯进行了深刻的反思：

> 我提出的洗手能够减少产妇死亡的观点，为什么妇产科权威会不支持，我提出的洗手能够减少医院医疗问题的观点，为什么医院管理者们会不支持？（他运用自己的叙事想象力进行了换视角思考）如果我是妇产科权威，一旦我承认是因为没有洗手而导致产妇死亡，那么，死去产妇的家人一定会来找我这个"杀人凶手"讨说法，极端的家属可能会伤害直接为产妇接生并导致产妇死亡的妇产科医生；如果我是医院管理者，当我对外公开承认医生没有洗手是导致产妇死亡的原因，许多产妇家人涌到医院，会导致整个医院的秩序被愤怒的家属所破坏，最严重的情况，可能导致医院其他科室无法救治患者，医院运营很可能受到严重影响，医院从此走向没落，甚至不复存在。这些都是妇产科权威和医院管理者不愿看到的情况。①

---

① LANE H J, BLUM N, FEE E. Oliver wendell holmes（1809–1894）and ignaz philipp semmelweis（1818–1865）: preventing the transmission of puerperal fever［J］. American journal of public health, 2010, 100（6）: 1008–1009.

从此以后，霍尔姆斯理解了妇产科权威和医院管理者的立场，不再与其针锋相对，据理力争。他想到，要减少产妇的死亡，必须让更多民众意识到洗手的重要性，因而，决定创作关于洗手的诗歌，变成故事在民众中进行广泛传播。很快，这些朗朗上口的故事变得家喻户晓。有了洗手这一卫生知识的民众来到医院后主动要求医生在为自己和自己的家人诊治之前先洗手。事实上霍尔姆斯非常清楚，妇产科权威和医院管理者只是不愿意公开承认没有洗手导致产妇死亡，暗地里他们并不反对洗手。在双重作用下，医生形成了洗手的习惯。

相对而言，塞麦尔维斯是一名坚定的科学主义者，他具备坚实的医学科学意识和知识，不畏权威，敢于提出自己的新主张。但从某种程度上来说，过于闭锁的"科学和职业专注"成为一种"牵制"：塞麦尔维斯热爱的职业禁锢了他，吞噬了他，让他陷入"职业叙事身份闭锁"状态当中，这样的"孤注一掷"使他的人生草草收场。如果塞麦尔维斯也能懂得像霍尔姆斯想象其他同行的困境，换视角反思自己行有不得的根本原因，那么，他一定不会成为悲剧英雄。

现代医学之父威廉·奥斯勒在 1918 年的演说中提到：

> 医学领域当中有两类人：一类是伟大的变革者……，有抱负，有思想，走在自己所处的这一代人的前列……但是颇具争议，……通常被同时代的人所误解，所鄙视，所拒绝；而另一类医生超前于自己所处的这一时代，但是有与这个时代同呼吸共命运，一起前行的决心……他们过着更幸福的生活，更有可能真正实现自己的理想与抱负。

塞麦尔维斯就是第一类人，而霍尔姆斯是第二类人。塞麦尔维斯由于不愿与同时代的同行和同事建立叙事连接，不懂得运用叙事想象力，反思自己"行有不得"的原因，未能"反求诸己"，而是一味地从自己的视角出发，忘记了在思考如何拯救产妇的同时，还要想象如果医院管理者和妇产科权威公开承认没有洗手导致产妇死亡，事件会朝什么方向发展，会对医院造成何种重大影响，会给妇产科医生带来什么样的灾难和危险，因而，塞麦尔维斯成为第一类人；而霍尔姆斯则能与同事及同行建立内在的叙事连接，懂得运用想象力预知未来，最大化地理解相关人员的决定，最终获得同行尊重，还顺利解决了产妇死亡的问题。

四、叙事意识赋能疾病的有效应对

（一）叙事意识提升医者病情分析能力

对于紧急情况就医的患者，尤其是急诊科的患者而言，医者要细心、全面地询问各方面的信息。当一些关键信息在问诊时被患者刻意隐瞒，或者医者没有主动问到时，就会导致误诊或漏诊，也可能导致医者无法对疾病严重程度做出准确判断，还可能做出不恰当的治疗安排。比如，对于一名长期大量吸烟的患者，通常不会在其未戒烟的情况下安排全身麻醉插管手术，否则会增加术后呼吸道并发症的风险。肺部并发症是手术患者最常见的并发症，吸烟是围术期呼吸系统并发症的独立危险因素。吸烟可引起肺组织发生炎症改变，削弱呼吸道黏液——纤毛转运系统清除功能，咳嗽反射敏感性下降，致使痰液增多无法排出，增加术后肺部的感染风险。

美国医学工作者阿图·葛文德（Atul Gawande）在《检查表：不犯错的秘密武器》（*The Checklist Manifesto*）里讲述了一个因没有细致询问而导致严重误判的故事。急诊室的医护人员因为没有了解到刺伤伤者的刀具的情况而误判伤口深度，没有及时对伤者展开救助，差一点让伤者丧命。

> 有一个人在万圣节晚上的化装舞会与人发生口角，肚子被戳了一刀，被送到约翰所在的医院。患者情况稳定，呼吸正常，不会痛似的，还醉醺醺，对创伤小组医护人员胡言乱语。医生用剪刀把他的衣服剪开，从头到脚仔细检查一遍，将他翻身，再看看后背。他身高中等，体重约 90 公斤，大部分的肥肉都集中在肚子。刀伤在此留下一个 5 厘米的切口，皮开肉绽，就像张开的鱼嘴，挂着一条细细的、芥末黄的东西——腹部的网膜脂肪。创伤小组必须把他送进手术室，确定他的肠子没被割破，并帮他缝好伤口。
>
> 一般而言，如果伤者伤势严重，他们早就飞也似的把患者推进手术室，然后麻醉科医师只能看一眼病历记录，就得帮患者麻醉，让手术医师尽快下刀。但这个患者看起来伤得不严重，他们还有时间好好准备。患者躺在创伤区的推床上等候手术室通知。有个护士注意到他突然变得安静了，心跳很快，而且在翻白眼。不管她怎么摇他，他都没反应。护士呼救，创伤小组立刻跑过来。他的血压很低，几乎量不到。他们把管子插入他的气道，把空气输送到他的肺部，打上点滴，给他大量输液，并为他紧急输血。但是，患者血压依然很低。
>
> 创伤小组感觉大事不好，他们推着推床在走廊上飞奔。护士忙着准备手术器械，麻醉科看了一眼病历，住院医师把一大罐消毒药水倒在患者的肚子上。约翰拿起一支粗大的十号刀，从肋骨笼到耻骨划一大刀。他把电刀尖端插入皮肤底下的脂肪层，从上到下切开，然后分开腹部肌肉的白色筋膜，此时就可以看到腹腔里面。没想到鲜血突然冒出来，溅得到处都是血。那把刺伤他的刀至少有 30 厘米长，穿透了皮肤、脂肪层、肌肉，越过肠子，从脊椎左侧刺入主动脉。这条血管是人体最粗的动脉，从心脏延伸出来之后如拐杖头般跨越胸腔向下进入腹腔。
>
> 另一位外科医师赶来帮忙，用拳头压住主动脉伤口上方，以止住血液喷出。接着，他们想办法修补伤口。约翰的同事说，自从越战之后，他还没看过有人被刀刺得这么惨的。这么形容实在很贴切。约翰后来才知道，在化装舞会行凶的那个家伙正是打扮成军人，还佩戴了一把长长的刺刀。术后一两天，患者的情况仍不稳定，之后总算撑过去，保住一命。约翰一谈起这个患者，就不由得摇头叹气。

在急诊室遇到的各种意外伤害中，刀伤的伤势是最难预料的。因而，凡是有人被刺一刀送进急诊，医生一般都会提高警觉，从头到脚仔细为患者做身体检查，不断测量患者的血压、脉搏和呼吸速率，注意患者的意识变化，并为他打点滴，请血库备血，放导尿管，看尿液是否清澈……该做的都做了。但是，当伤者的朋友将其送上救护车，再送到医院急诊这个过程中，没有一个人问起伤害他的到底是什么样的刀。如果医生多一点叙事意识，多了解故事发生的经过和细节，就能做出更好的医疗处置，挽救一个人的性命，那么，医生还有什么理由不去这么做呢？

（二）同行叙事意识与医疗实践反思

重视医患之间关系的同时，医界与社会或多或少忽略了：在这个医疗科技日新月异、医疗专业分工精细化的年代，医者与医者之间的关系也同样重要。20世纪90年代初，杰克是一位非常受社区民众信任和爱戴的年轻家庭医生，来到偏远山区的小镇已经四年，他工作兢兢业业，一丝不苟，对待镇上来就诊的民众和蔼可亲，许多居民都将他当作家人或朋友。然而，杰克遇到的一个奇怪的医疗事件让其陷入困境，甚至差一点断送自己的职业前途。幸运的是，杰克在偶然的情况下参与了一项同行叙事交流活动，从此在反思和道歉之后，走出困境。

> 一次，一位叫艾瑞思（Iris）的41岁女性来到杰克的全科诊所，经过检查，杰克很开心地告诉艾瑞思怀孕的好消息，因为早孕试纸检测发现阳性。艾瑞思是来自菲律宾的移民。为了生计，丈夫在外地做工，一年难得回来几次，但是，怀孕做妈妈是艾瑞思多年来的梦想。艾瑞思很兴奋，一脸的慈祥和幸福状，多年来的梦想终于要实现了。杰克医生也是满脸笑容，为艾瑞思和胎儿送去祝福。然而，过了一段时间，当艾瑞思因为身体不适来进行检查时，杰克却发现尿液检测变成了阴性，这意味着未怀孕或者胎死腹中。杰克医生不敢马虎，几天内给艾瑞思做了多次尿液检测，但是结果非常令人失望，都是阴性。
>
> 这个消息让艾瑞思感到非常伤心，当妈妈的喜悦和期待就这么被无情地打断。虽然艾瑞思自己感觉胎儿应该在正常发育，但是杰克认为，科学检测不容置疑，很可能是因为艾瑞思是高龄孕妇，胎儿发育不正常，已经胎死腹中。如果是这样，为了艾瑞思的健康和生命安全，要尽早引产。当然，为了稳妥起见，杰克也建议艾瑞思去上级医院确诊，因为社区诊所里当时没有辅助检查的B超设备。要去做B超进一步验证就需要驱车到200多公里外的医院。但是，艾瑞思自己不会开车，山区的公共交通也不那么便利，丈夫也无法及时赶回家。艾瑞思一直都非常信任杰克医生，她再三向杰克医生确定情况。杰克医生只能如实告诉她，按照这么多次的试纸检测，胎儿还正常发育几乎没有可能。

　　既然是已经停止发育，胎死腹中，杰克医生认为，从孕妇的角度考虑，引产宜早不宜迟。艾瑞思只好让杰克医生为自己引产。然而，在引产手术过程中，杰克医生感到大为震惊，胎儿居然是活着的，而且看起来也很健康。短短的几秒钟，杰克度日如年，身上的衣服早被汗水浸透了，杰克无法理解为什么会出现这样的情况，经过一番剧烈的思想斗争，他最终选择将错就错，没有告诉艾瑞思这个事实。手术后，艾瑞思表达谢意之后就离开了。之后很长一段时间，艾瑞思都没有走出失去孩子的伤痛，后来去了丈夫工作的地方生活。

　　杰克医生原以为这个事情只有自己知道，只要自己不说出来，就永远不会有人追究，也以为随着时间的推移，一切都会过去；同时，他对自己的能力和医学职业也产生了严重的怀疑。年轻的杰克从此心神不宁，无法专注眼前的医疗工作，晚上噩梦不断，总会在睡梦中惊醒，年纪轻轻的杰克居然患上了高血压。这样的状态持续了几年之后，杰克医生处于崩溃的边缘，也一直没有结婚生子。杰克几乎萌生了不再从事医生工作的想法。

　　正是在那段时间，世界范围内的叙事医学开始萌芽。虽然这个概念还没有正式提出，但一些地方已经开始激励医患故事分享。杰克医生有机会参加一个同行故事分享活动。在这个活动中，几位医生讲述了自己曾经犯下的过错，将隐藏在自己内心深处的故事和情绪全部讲述出来，在得到大家的回应和帮助之后，他们的状态都发生了很大变化。受此氛围的影响，杰克也第一次将自己的这个故事讲了出来，杰克仿佛回到了几年前的引产现场，看到胎儿没有停止发育的手术现场，一边讲述故事，一边颤抖冒汗。

　　杰克得到了其他同行医生的回应，他们帮他分析：一开始不能完全算是杰克的错，可能是当时某一批次的验孕试纸出现了质量问题，杰克没有告诉艾瑞思胎儿引产时的状况是因为当时非常困惑，无法理解自己完全按照规程和医学科学知识做出的判断，为什么最终会出现这样的情况，又担心艾瑞思已经基本接受胎儿停止发育的事实，再跟她说被误诊而失去孩子，会给她带去更大的打击，所以潜意识里指引自己做出隐瞒真相的决定。大家认为，杰克要摆脱这个事件对他的长久影响，应该主动找到艾瑞思，寻求她的谅解。

　　杰克医生接受了大家的建议，想方设法联系到艾瑞思，如实地讲述了当时整个事件的经过。杰克真诚地向艾瑞思道歉，电话那一头的艾瑞思哭了出来，恢复平静的艾瑞思对杰克说，最初犯错的不是杰克，而是那些试纸，所以她让杰克医生不要过多自责，她选择原谅杰克，感谢杰克把真相告诉自己，至少她现在知道了实情，这已经足够了，一切都不重要了。从此，获得谅解的杰克医生不再受噩梦困扰，身体状况有了明显好转，也能以更热情的态度对待自己的工作。杰克没有再选择离开医疗行业。从此之后，杰克做事更加认真仔细，谦卑地对待每一位前来寻医问药的社区居民，尤其是对一些新移民，更多了一些人文关怀和叙事照护。十年之后，杰克成长为一位知名的妇产科医生。

医者要勇于承担医疗失误的责任。"人非圣贤，孰能无过。"事实上，勇于承认错误，也会获得别人的尊重。道歉与接受道歉是意义深远的人类互动行为。在有诚意的道歉行为中，一定包含对造成伤害的故事的专注倾听和充分讲述，也一定包含双方的回应。在杰克的故事里，虽然只有"天知地知我知"，对方并不知道自己被隐瞒、被伤害，但是"我知"却让杰克陷入负罪感（shame）的深渊，职业发展也因此受到严重影响，唯有通过建立关于伤害事件当事人的叙事连接才能转化内疚（guilt），随后走出闭锁。

杰克的故事让人联想到国际知名画家、作家、教育家刘墉（1949—　）的短篇故事《庸医与华佗》。

> 一名妇产科医生行医十年多都毫无差错，可在一次出诊时犯了一个严重的错误，她误认为一个孕妇子宫里的胎儿是肿瘤，并建议患者立刻切除，以防止肿瘤扩散。孕妇听了非常害怕，但也感激这个名医，因为及早发现隐藏在自己身上的这枚"炸弹"。手术非常轻松，她只要切开一个小口，就可以将肿瘤取出，可是当她打开患者的腹部向子宫深入观察，并准备下刀时，她突然全身僵硬，额头上浸出豆大的汗珠，手术刀停在了半空中。

> 当发现子宫里不是肿瘤，而是正在发育的胎儿，她目瞪口呆，矛盾极了，如果下刀把胎儿当作肿瘤切除，患者一定会感激她的大恩大德，而且它还可以保证"肿瘤"不会复发，也许可以通过患者的口，为自己的名声做宣传，落个"华佗再世"的美名，如果将患者的肚子缝上，再告诉患者自己看走了眼，错把胎儿当作肿瘤，不但坏了名声，还会丢掉行医的饭碗，甚至吃上官司。短短的几秒钟，她度日如年，身上的衣服早被汗水浸透了，经过一番剧烈的思想斗争，她决定将刀口缝上。

> 回到办公室，等待患者苏醒，然后她静静地走到患者床前，那严肃的神情使在场的患者及亲属都提高了警惕，并做好一切心理准备，等待噩耗的宣布，她用诚恳的态度说，"对不起，太太，是我看走了眼，你并没有长肿瘤，而是怀孕了。"她没有顾及自己的面子，如实地把情况告诉了患者及家属，"不过你们可以放心，孩子一切安好，一定可以平安健康地生下来。"患者及家属震惊了，患者的丈夫冲过去抓住她的衣领吼道："你这个害人的庸医，害我妻子白白受苦，害家人担惊受怕，我一定不会放过你。"

> 医生吃了官司，差点倾家荡产，名誉扫地。朋友都笑她太傻了，何不将错就错，她苦笑说："地知天知。"①

---

① 刘墉. 庸医与华佗［M］// 冲破人生的冰河. 北京: 北京联合出版公司，2014.

在道德与名誉的天平上，她选择了前者，这是心灵中最残酷的较量，需要付出巨大的勇气。正如《庸医与华佗》这个故事里所言，"为自己的身家名誉，而去拼命的人，算不得大勇。不顾自己的身家名誉，而去维护真理的人，才是真正的勇者"。设想这位医生如果将错就错，一旦发现真相，她丢掉的不但是面子，更是人格，也是整个社会关于医者的形象认知。这样的故事流传开来，将极大地损害关于医者和医德这一话题的叙事生态。人无完人，没有人不犯错误，犯了错误，勇于承认错误而不找理由开脱责任，并为自己犯的错误承担后果，也会获得别人的尊重。

结语：形成叙事意识，全面提升医者暖实力

人文学科，包括哲学、社会学、神学、文学、音乐和艺术等学科都旨在探索人性的奥秘。我们常说，艺术拥有强大的潜力，能够给医者提供一个合适的容器来处理那些深层且往往被隐藏的情绪。叙事性艺术是通过故事来连接人性和人的精神性的艺术，包括音乐叙事、绘画叙事和文学叙事等。在叙事医学、叙事护理语境下，文学叙事的阅读，尤其是与生老病死相关的作品的文本细读是培养医者职业叙事能力的基石；而叙事性创作，尤其是与患者疾痛故事相关的平行叙事病历创作是检验医者职业叙事能力的试金石。

在叙事医学语境下，医学是一门叙事艺术，它集细读的艺术（通过文本细读培养细致观察能力，引导患者讲述关键故事，引出关键信息：身体的、精神的、心理的、社会的以及人际的多维度故事）、聆听的艺术（主动聆听患者身体和情感特有节奏的艺术）、想象力的艺术（调整自己的叙事方式，根据不同患者的个性化故事，使用生活世界语言想象式地为其创设更利于身心恢复的故事空间的艺术）、同理心的艺术（设想自己处在患者或患者家属位置时，在身体、情感和人际关系上存在的困境，将同理心转换成更好的照护方式的艺术）这四方面艺术于一体。

叙事医学就是在医疗语境下培养具有听说读写叙事素养于一体的医者的医学教育与临床实践理念。美国作家玛丽琳·弗格森（Marilyn Ferguson，1938—2008）说："谁也无法说服他人改变，因为每个人都守着一扇只能从内开启的改变之门，不论是动之以情或是说之以理，我们都无法替别人开门。"[1] 叙事医学要做的是通过培养医者的职业叙事能力，提升患者及其家属的生命健康叙事素养，调动主体的内在资源来把握自己生命叙事进程，提升自己对生命、疾病和医学的认识，在此基础上，达到与自我、与他人、与社会和谐相处的目的。

---

[1] KOLZOW D R. Leading from within: building organizational leadership capacity [M]. Self Publish Book, 2014: 235.

延 伸 阅 读 推 荐

舍温·努兰. 外科医生手记：生命的脸. 中信出版社，2016.

舍温·努兰. 死亡的脸. 海南出版社，2002.

舍温·努兰. 蛇杖的传人. 浙江大学出版社，2017.

霍尔特. 内科医学：医生的故事（*Internal Medicine：A Doctor's Stories*），2015.

凯伦·希区考克. 处方笺：一位医者的思索笔记（*The Medicine：A Doctor's Notes*），2021.

陈志汉. 那个静默的阳光午后（*The Silent Teacher*），2013.

课后思考题 1

中国叙事医学学者认为，要理解并接受患者的伦理抉择，医者应当了解虽然疾病叙事有多种可能的诠释，但患者本人才是他的叙事文本的最终作者。阅读以下盲肠炎患者及其家属拒绝手术的故事，结合自己的临床经历，理解医患在治疗决策的选择上存在的视域差距，谈谈如何转换视角看待患者社会境遇。

一位疑似盲肠炎的男子来到急诊室就医，当临床症状、检验数值、CT 影像结果都很明确指向盲肠炎时，江医师强烈建议患者手术治疗，可是患者和家属不肯合作，不但一再要求医师确认，而且拒绝手术，只要医师开药给患者回家吃。

江医师很生气地说："如果早求要这样，就不需要这么多检查了！如果是你不信任我们，我可以把你转到其他医院开刀，但要回去我不会同意。要不然你们就签自动出院吧，有事我们不负责！"

想不到一直不说话的患者竟然开口道："签就签吧！反正我烂命一条。"这时患者的太太才低下头说："江医师，我们不是不想治疗或住院，只是我们一点钱也没有。他每天做捆工领现，三个小孩才有饭吃。现在要是他开刀住院……"

课后思考题 2

试着回忆自己的生活或临床经历，或者与其他同事展开的故事阅读和分享中的经历，思考一下，在临床上是否有什么困扰你的伦理事件？你对哪件事的"场景"印象最深？试着回想这个"场景"，试着回想 3～4 个"印象点"，以这 3～4 个"印象点"描绘一个简短的故事，并给它一个最适当的简短标题。

故事是喂养我们内在生命的乳汁。我们读过的故事已经成为我们生命的一部分。每个孩子、每个曾经是孩子的大人都是书之子，都是故事之子。

——奥利佛·杰法（Oliver Jeffers）与山姆·温斯顿（Sam Winston）的《书之子》（*A Child of Books*）

第二节　叙事智慧的彰显：医学大家伦理精神与职业成就

叙事医学学者杨晓霖在美国当今医学人文与医学伦理专家卡塞尔（Eric Cassell）医生提出的"医生本身就是一种治疗"（the physician is the treatment）的观点的基础上，提出"具有职业叙事智慧的医生本身就是一种治疗"（the physician with good professional narrative wisdom is the treatment）。叙事素养高的生命主体所散发的生命故事的丰富感和叙事智慧所散发的磁场能够被周围人感受到。叙事智慧始于生命主体的内在态度，并且能够向外散发和流动。本节主要从叙事智慧的定义与历史上的相关故事出发，阐述医者叙事智慧与职业伦理精神、生命能量和灵性潜能的激发几个方面的关系。

一、人文主义医生的职业叙事智慧

托尔斯泰认为，叙事总是"传达着具有感染力的情感"。这种情感不仅是听说读写的符号运用与解读的苗圃，更是人们选择从事叙事的理由。故事拉近人的距离，使彼此心灵相通；故事促进合作，让人们的关系变得更加亲密。生活中的每一件事都是环环相扣的，如果没有足够的经验和智慧去待人处世，那么我们终将无法成为一个完整的人。叙事智慧是激发我们大胆地从不同角度去思考人生中的大小事的实践。叙事智慧引导我们寻找人生叙事进程的不同可能性，理解不同生命主体所展演出的不同价值观。

医者作为医院语境中的主角，是乐于从感动人心和触及灵魂深处的故事角度审视自己的临床实践，还是限于从客观平淡的数据出发，绝对理性和冷静地面对医疗本身，一定会对自己的人生和患者的人生产生截然不同的结果。然而，医者在科学至上主义氛围中长期形成的职业价值观会让自己观察事物的角度变窄，并因此丧失成长机会。CNN专栏作家梅尔·罗宾斯（Mel Robbins）说，让自己顿悟如何去改进自己，需要的是智慧，而推动你自己付诸实践，需要的是勇气。[①]叙事智慧是聚集行动力量的基础。善用"叙事智慧"和"主动性"，医者就能在职业发展道路上越走越顺。

（一）叙事智慧：定义与故事

从人类文明的起源和发展过程来看，叙事与哲学是两盏重要的智慧之灯。灯能照明黑暗，让我们看见世界万象。人生，假如智慧未开，世界就如在长夜之中。没有"存在感""同理心"和"想象力"的人，讲不出真正意义上的好故事，也不可能具备引导自己和他人的叙事智慧。人只有回到生命存在的本身，才有创意，才能积聚智慧。智慧，必须人们贴近自己的存在，直接去体验、去感思，才能开启出来。叙事智慧能够让一个生命主体生发出一种"和顺积中，英华发外"（《礼记·乐记》）的独特生命光环。

叙事智慧可以根据其是否具备持续的成长分为"老成的叙事智慧"与"生成的叙事智慧"两种。"老成的叙事智慧"更大程度上是用受伤的经验堆栈而成，因而，可以看作是一种受伤后习得的经验。

快乐大学创办人熊仁谦在其自传《难以劝戒的勇气》中提到电视剧《大军师司马懿》中曹操对司马懿所说的一句话——"你是个聪明人，但聪明人多善于自保，不善于进取，可临危，但不能治平"。这里曹操对司马懿的评价说明司马懿就是一个具有"老成的叙事智慧"的人。具有"老成的叙事智慧"的人在遇到危险的情况下，懂得在自己叙事经验的基础上，透过叙事想象力预设后果，进而提前规避危险，但是也正因为如此而容易畏首畏尾，故步自封。也就是说，"老成的叙事智慧"是一种世故保守的聪明，这种叙事智慧一旦获得，就不再成长。

不同于拥有"老成叙事智慧"的人一直带着惯性和既定的思考及判断方式生活，被单一想象禁锢了眼前所有的可能性，拥有"生成叙事智慧"的人更倾向于保持接受他人观点的接纳力和真诚理解他人的好奇心。后者一直处于成长进程中，善于接纳不同的人进而丰富自己的生命叙事进程，勇于挣脱先天、环境和世俗所设置的各种框限，不断提升自己看待不同故事的视角、调整和改变自己的思维模式，在不断的淬炼中成就更好的自己。因而，在某种意义上而言，"老成的叙事智慧"是一种叙事闭锁，"生成的叙事智慧"才是真正意义上的智慧。

清代苏徽保在《温病条辨·序》中提出："医，仁道也，而必智以先之，勇以副之，仁以成之。"这句话强调"医者的智慧"要放在所有医者职业素养的最前面。"医智"是指医者在医事活动中表现出来的人际智慧、专业智慧和危机应对智慧，也就是说，医智不是单纯的医学知识和技能，而是更高层面的实践智慧。"必也博览载籍，上下古今，目如电，心如发，智足以周乎万物，而后可以道济天下也。"在叙事医学语境下，这些智慧养成的关键在于医者的叙事素养和叙事资本的积累。当医者之"智"足

[①] 原文是：Knowing what to do to improve your life takes wisdom. Pushing yourself to do it takes courage。

以悟通各种人和事的运行规律时，就可以以其医者之"道"广济天下众生。

我们判断彼此智慧的主要方式是判断我们所讲述的故事的质量。叙事智慧通常归属于拥有丰富多样的故事并能在正确的时刻讲述正确的故事的人。叙事智慧是基于已有的生命体验和叙事资本积累，在与自我建立叙事连接的前提下，理解目前所遭遇的复杂境况，预测叙事进程走向，改变认知并化解危机的能力。叙事智慧随着我们叙事资本的主动积累而增长。叙事资本积累如果不转变为引发人的自觉内在改变的力量就不是叙事智慧。

唐代诗人李贺的《致酒行》讲述的就是当年李贺返乡途中借住客栈的主人家运用叙事智慧让他心胸豁然开朗，走出困境的故事。"雄鸡一声天下白"这句话形象地赞扬了叙事性开导所生出的奇效。

致酒行
唐·李贺

零落栖迟一杯酒，主人奉觞客长寿。
主父西游困不归，家人折断门前柳。
吾闻马周昔作新丰客，天荒地老无人识。
空将笺上两行书，直犯龙颜请恩泽。
我有迷魂招不得，雄鸡一声天下白。
少年心事当拏云，谁念幽寒坐呜呃。

这首诗大意是说，李贺滞留在异乡，进退两难。诗人以汉武帝时的主父偃自比。主父偃西入关，郁郁不得志，有家难归，遭到许多人的白眼鄙视，满腹心算无人理解，而自己也是同样的落魄，久居异乡而一事无成。听了李贺的故事，主人家没有用苍白的语言劝他，而是捧起一杯酒，给他讲了一个故事：

> 我曾听过唐代时名臣马周的故事。话说在唐朝初年，名臣马周郁郁不得志，受地方官吏的侮辱，处境狼狈，也长期滞留在新丰客栈里，客栈的老板待他比商贩还不如。后来马周通过帮达官代笔写折奏，得到了太宗皇帝的赏识，破格提拔，从此仕途通达，成为"布衣宰相"。

李贺听到主人家这样一说，马上表示：我过去是走夜路迷失了魂魄，自己招不回来。一心只想着科考一途，哪里知道还有别的路子呢。先生一席话，好比雄鸡一声啼，让我见到天光，茅塞顿开，招回了我迷失的魂魄。

在健康和医疗语境下，医者和管理者如果能够形成这样的叙事智慧，对于患者及其家属而言是莫大的幸运。汉字中的"患"字是由上面的"串"字和下面的"心"字构成，"患者"谓"带着一串心事来寻求帮助的人"。汉字中的"心"和英语中的

"heart"除了表示生理意义上的"心"之外，引申义中都表达"心的连接和传递特性"，蕴含一条通道，传递心灵信息（英语 heart 的根词为 kerd，源自拉丁文 cord，本义是绳子）。在叙事医学语境下，"患"还可以分解为"两个口""一条弦"和"一个心"，两口代表两个主体的不同声音，一弦代表用故事将两种声音串起来，传递心音。

拥有叙事素养的生命主体具有诗人一般的灵魂、孩童一般的内心和先知一般的智慧。当我们运用叙事智慧帮助别人的时候，我们其实就是在给自己的身体注入大量的解压剂，而单纯只是运用科学技术帮助患者时，无法取得这样的意外收获。每一个人的人际关系都是一面镜子，透过镜子我们才能认识真正的自己。我们在深入认识对方的过程中，不知不觉中就是在发掘我们自己。

（二）医者叙事智慧与"仁者寿"

叙事医学语境下，医者要先懂得关怀自己，进而关心别人。欧文·亚隆（Irvin Yalom）说，主体要完全与另一个主体发生关联，必须先跟自己构建关联。孔子在《论语·雍也》中提出"仁者寿"的观点，孔子认为"仁者涵养深厚"，容易长寿。中国儿科专家、中国现代儿童营养学创始人、医学教育家苏祖斐（1898—1998）参与创建了中国第一所儿童医院和中国第一所儿童营养研究室，将其毕生精力投入到儿童健康事业当中，最终得以尽享天年，受到后世几辈医生的敬重和敬仰。

> 苏祖斐说：为孩子的健康服务，这是太阳底下最有爱心的事业。苏祖斐是一位善于表达，喜欢讲述和分享故事的医生，也是一位喜欢发挥自己叙事想象力创作故事的医生。苏祖斐爱好文学，曾师从词曲大家吴梅先生学习古典诗词。她从小饱读诗书，勤读不殆。虽然以儿科医生身份载入史册，但用她本人的话说，自己"本来成为一名教师是理所当然的，也是很自然的"。良好的文学叙事素养为苏祖斐日后的医学临床工作和研究奠定了坚实的人文基础。
>
> 除了儿科专著之外，苏祖斐也创作过回忆录和自传类的叙事作品——《我的医学生涯》，这是一部自述其人生经历的短篇故事集，从童年往事到九旬寿宴，字里行间是其对人、对事、对物的缅怀和观感，也有游历记趣及对人生的思索。《苏祖斐百岁回忆录》这本书记录苏祖斐对人生经历的回忆和深切感悟，可以说是一部很难得的叙事性反思作品，读来韵味无穷，给人以激励和启迪。
>
> 出生名门望族的苏祖斐，在家族遭遇变故之际仍能保持着良好的心态。一战爆发，战争伴随瘟病，苏祖斐的父亲苏本炎在大流感中辞世，因其经营的事业未得到妥善安置，导致债权无法追回，债务缠身。然而，艰难的生活并没有压垮这个曾经的望族，苏祖斐的母亲在其父亲倒下后，曾带着 7 个子女入住坟屋。坟屋 3 间，墓前栽着松柏，空地上种有蔬菜，在艰难的生活环境中苏家子女始终认为，只要心情舒畅，一家人其乐融融，精神富足，即便物质匮乏，依旧可以自给自足，自得其乐。坟屋与一所乡村别墅并无二样。

《苏祖斐百岁回忆录》有一篇对长寿的思索，在某种意义上阐释了苏祖斐良好的个人叙事调节能力。她出生于戊戌政变之年，历经多起战乱与世事变迁。中华人民共和国成立前，其家园被毁，流离失所；古稀之年遭遇"文化大革命"；多年来，依旧废寝忘食，夜以继日地工作，虽自觉太过劳累，但由于救活许多患儿，心里亦得到满足与平衡，故能苦中作乐，乐此不疲。苏祖斐认为保持良好心态，懂得看到故事的光明一面而非灰暗面，与人和善、豁达，凡事莫要斤斤计较和钻牛角尖，与人建立亲密叙事连接是其长寿的主要原因。

在《苏祖斐百岁回忆录》中，我们经由她在"文化大革命"中的一些故事可以洞悉她的心性。当时苏祖斐已是古稀之年，业已成为国内最著名的医学教授及儿童营养学家，但被"造反派"打成"反动学术权威"。除了被挂牌批斗，苏祖斐还要在每天凌晨起来为医院打扫、清洁及倒垃圾，日间还要继续做初级护理工作，但我们从字里行间看不到半点怨愤，反而是在劳动中悟出法国启蒙思想家伏尔泰的格言"生命在于运动"的真谛，甚至在劳苦之余还希望有高僧能写出一部《扫地经》来。阅读苏祖斐的生平故事，我们眼前浮现的是一位心境平和、随遇而安的知识女性。然而，苏祖斐的搭档，同样是儿童医院的创立者——富文寿教授却在"文化大革命"中遭遇不幸。

为了传承家族文化和精神，时至今日，苏家依旧保留着家庭聚会和家族叙事的优良传统。每年特定的日子，无论是定居在祖国各地，或是远在海外，苏家人都会如期回沪聚会。在聚会上，大家分享着彼此的故事，记录一年间的成长与变化。从充满亲情的文字中能看出流淌在这个家族里上百年积淀的文化底蕴，形成一本本宝贵的家族叙事记录，被家族亲友珍藏，流传后世，启悟后人。

苏祖斐家族多人受其影响选择从事医学职业，一生信守医德，从医济世。苏家在苏祖斐之后出了20名医生，几乎各科俱全，成为医学世家。苏祖斐的大侄女苏肇琇（1925—2007）曾任401医院主任医师、副院长等职，党的十二大代表，全国"三八红旗手"。2007年，济南军区授予苏肇琇生前的诊室"苏肇琇诊室"荣誉称号。苏祖斐的侄儿苏肇伉（1938— ），是小儿心血管外科专家，2005年中国医师奖获得者，在国内首创小儿先天性心脏病诊治的专业科。

西汉大儒董仲舒在《春秋繁露·循天之道》中说"仁人之所以多寿者，外无贪而内清静，心和平而不失中正，取天地之美其身，是其且多且治"，意思是说敬爱他人的人之所以能长寿，是因为他对外没有贪欲，身心清静无为无邪，心态平和而不失中庸之道，能效法天地间包容万事万物的美德而修其身心，所以他们才得以多寿，得以制约本人的言行使之符合社会和法纪的需要。又说："能以中和理天下者，其德大盛；能以中和养其身者，其寿极命。"认为仁人没有贪欲，内心清净平和而中正，因而多寿。这是对"仁者寿"的诠释。

二、医者叙事智慧与职业伦理精神

生老病死是人生必经的历程。因而，医患关系在每个人的一生中是最重要的人际关系。每个人都有一个故事要讲，人际叙事连接是人与人之间伦理关系的基础。医学职业伦理在临床上应是一种认知、一种态度、一种修养、一种情怀与一种实践。叙事医学倡导医者通过自己的叙事智慧融合"技术性的治疗关怀""态度性的内在关怀"与"关系性的存在关怀"的融合，凸显新医科语境下的当代医学作为"科学""技艺"与"伦理"三位一体的特点，为"医学技术主义回归人道关怀"的理念奠定基础。

（一）叙事共情回应与医患关系伦理

患者是自己生命和健康状况的第一手资料的把握者，是自己疾病的经历者和体验者，在医疗语境下认可他们的生命故事，就是对他们作为疾病的主体承受者的认可。聆听他们的故事的过程，就是医护人员将患者视为独特的生命主体的过程。"好医生"不只是悬壶济世、求诊问药的"职业人"，更是寒夜里的一盏灯，让身处黑暗中的患者看到希望和光明的一盏暖心明灯。医者的叙事智慧要从对患者的任何一个行为的及时的共情性回应中慢慢修炼，逐步积累。

南方医科大学南方医院急诊科的《一朵木棉花的故事》阐述了与患者建立人际叙事连接实现人文关爱的过程。

> 3月木棉花开的时节，一个叫小童的6岁女孩因被车撞到受伤被就近送到南方医科大学南方医院急诊科。急诊科医护人员马上对其进行清创。清理到小童受伤的手部时，发现小童的手心里紧紧地搋着一朵木棉花，木棉花已经因为手的温度和车祸时的泥土变得黏糊糊、脏兮兮，医护人员需要将木棉花清理掉。然而，当护理人员要掰开她紧握的手，将木棉花扔掉的时候，本来很配合的小童突然变得焦躁，并踢打推搡着护理人员，不再愿意配合清创。
>
> 假如小童身边的急诊室医护人员毫无叙事意识，他们一定会责怪女孩太矫情，木棉花也不是什么重要东西，我们在救她的命，她却这么不懂事。还好，幸运的是，南方医科大学南方医院是全国最早在规培生和医护人员当中开展叙事医学体系授课的医院，医护人员具有良好的职业叙事素养。他们知道，每一个不同寻常的行为背后都有故事。于是，他们一边跟小童说，因为这朵木棉花太黏，他们再给她找回一朵跟之前她手上一样鲜活的木棉花带过来，一边问女孩，木棉花为什么对她而言那么重要。
>
> 小女孩哭了起来，不再抵抗医护人员，护理人员一边清创，一边听她和赶过来的爸爸讲故事。原来3年前，小女孩3岁多的时候，妈妈阿婵罹患乳腺癌晚期，就在南方医院治疗，也在这里离开人世。阿婵弥留之际，最放心不下的就是

还这么小的女儿，她觉得女儿太小，估计女儿都记不住她的样子，她再也没有机会陪伴她成长。当时正是木棉花开的时节，南方医院的门口就有几棵开得火红的木棉树，病房里恰好有几朵木棉花。陪伴在她病床边的医护人员就顺势用木棉花做隐喻，跟小童说，妈妈化作木棉花，每年木棉花开的时节，就是妈妈回来看你的时候……最后，阿婵流下眼泪，平静地走了。

小童当时就记住了，妈妈变成木棉花走了，每年还会回来，陪伴自己长高长大。原来，小童正在跟木棉花妈妈讲话，太入神，没有注意到行驶过来的三轮车才出的车祸。每年木棉花开的时节，小童就会看着高高树上的木棉花出神，想念自己的妈妈，也会捡一朵最漂亮的木棉花回家，让木棉花陪伴自己。听了小童的故事，医护人员找来了一朵最漂亮、最鲜活的木棉花。当医院乳腺中心的医护人员听说阿婵的孩子在急诊科时，他们也去看望了她。医护人员给小童送来了可爱的小发卡和女孩子喜欢的其他小物品，帮小童扎头发，他们都变成了小童的妈妈，小童多了"陈妈妈""李妈妈"……

如果医护人员不顾小童的挣扎和反抗，通过压制小童的方式继续清创，那么，就会对孩子造成二次伤害，这个事件可能在小童内心里造成阴影，从此对医护人员产生负面看法。对患者没有好奇心，不去反思为什么的医护人员往往与患者的内心处于失连状态。凯博文说，学会诱发和倾听患者的疾痛叙事是行医的道德核心。具有叙事意识的医护人员善于将自己与患者连接起来，南方医院急诊科的护理人员做到了。

《一朵木棉花》的故事也让我们联想到理查德·赛尔泽（Richard Selzer）医生创作的短篇故事《野蛮》（"Brute"）。这个故事发生在 25 年前，是赛尔泽作为年轻医生亲身经历的一个故事。

赛尔泽的故事发生在他还是年轻医生的时候，一天的凌晨 2 点，4 名警察将一名身材魁梧、醉醺醺的黑人男子带进急救室治疗头部伤口。接诊的年轻医生已经被从早到晚的各种突发救治折磨得筋疲力尽。而他眼前的这个戴着手铐的伤者因为醉酒导致情绪激动，额头上还有一道很深的刀痕，正在流血。然而，医生无法让亢奋的伤者安静下来接受治疗。

在医生努力想要对他进行积极救治时，这个伤者却反过来咒骂医生，这让年轻医生感到非常生气。盛怒之下，他把伤者的两个耳垂分别缝到推床的床单上。只要他乱动，就有可能将耳朵扯掉。因为耳朵的剧烈疼痛，伤者终于变得清醒。年轻医生警告他，再动耳垂就会从他脑袋上撕裂下来。伤者终于停止反抗，年轻医生开始了两个多小时的伤口缝合，直到凌晨 5：30 分才结束所有处置。①

---

① RICHARD S. Brute［M］//The Doctor Stories. New York：Picador USA，1998：386-389.

当时，这位年轻医生为自己用这样"高明"的方法制服了患者，让他束手就医而感到沾沾自喜。当精疲力竭的医生面对不合作的患者时往往容易情绪失控，在这种情形下利用职业身份和技能做出伤害患者的事情来。但是，在职业成长过程中，当年轻医生慢慢接触更多患者，尤其是当自己也成为受伤痛和疾病所害的人之后，开始对曾经的行为感到懊悔。这个短篇故事的创作在某种意义上而言，正是赛尔泽警醒自己在任何情况下都不要伤害患者。这也让我们想到了作家医生威廉·卡洛斯·威廉斯（William Carlos Williams）的短篇故事《使用武力》（"The Use of Force"）。

（二）医者叙事智慧的修炼与生命照护能力

西汉思想家扬雄在《法言·修身》中说："智，烛也。"烛光可以驱走黑暗，引领光明。智慧可以引申为生命叙事进程中的一盏明灯。智慧只在人际关系构建的具体情境中和具体思维过程中积累和产生。智慧始于我们的内在的态度和潜在的能量，它会不断地向外流向他人。当我们能够与内在连接时，我们就会成为磁铁，具有健康的气场，具有凝聚人心的力量。江俊廷医生在从自己的患者身份和其他患者的人生故事中获取的生命智慧让其从一个对自己和他人没有生命照护能力的"职业人"变成了一名"好医生"，他愿意成为寒夜里的一盏灯，让身处困境的人看到光明的一盏暖心明灯。

　　41岁那年，江俊廷医生被确诊为右侧腮腺扁平上皮细胞癌末期，癌细胞已经扩到脑部、颈部及胸椎，医生同行对他的生命预期只有3个月。第一次化疗前，江俊廷写下遗书，他记得自己边写边哭，写满3张信纸。生命仅剩90天，死神在眼前敲门，还能写些什么？他想起当年还是菜鸟小医师，看着神经外科总医师像生死判官，召唤患者家属前来，神色肃穆地说：某某没得治了，要做好心理准备。没想到，这次死亡笔记本写的是自己的名字。当医生变成患者，3次化疗加上36次电疗，他仿若在地狱走一遭。在彻底反思和改变自己之后，江俊廷医生终于改写了生死簿，复查时，全身竟找不到癌细胞。

　　其实，江俊廷医生曾是一个生活习惯非常不健康的荒唐医师，每周7天醉5天，每天大鱼大肉，打游戏到深夜不睡。他经常匆匆忙忙，没有时间停下来听患者说多半句话；他经常斥责患者不遵医嘱，却不愿意花时间去了解为什么他们会这样。如今，他总是呵呵笑，背着包到社区患者家里造访，只为确认患者是否乖乖休息。门诊时跟患者聊生活谈工作，从患者故事里找疼痛的源头。以前是治疗疾病，他只记得患者的病灶部位、床号，其他一概不知；现在他把患者以完整个体看待，陪他们聊天，认真了解为什么病患长肿瘤，关心住哪里、生活背景、饮食习惯如何、心情好不好。

　　现在江俊廷医生穿梭在各个社区里，许多老人家见医师来访，都抓着他说这里痛那里痛。离开每个人家，江俊廷不说再见，都以"祝福你"做收尾，有时还加上一句"我还会再来",像是一种承诺。江俊廷相信,每个人都一样,只要感觉有人关心着,自己就会再努力一点。在与患者的深入交流中,江俊廷医生逐渐找回医生的使命感。以前每天都在计较,和别人比谁开的车最拉风、谁住的豪宅最奢华,看到别人比自己好,欲望愈来愈多。现在,江俊廷医生学会了不计较。在罹患癌症后才发现,这些身外之物,没有一样带得走,活在当下才是最重要的。

按照江俊廷医生自己的说法,"死"过一场之后,他的心变慢了,开始活得像个人;在成为患者之后,江俊廷医生更懂得与患者建立叙事共同体关系的重要价值,在患者的人生故事启发下,江俊廷医生对自己的生命故事的阐释有了重大转变。他开始学习如何独处、充实心灵,不再频繁应酬、沉迷游戏、注重物质享受如高档车房的追求,也放下手机,除了走到患者身边去倾听故事之外,还会抽空阅读激发灵性成长的故事类书籍,不断积累自己的叙事资本。江俊廷医生从此逆转了自己和医者同行在患者心目中的形象。

帮助、修复和照护分别代表的是医者职业态度的三个层次。叙事智慧让江俊廷更懂得"照护"的真正含义。当你给予帮助时,你看到的是弱者的求助;当你修复时,你看到的是损坏和破裂的身体;当你关怀时,你看到的是作为整体的生命。修复和帮助更多追求的是自我价值在职业实践中的实现,而照护追求的是与患者灵魂共同的升华。江俊廷医生意识到,以前他与绝大多数医者一样,只强调帮助和修复疾病这两个层次,甚至只关注修复疾病,这种医疗只在意任务的完成,而对患者的感受不耐烦,也不愿意聆听患者的心声。因此,所有治疗行为对患者来说不是一种安慰和释放,而是一种限制和冒犯。

当我们照护,尤其是懂得运用叙事智慧进行照护的时候,真正意义上的"疗愈"(healing),才有可能实现。healing 一词的词源是 hal,翻译成"全部/整体"。heal包含有"照护"(care)的内涵。如果说"治疗"(cure)强调的是"医疗本位"的话,那么,"照护"强调的则是"生命照护本位"。叙事医学将两者合二为一,既强调医疗本位,又倡导生命照护本位。当我们自觉运用叙事医学理念去触动患者,患者才有机会达到康复所需的最佳心身全人健康状态,医者的叙事智慧也往往在这一过程中不断得以修炼升华。

三、医者叙事智慧与生命能量绽放

《易经·系辞传》中提到,"圣人观乎天文以察时变,观乎人文以化成天下"。中国传统医学是一种综合"天道知识"——天气四时、地理方位以及自然宇宙运行的内在规律和"人道知识"——患者的形躯、神志、日常习性和品格个性以及人际关系等社会性因素于一体,涉及天与人、阴与阳、表与里、本和末、述与察等多维度辩证统一的智慧之学。在"道术未裂"的医学时代，医者遵循"以天为宗，以德为本"的原则①，医者的叙事智慧体现在医者在诊断时必需既通晓天地、万物、四时运化的道理，又能够极尽患者的证候、情志、行止之精微，在药物和手术刀之外，灵活运用自己的人文智慧对患者进行积极的引导和有效的调节。

（一）医者叙事能力与患者内在疗愈

叙事医学认为在临床语境中一定要重视患者的精神和心理状态，要治愈身体，必须治愈灵魂，只重视客体的身体器官，不关注主体的情感与语言诉求，不是完整的，也算不上是真正意义上的治疗。"圣雄"莫罕达斯·卡拉姆昌德·甘地（Mohandas kraamchand Gandhi，1869—1948）曾经提到：疾病只是大自然对我们的警告，警告我们身体的某些部分已经积累了污秽；智慧的人会清醒地认识到造成这些污秽的原因，从内在去清除这些致病的污秽，而不是借助药物来掩盖污秽。②美国医生兼哲学家刘易斯·托马斯（Lewis Thomas，1913—1994）也提出，生病的沮丧一部分源自缺失的亲密人性接触，因而，深度的人性化互动像药物一样，能够发挥医学上真正的疗愈效果。

中国古代生命智慧认为，"众生我法二执心病，虽中西医最著名之医士，与最良好之药品，悉皆罔效"，"以物药治身病，以法药治心病"；中国传统中医学也提出"心病难治"，"情志过极，非药可愈"的观点。也就是说，生命主体由于某阶段人生的重要事件或某些人际关系造成的最深层次叙事闭锁所引发的疾病，只用药物，哪怕用中西领域最厉害的医生开具的最前沿、最贵重的药物也难以起到应有的效果。也就是说，实体的药物无法起效，而需要用无形的药物来治疗。对于医者和患者而言，最重要的是用无形的药去破"我""法"二执。在叙事医学语境下就是运用职业叙事能力让患者意识到自己的"我""法"二执，也就是各种叙事闭锁状态，通过人际深度的叙事性交流，让患者认识自己生病的"内因"。中医将疾病分为"内因"和"外因"所致两种类型。内因是指从"五志"（怒、喜、思、忧、恐）扩充而来的"七情之害"（喜、怒、忧、思、悲、恐、惊），外因主要是"六淫"涉及的风、寒、暑、湿、燥、热。明代医者万全（1499—1582）阐释"五志""七情"此类"神思之病"的危险与难治——"惟五志之发，其烈如火，七情之发，无能解于其怀，此神思之病，非自己乐天知命者，成败利钝，置之度外，不可治也"③。

患者的心灵、痛苦和情感如果没有被了解、被洞悉，任何只对身体进行的物质层

---

① CHENG G. Medicine in the Hands of Celestial Offices：Medical Epistemology in Ancient China and its Relation to Morality［J］. International Journal of Chinese & Comparative Philosophy of Medicine，2013，11(1)：79-102.

② 原文是：Illness or disease is only Nature's warning that filth has accumulated in some portion or others of the body；and it would surely be the part of wisdom to allow Nature to remove the filth，instead of covering it up with the help of medicines。

③ 万全. 新刊万氏家传养生四要［M］. 上海：上海古籍出版社，1995：10b.

面的医疗，依赖于药物、手术和化疗，无异于缘木求鱼，都是舍本逐末的做法。正如著名诗人、作家、人道主义者和瑜伽大师萨古鲁·加吉·瓦殊戴夫（Sadhguru Jaggi Vasadev, 1957— ）所言，"试图从外在来修复健康是一个十分费力的过程。如果你能一直触及最内在的核心，那么健康就会是一个自然而然的现象。试图从外部着手管理健康是一个错误的观念"①。因此富有叙事意识的医者在倾听患者的故事时善于引导患者挖掘自身的内在资源，帮助患者将无法避免的疾病和伤痛化作积极的力量。在治疗身体疾病的同时，也助力患者实现心灵的疗愈和成长。

（二）医者叙事能力与医患生命的相互照映

在《叙事医学：尊重疾病的故事》一书中卡伦指出，当代医学是以牺牲患者和医生的关系为代价的。高效的诊疗设备和检验报告取代了医患之间的叙事交流，医生似乎无暇从电脑屏幕前分出一点目光给满腹心事的患者，也无暇倾听和关注患者的伤痛与苦难，只要能对症下药保障患者身体的健康似乎就完成了自己作为一个医生的职责。但当患者所经受的痛楚无人倾听，苦难无人诉说时，医生在他们心里无疑只是一个冷漠的治疗工具。关系是人与人之间的联系，当双方都将对方物化时，如何能要求发展出医患之间和谐的关系呢？

布罗雅德有一篇收录在《论行医之道》里的散文，标题是"医生，请跟我谈话"（"Doctor, Talk to Me"）。故事生动地刻画了当一个患者面对医生，医生眼中只看到患者的病而非患者的人时，患者所感到的羞辱。布罗雅德因为前列腺癌去看了泌尿科的名医之后，感慨万千地说了一句发人深省的话——"就像我的医生为我的身体安排一些血液检查以及骨骼扫描一样，我也希望我的医生能够扫描'我'，能够碰触我的内心以及我的前列腺。"②布罗雅德真诚地道出他对名医的态度产生的反感，他说，"当医生觉得他高我一等时，我也觉得我高他一等。因为我是他的病人，能让他诊断学习。我们应该是平起平坐，互相尊重的对等关系。"

《最好的告别》（Being Mortal：Medicine and What Matters in the End）的作者，哈佛医学院外科教授阿图·葛文德医生在书中讲述了同样从事医疗职业的父亲如何在确诊脊椎肿瘤之后和医生达成共识，根据自己的感觉和生活需求推迟手术的时间，保证了生活质量，而非根据影像检查的结果做出决定。在阿图医生看来，对病人来说"什么最重要，有什么担心"才应该是医生决策的首要因素，这正是狭义"医疗"以外的"叙事"部分。

---

① 原文是：Trying to fix health from outside is a very effortful process. If you keep access to the innermost core, health will be a natural phenomenon. Thinking that it is something that you have to manage from outside is a very wrong perception。引自 SODHGURU. Midnights with the mystic: A Little Guinle to Freedorn and Bliss ［M］. Hampton Roads Publishing, 2008：1。

② 原文是：Just as he orders blood tests and bone scans of my body, I'd like my doctor to scan me, to grope for my spirit as well as my prostate。

在诊治和照护的过程中，医者如果愿意倾听他人对疾病、创伤或死亡的描述，并且有能力将其变成故事重述出来，这就意味着医护人员与患者"对共同存在和共同面对痛苦"的承诺。"承担故事倾听者的责任"首先要与自己的冷漠做斗争。具有主动倾听患者讲述故事的叙事意识的医护人员，在叙事互动基础上通过叙事想象得以看见眼前的患者的生命全貌，洞悉其痛苦。这样的"看见"犹如一面镜子，透过镜子的反射，医护人员得以重新看见自己，重新听见自己。经由生命主体与生命主体之间的故事镜子的互照作用，医护人员获得的是一种灵性的深层看见和深层听见。

故事交流的双方必须具备界域性和他者性—— 一方面，讲述故事的人带来的是一个不同于我的经验的另一个世界；而另一方面，他也要求聆听故事的人必须撤出某部分自我世界的防线。故事倾听和回应正是在差异与同一中逐渐消融转化的历程。完美的医疗行为不一定以患者的康复告终，但必定是由医生与患者共同谱出的乐章。医生不是冰冷又遥远的权威者，而是与患者在同一战线上，共同挖掘与探讨疾病、甚至生命的本质的人。叙事医学正是帮助医护实现与患者灵魂共同升华的一种医学理念。

四、医者叙事智慧与灵性潜能激发

被誉为"建安七子"之一的东汉时期哲学家、文学家徐干（170—217）在其论著《中论·考伪》中提到："内关之疾也，非有痛痒烦苛于身，情志慧然，不觉疾之已深也。然而期日既至，则血气暴竭，故内关之疾，疾之中矢，而扁鹊之所甚恶。以卢医不能别，而遭之者不能攻也。"具有职业叙事能力的医者一方面能够积极预防由于叙事闭锁和叙事断裂引发的"情志之疾"，另一方面也善于觉察患者已经不知不觉陷入的"内关之疾"，运用自己的叙事智慧，引导其理解"非有痛痒"，却"疾之已深"，需要从内而外地进行调节，否则难以保住性命。也就是《史记·扁鹊仓公传》中所谓的"使圣人预知微，能使良医得蚤从事，则疾可已，身可活也"。

（一）医者叙事智慧积累自我生命智慧

当一个人开始说故事，生命就开始产生流动。一旦自己的生命流动，所处的生态也会跟着改变。通过讲故事认识自我是启发生命智慧的开端。老子说："知人者智，自知者明，胜人者有力，自胜者强。"斯坦福心理学教授卡罗尔·德韦克（Carol S. Dweck，1946—　）在《终身成长》（*Mindset：The Psychology of Success*）这本书里面提到了一个非常重要的概念：成长性思维。"成长性思维"与"固定性思维"的最大区别是成长性思维理解每个人都有局限性，所以追求不断成长和面对挑战并突破旧有思维定式不断去挑战新事物，这样的成长性思维可以帮助人不断成长。

运用叙事智慧倾听和讲述是帮助生命主体成长的最好方式，因为不同视角的倾听和讲述能够帮助我们与他人快速建立同理心并形成共情连接，我们会更容易理解他人，也能更好地理解和反思自己；而固定性思维正好相反，个人比较固执己见甚至不屑于或者不愿意倾听他人的讲述，更不愿意换视角或者换位思考去倾听他人讲述故事或者羞于讲述自己的故事，个人也不愿意进行叙事反思，更拒绝变化，用闭关自守和墨守成规来形容这类固定性思维的人最恰当不过了，这类人也可以称为叙事性思维闭锁者。

儿科作家医生达斯加普塔（Sayantani DasGupta，1970）将临床医生始终保持关注聆听，致力于从患者故事当中学到关于患者人生的某种智慧的态势称作"叙事谦卑"（narrative humility）。每一个患者都有自己独特的人生故事，医者应该对他们独一无二的故事怀有敬畏之心，愿意花时间去敏锐地感知每一位患者生命故事中的独特智慧。日本医师作家夏川草介（1978— ）撰写的《神的病历簿》中的主人公，本庄医院消化内科医生栗原一止在陪伴癌症末期患者田川先生和安昙太太走完人生路程之后，从患者的人生中顿悟到：

> 迷惘时更该停下脚步，努力朝脚下挥舞槌头；如此一来，重要的事物自然会从土中现身。如此明白的事，是从何时起被人们抛诸脑后呢？这个世间，几时变成连脚下的宝藏也没发现，只顾着向很远很远的地方张望，大肆宣传只有不断前进才是正确的？不是这样的。困惑苦恼的时候，更得停下脚步。不是只有筑堤拦河、凿山开路、勇往直前才叫作人生；小心翼翼地挖出埋在各处的重要事物，那个累积的过程也是一种人生。
>
> 对于癌症末期患者而言，病魔之土将其生命样貌深深掩埋。医者能够做的更多的不是慌慌张张的治疗，而是存在性的陪伴。当我们能够慢下来，与离死神不远处的患者进行深切交流，与其家人一起，手持以医学为名的凿子与槌子，自病魔之土挖掘出患者的生命形貌，这样，我们就能在医患之间的制式关系里注入温暖与关怀。
>
> 医生也是普通人，却因为职业身份赋予我们更多责任，背负的是一条条珍贵的性命，因此在职场与生活间取得平衡对我们而言，比在其他职场工作的人更加困难。人生的路上不会有禁止通行的路标，只会时不时出现一些警告，提醒你降低时速或是前有岔路。虽然尽情地向前方奔驰令人畅快，但是独行者必孤独，不妨停下脚步，回头看看身旁的家人、朋友，不要因为工作，而忘记陪伴家人和亲友。

医护人员参与患者生命故事重构的过程是一种关系性叙事。医患在一种共在关系中一起进入故事，一起编织故事，一起在故事中有所收获。"手持以医学为名的凿子与槌子，自病魔之土挖掘出患者的生命形貌"，这句话在叙事医学语境下就是运用医者的叙事智慧，放下医者职业身份，进入患者及其家人的生命故事，通过引导大家共同参与患者的生命叙事统整过程，将被病魔之土压得喘不过气来的病人从中拯救出来，挖掘出其更本真的生命原貌。挖掘过程需要医者沉下心来，真诚敬畏生命和死亡。当患者能够从自己和他人讲述关于自己的故事里多角度、全方位地认识自己，那么，他就不再惧怕死亡，从容面对余生的每一时刻。而当医者有过这样的经历，医者也在积累自我的生命智慧。

（二）医者叙事智慧激活内在医生

随着人工智能医护人员的不断推广和应用，真人医者最重要的使命从运用"科学脑"诊断疾病和制定科学治疗方案，转向了运用"人文心"激活患者的内在医生，共同疗愈患者内心的痛苦。也就是说，未来医者的重要职责是创造出有利于患者治疗和康复所需的心理环境，激发患者身体天生的潜在复元力和疗愈力。正如阿尔贝特·史怀哲（Albert Schweitzer，1875—1965）所言，每个患者体内都有一个先天存在于自己体内的医生，许多患者在来找医生看病时，并不知道自己体内早已有一个最懂自己的"医生"。一位具备叙事智慧的医生能够最有效地让患者体内的"医生"工作起来。

具备叙事智慧的医者就像一位牧师，能够起到类似神学和宗教的力量，帮助患者灵光一现。宗教（religion）一词包含"re"及"ligeo"两层含义，"re"（重复）指"reflection"（沉思）之意，"ligeo"即"ligament"（韧带），是"connection"（关联）之意，两相结合即为"re-connection"（重建关联）。宗教中牧师对于人而言最重要的目的就是帮助人与人重新连接起来。当故事被讲述出来，神才有机会与我们连接，当这些故事被述说之时，故事本身就是一种连接力量，本身就是我们与存在之奥秘之间的桥梁或连接。

叙事医学倡导通过叙事调节与叙事介入引发人在生老病死和职业认同方面的自觉内在改变。当医者能够引导患者发现自己的"内在医生"，并将其与自己现在的人生境遇连接起来就能够驱除疾病，获得生命潜能的激发。"潜能"（potential）这个词是具有连接作用的词汇之一。这个英文单词由两个拉丁词根构成：potis 意思是"隐藏的力量"，posse 代表"可能性"，可能（possible）这个词也是由此词根而来。potential 可以定义为"有助于成长、发展或诞生的内在固有能力"。某种"内在固有"的东西，某种"内在的力量"，由内而外地展现出来，化作了实在的、可见的改变。

医者运用自己的叙事智慧，与患者建立叙事共同体关系是激活患者的"内在医生"的重要方法。2018 年 9 月，袁医生 6 岁的女儿小萌因为爆发性心肌炎突然离世。袁医生无法接受女儿突然离开的现实，很长一段时间无精打采，情绪低落，工作难以投入，妻子也生病住院了。医院管理者也非常关心他的情况，工会给他送去了慰问金，但是，外在的物质和金钱的补偿无法回应袁医生的丧女之痛。一位具有叙事智慧的同事杨医生找到袁医生，跟他讲了一个故事：

> 一位爸爸失去了自己心爱的女儿，爸爸每天以泪洗面，精神萎靡。天天想念自己的女儿的这位父亲连着几天做了同样一个梦，梦见自己的女儿在另外一个地方，周围也有很多人，他们面前都有明亮的烛光，映衬着他们微笑的脸，感觉每

个人看起来都很开心幸福，唯独自己的女儿面前没有烛光，隐约能够看到女儿哭丧着脸，看起来非常不开心。

等到第三次梦到这样的情形时，爸爸忍不住问女儿："女儿，为什么其他人都有烛光，都那么开心，但是你眼前是黑暗的，而且你为什么这么不高兴呢？你是不是在那边受欺负了啊？"女儿回答说："爸爸，我其实也跟这里的每一个人一样，面前都有烛光，每天这希望的烛光都会燃起，只是每当我的烛光燃起，就被你的泪水给浇灭了。我没有办法在这边感受到光明，只能羡慕周围其他人，我怎么能幸福呢？"

爸爸从梦中醒来之后，不再沉沦，不再让自己被悲伤淹没，不再以泪洗面，而是为了自己的女儿振作了起来。他知道自己现在的样子不是女儿希望看到的样子，这样下去只会让女儿永远无法真正过上好日子……

听完这个故事，袁医生流下了眼泪。等袁医生平静下来，杨医生跟他说，小萌的妈妈更伤心，所以她生病了。药物无法治愈她的伤痛，她需要你的帮助才能走出来。袁医生说，是的，最近他们很少说话，都害怕触碰对方的伤口，每次她看见给小萌准备好的生日礼物时就会特别伤心，所以他将礼物收到了柜子里，放在妻子看不到的地方。杨医生了解到，原来小萌去世时将近 6 岁生日，他们买了她最喜欢的城堡和公主拼图，却没能等到她来拼。

杨医生说，你可以跟小萌妈妈一起帮她把拼图拼好，小萌看到拼好的礼物，一定会很开心的。第二天，袁医生与妻子花了半天时间一起将拼图拼好，将它挂在了小萌的房间里。他们一边拼拼图，一边回忆起小萌的点点滴滴。之后，妻子很快出院了，袁医生也逐渐恢复了过来。一年多以后的 2020 年 1 月初，他们的儿子降生了。杨医生通过她独特的叙事方式帮助同事走出丧女的创伤叙事闭锁，又使同事通过全身心地投入拼图中而将自己从悲伤中调节出来，重新回到当下的生命叙事进程中。

有时苦难事件会让我们心身连接断裂，让我们陷入灵性困扰（spiritual distress）或灵性的痛苦（spiritual pain）中。灵性（spirituality）是人类体验的基本要素，它包括个体对生命意义和目的的探寻。从这个角度看，灵性是生存质量（quality of life，QOL）的重要组成部分，它可影响生存质量的其他方面，包括身体、心理、人际和情绪；也可能是影响人们如何应对疾病、感受疗愈和获得人生故事的统整感（integration and coherence）的关键因素。灵性痛苦在临床上也可能表现为愤怒、自卑、疼痛无法控制或其他症状。医者应该成为与患者一起挖掘内在资源，帮助他们渡过难关的人。

照护的要义不在于我们做了多少，而在于我们在做的时候投入了多少爱与智慧。杨医生透过自己的叙事智慧帮助同事走出了人生至暗时刻，让同事枯竭的灵性重新变得丰沛（spiritual well-being），重新获得灵性的能量（spiritual strength）。这种灵性就是一种内在的资源，赋予灵性能量，它就能帮助我们改变对生老病死的认知、态度，乃至行动，借以度过人生的劫难与难关。其实每一个人本身都有这个内在资源。杨医生通过故事讲述触及了用物质和单纯的慰问无法触及的最隐秘的痛处，激活了同事袁医生的"内在医生"，而袁医生又在自己"内在医生"的助力下，帮助自己的妻子激活了"内在医生"，走出了疾病状态，最后迎来了生命的转机。

结语：积累叙事智慧，趋向医者职业最高境界

"行方智圆"最早出自文子《通玄真经·微明》记载老子的一段话："凡人之道，心欲小，志欲大；智欲圆，行欲方。""智圆"者，方流四远，深泉而不竭也。《淮南子·主术训》也说："智圆者，无不知也；行方者，有不为也。"《辞海》对"行方智圆"的解释：智虑要圆通灵活，行为要方正不苟。唐代著名医学家孙思邈又将其引入从医领域："善为医者，胆欲大而心欲小，智欲圆而行欲方。"明代医家李中梓在《医宗必读·行方智圆心小胆大论》中将"行方智圆"阐释为：宅心醇谨……对疾苦而悲悯，如是者谓之行方。禀赋有厚薄……能神能明，如是者谓之智网。

在叙事医学语境下，能够运用叙事智慧展开临床医疗实践是医者的最高人文境界。《黄帝内经·灵枢·本神篇》中提到：因志而存变谓之思，因思而远慕谓之虑，因虑而处物谓智。"思"是利用脑中所贮存的知识而随机应变，"虑"是经过三思而做更深一层的谋虑，"智"是经过慎思谋虑后形成的处世智慧。在叙事医学语境下的意思是，医者在职业成长过程中，将聆听患者故事作为医者使命，逐步积累职业叙事资本，能够随机应变地与不同主体建立叙事共同体关系；在叙事资本积累和进一步的叙事性写作中展开反思，形成预测和想象事件的发展方向的能力；运用叙事智慧获得职业的可持续发展。

延伸阅读推荐

华姿．史怀哲传：唯独这样的人．上海三联书店，2012．

毛群安．苍生大医：21位医学大师的职业追寻．人民卫生出版社，2018．

郎景和．协和的守望：林巧稚和她的医生们．生活·读书·新知三联书店，2021．

吴阶平，吴英恺，巴德年，等．医者仁心：中国医学界院士口述访谈．中国大百科全书出版社，2020．

苏祖斐．苏祖斐百岁回忆录．上海科学普及出版社，1996．

陶勇，李润．目光．百花洲文艺出版社，2020．

哲罗姆·罗文斯坦．*The Midnight Meal：And Other Essays About Doctors，Patients and Medicine*，2005．

课后思考题 1

阅读以下贾立群医生的故事，结合自己的临床实践，谈谈你对与患者及其家人建立叙事连接，减少漏诊和误诊的看法。

只要拿起 B 超仪器的探头，贾立群，这位北京儿童医院的 B 超室主任就变成了同行眼里的医学"神探"。贾立群创下 36 年间确诊 7 万多例疑难杂症的纪录。贾立群的理想是像侦探一样细致观察和推理，尽量做到不漏诊、不误诊，让每个孩子都远离疾病困扰。

2008 年，刚过春节后，贾立群接诊了一个从哈尔滨来的幼儿。孩子此前已因"急性肾衰"被多家医院下了病危通知书，但贾立群检查时，在这名幼儿的输尿管远段发现堆成柱状的砂砾样结石。贾立群认为只要做好结石的疏通处理就没问题。果然，幼儿很快转危为安。虽然这名患者的问题解决了，但是，这种不寻常的情况激起了贾立群的好奇心和探究心，为什么这么小的孩子居然罹患肾结石。他立即询问孩子的喂养情况。当时，孩子的家长回了一句，"最近都是喝的三鹿奶粉"。

肾结石的婴幼儿突然暴增，贾立群立即觉察到这里面的问题。因而，他嘱咐 B 超室的同事，凡是这种不寻常的肾结石的婴幼儿，一定要询问家长，孩子的喂养情况。结果发现，天南海北来的肾结石患儿喝的都是三鹿奶粉。较真的贾立群和泌尿科合作，找出了结石的成分是三聚氰胺和尿素。这个信息上报卫生部后，卫生部证实了三鹿奶粉是导致大批幼童肾结石的元凶。

课后思考题 2

阅读以下克朗宁医生通过叙事讲述和聆听走出职业困境和健康危机的故事，理解人际叙事连接对自我健康与职业发展的意义。此外，一些研究现实表明，三心两意、犹疑不决、惶惶不可终日的个性最易招来烦恼、焦虑与失眠，还容易患上肠胃炎和神经痛等疾病。根据这类研究，谈谈你对疾病治疗的看法。

世界文学名著《卫城记》(*The Citadel*) 的作者 A. J. 克朗宁医生（A. J. Cronin）33 岁开始在伦敦西区行医。他曾经有研究皮肤科、听觉外科、儿科的想法，但都放弃了。后来被诊断为胃溃疡。

在妻子的要求下，克朗宁选择到苏格兰高地一处名为芬恩农场（Fine Farm）的小农舍中休养 6 个月，每天除了喂养牛鸡外，无所事事。

这时他想到要写作。但是，写作过程也并不顺利且进展很慢，他对自己是否具备写作天赋也深感怀疑。胃溃疡继续折磨着他。一天克朗宁在雨中沿着湖滨散步，半路上遇见老农夫安格斯。安格斯正耐心而费力地在一片泥泞荒地上开垦沟渠，想办法为这一小片贫瘠的土地输送养分。

克朗宁停下来跟安格斯聊天，在对话中，克朗宁讲述了自己生病的事情。安格斯问他现在在做什么，克朗宁说，他想做很多事情，但什么事情都没有做好。

安格斯沉默了一下，说："医生，我不知道你我谁对谁错。我只知道我的父亲一辈子挖这片荒地，想将其变成一个牧草场，但一辈子也没实现。到了我，我也一辈子在挖，还是没能挖出牧草场来。但是，不管有没有牧草地……"安格斯坚定地将脚踩在铁锹上，继续说，"我不能不挖，因为我父亲知道，我也知道，只有挖得足够多，这里才会变成牧草场。"

看着安格斯面对最简单枯燥的工作，意志坚定不移，克朗宁恍然大悟。

在不断怀疑自己的选择，变换自己的梦想时，克朗宁陷入了对自我能力的疑虑叙事闭锁中，让自己无法真正坚定不移地将决心化为行动，一步步去接近梦想。

顿悟之后，克朗宁全心投入自己的工作，因为焦虑和愤懑而带来的胃肠不适也得到了缓解，最终也成功出版作品。

第四章　叙事医学的两大实践工具

> 每一个患者都是一部小说，我们像读小说那样去读懂患者，我们就能与患者共情，从而在医疗实践中体现人文素养。
>
> ——韩启德院士

第一节　叙事能力的基石构筑：文本细读训练与诊断效率提升

职业叙事能力培养以叙事性文本细读训练为内化手段，以叙事性反思写作为检验工具。对于各行各业的成功人士而言，对周围人和事保持敏锐的洞察和细致的观察是其共同的品质之一。尤其是与人打交道的行业，文本细读和细致观察能力是一种重要的职业素养。文本细读原本是用于文学文本的一种阅读方法，但是在叙事医学语境下，文本细读超越了细读原有的传统疆界，向外延伸到医疗机构的诊室里、病房中，延伸到医科大学和医学院的课堂中。

文本细读能力是医者职业叙事能力训练的开端。医者可以透过影片、文学文本、艺术作品等的细节观察来进行洞察力培养，为临床实践中培养对患者的专注力和对叙事连接契机的把握打下基础。本节将从医者文本细读能力提升对职业洞察力和医患沟通力的影响出发，阐述文本细读能力对临床线索的获取、临床诊断正确率的提升以及快速做出适当的临床处置的积极作用，也阐明了文本细读能力与医者科研创新能力之间的正向关系，提出叙事性文本细读训练是培养医者职业叙事能力不可或缺的内化手段。

一、洞见与叙事文本细读能力

洞见与观察不一样，观察更多的是看现象，而洞见是透过现象看本质。叙事医学语境下的文本细读训练是运用叙事理念指导医者提升洞察力的过程。"洞察力"或者

"洞见"不是灵光一闪式的顿悟，而是一种全新的认知模式、思维方式和行为习惯。通过文本细读能力培养洞见能让医者在混乱中找出头绪，甚至在互相矛盾的事件中找到诊断相关线索。洞见是一项可以追求的修炼，通过全面深入的文本细读和叙事思维训练，医者的洞察力可以得到提升；同时，洞见也具有不可思议的魔力，可以唤起人类在网络时代已经丧失了的好奇心与创造力。

宏观认知科学资深科学家加里·克莱因（Gary Klein）在其著作《洞察力的秘密》（*Seeing What Others Don't*）中告诉我们：提升医院绩效和医疗治疗有两个方式，一是减少错误，二是提升洞见。大多数时候，我们懂得减少错误，但减少错误的过程却会掩盖洞见被发现的机会。[①]一味地倡导减少错误和检讨错误，会让医者局限于错误事件本身，反过来，具有文本细读意识的医学教育者或者医学生却能帮助其在反思基础上，从错误的事件中发现新问题和新视角，获得灵感和改进未来工作的可能性，进而提升工作效率和医院整体绩效。

（一）文本细读能力基本概念

患者在病症方面的细微差别和表现往往导向的是截然相反的疾病诊断结果，而医者能够分辨细微不同的能力就来自日常的观察和判断、记录和反思的实践积累。根据著名医学家、现代神经学之父威廉·理查德·高尔斯（William Richard Gowers，1845—1915）所言，如果不去不断地观察，不断地从观察中进行推理，任何从医者都不可能具备完成日常临床工作的能力。医疗从业者的工作，无论高低都是一种高度个人化的科学，没有任何其他工作比医疗工作更依赖于个体的观察和推理能力。[②]

近距离地细致观察患者的情况是千百年来所有医生的普遍职责。在经验医学时代和实验医学时代，文本细读是训练医生职业能力的重要环节，也是行医诊断不可或缺的一个步骤。然而到了循证医学时代，90%的医生不再对患者进行文本细读，而只去读检验报告、病理报告和影像资料等，将"证据"局限在量化的数据上，忽略了对人的观察和治疗才是医疗的核心。正如孙思邈在《大医精诚》里倡导的"用心精微"，我们不仅要用心研读医家经书，还要细致入微地观察和体贴作为"人"的患者。

然而，大多数没有受过文本细读训练的医者常常对眼前的患者"视而不见"，这一普遍现象严重影响了医患之间的顺畅沟通和疾病诊断的正确率。为了扭转这一局面，2012 年，美国在《重新平衡和融合医学教育》的"一号文件"（Project to Rebalance and Integrate Medical Education，PRIME）中启动了人文培养目标，致力于提升参与医学规

① 克莱因. 洞察力的秘密［M］. 邓力，鞠玮婕，译. 北京：中信出版社，2014.

② 原文是：No practitioner can do his daily work with any competence without constantly observing for himself, constantly reasoning from his own observations. The work of the medical practitioner, high or low, is personal science, as that of no other worker is。引自：GOWERS W R. The Inaugural Address on the Art of Writing in Relation to Medical and Scientific Work：Delivered before the Society of Medical Phonographers［J］. British medical journal，1895，2（1814）：817-819.

范化培训的医学生"视觉观察、文本细读和批判以及口头推理与反思性写作等方面的综合能力"。

所谓的"文本细读",并不是用眼睛对准事物而已,而是让大脑集中注意力地、专注地对眼前事物进行加工。而加工的透彻、仔细程度,决定我们能观察到多少细节。大多数的人是在"看",却不是在"文本细读"。文本细读是一种主动而且集中注意力和思考力的专注"看"。正如福尔摩斯在教导助手华生时所提到的这句话,"你观看但不观察"①,所以你会漏掉许多破案或者正确诊断的重要信息。

文本细读在某种意义上而言培养的是医者的洞察力,也就是一种透过表象全面细致地观察眼前的人和事,从多种线索中掌握核心问题的能力。奥斯勒说,观察的艺术是最难获得的艺术,人类中有一半是瞎子,不懂得真正意义上的观察;经验的价值在于我们如何用智慧的眼光洞察正在发生或已经发生过的事情,而非目睹了多少发生过的事情。②对于医者而言,这是一种职业的洞察力。洞察力之所以关键,就是因为他能够使人类透过现象参透本质,能够借由现阶段的各种表征,来推理和预测一般人无法观察到的内在需求及潜在危机。而洞察力是一种人类独有高级认知活动。

(二)医者文本细读能力的相关名言

观察、记录、制表和交流是与患者打交道的重要步骤。面对患者,你要充分调动感官,学会看,学会听,学会感觉,学会闻。只有反复练习,你才能成为未来的专家(Observe, record, tabulate, communicate. Use your five senses. Learn to see, learn to hear, learn to feel, learn to smell, and know that by practice alone you can become expert)。——现代医学之父威廉·奥斯勒(William Osler, 1849—1919)	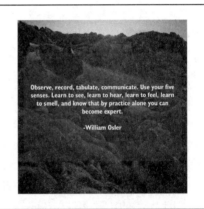
医学的两个支点是理性和观察。然而,医生的思考一定要用观察的线索做向导(The two fulcra of medicine are reason and observation. Observation is the clue to guide the physician in his thinking)。——罗马著名医生乔治·巴格利维(Giorgio Baglivi, 1668—1707)	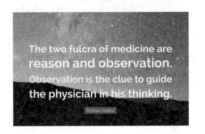

① 原文是:You see,but you do not observe。

② 原文是:There is no more difficult art to acquire than the art of observation;The value of experience is not in seeing much,but in seeing wisely。

观察，理性，对人性的理解和勇气，这四种品质成就一名好医生（Observation, Reason, Human Understanding, Courage; these make the physician）。——生理学家兼哲学家、享誉全世界的内科医师马汀·菲沙尔（Martin Fischer, 1879—1962）

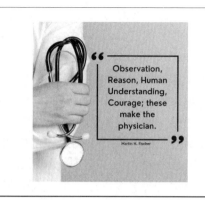

（三）临床医疗中不同文本的细读训练

将患者作为一个文本来阅读和讲述，并非将患者客体化或去主体化。医学伦理学者威姆·德克士（Wim Dekkers）在《诠释学与身体经验：下背痛案例》（"Hermeneutics and experiences of the body. The case of low back pain"）一文中强调"医学工作即是文本诠释工作"，也就是说"病人即文本"。德克士依据哲学家德鲁·勒德（Drew Leder）的理念将"病人文本"分为三级。第一级文本就是临床诊疗时与"生病主体"的人生遭遇；第二级文本是包含体验的、叙事的、生理的、工具的文本；第三级文本是患者的病史和病例表等。

德鲁·勒德教授同时也是一名医学人类学学者。他将医患之间的诊断互动的过程分为四种文本形式，分别是患者作为主体经历疾病的"经验文本"（experiential text），医生在获取患者病史过程中形成的"叙事文本"（narrative text），医生对患者身体进行客观检查获得的"身体文本"（physical text）以及由诊断技术构建而成的"工具文本"（instrumental text）。四种文本都要求医生具备文本细读的能力，对他们进行分析和整合，再进行推断，才能最终获得诊断上的解密。

"患者是医生必须去细读、去研究和去理解的文本"，但这些文本不只是由各种身体状况记录和医疗数据组成的病历文本，更是负载患者生命历程和丰富感情的故事。医者除了用仪器去听患者的呼吸音和心音之外，还应该用心去倾听他们关于情绪和关系的故事。当医者积累了大量的叙事阅读经验，"懂得如何去细读和观察，那么，患者的身体在我们面前就会变成一部每一个细节对我们都有启发、展露关于患者各种人生情节的叙事手稿"[1]。

叙事医学首倡者丽塔·卡伦教授曾提到："故事有情节，疾病有症状。当医生试图对一个患者进行诊断，聆听一个患者描述各种症状、活动、知觉、感情和事件，从话语中觉察出一些不同寻常的内容时，我们发现这个过程与他阅读故事情节的过程是异曲同工的……"韩启德院士也认为："每一个患者都是一部小说，我们像读小说那样去

---

[1] LEDER D. The Absent Body［M］. Chicago：University of Chicago Press，1990：10.

读懂患者，我们就能与患者共情，从而在医疗实践中体现人文素养。"既然诊断与读小说一样，那么我们认为聆听、连贯并推断故事的实践智慧（也就是亚里士多德所谓的"phronesis"）可以通过叙事性作品的文本细读来实现。

按照卡伦教授和韩启德院士的观点，医生必须像文学批评家或作家一样成为专家型的故事读者，熟谙故事结构和它们的意义层次。这种素养不可能从零散的现实故事聆听中获得，而需要系统的文本细读训练。通过文学作品的文本细读训练来提升医者职业叙事能力相当于在一个巨大的实验室（the ethics lab of literature）里做伦理道德实验。法国著名哲学家、当代最重要的解释学家之一保罗·利科（Paul Ricoeur，1913—2005）表示，文学叙事是一个巨大的实验室，叙述性通过它们充当伦理道德的预备教育。①

除了文学文本，尤其是短篇故事和叙事医学电子库里已有的平行叙事病历文本的细读之外，医者还可以通过观看电影、观赏艺术品，如绘画、雕刻和壁画等来进行洞察力和推断力的训练。事实上，经典的文学作品、电影和绘画作品中的每一个细节设置都有其修辞意图，也为故事的情节推进埋下了伏笔，给出了叙事进程的暗示线索。经常阅读和观看对于医者职业叙事能力的全面提升，人际交往能力的增强，医患叙事连接的快速建立，诊疗效率的大幅提升都大有益处。

二、文本细读与患者信任关系

现代医学教育培养出来的医生大多秉持科学至上主义，鲜有人文素养极高的医生。大部分医生缺乏文本细读素养，往往管中窥豹，只见器官不见人，疏于细致观察，无法真正尊重患者的全人健康。正如福尔摩斯在教导助手华生时所提到的这句话，"你观看但不观察"，所以你会漏掉许多破案或者正确诊断的重要信息。医生诊断和侦探破案有异曲同工之妙，强调的都是文本细读的重要性和必要性。一个具备文本细读素养的医生可以更高效地与家人、导师、同事、患者及其家属，还有周围人建立高质量的人际叙事关系，并从中获得信任和尊重。

（一）文本细读能力与临床线索

破除"细节忽略"的方法很简单，那就是让自己有意识地开始注意细节，开始观察生活中那些被忽略的细节。1877 年，一个 18 岁的学生悄悄溜进一间解剖学和手术演示阶梯教室，那里的 200 个座位排成一个略陡峭的半圆形。这是爱丁堡大学医学院中设备最先进的教室。授课老师约瑟夫·贝尔（Joseph Bell，1837—1911）爵士是一位医

---

① 原文是：Literature is a vast laboratory in which we experiment with estimations, evaluations, and judgments of approval and condemnation through which narrativity serves as a propaedeutic to ethics. 引自保罗·利科. 作为一个他者的自身［M］. 余碧平，译. 北京：商务印书馆，2013：172.

学界颇具传奇色彩的人物。这节课他将要教学生如何对患者展开文本细读，并在此基础上展开细节推断。

> 患者一个个从外面进到阶梯教室，贝尔医生总能主动跟他们进行交谈，谈他们的生活习惯，谈他们的职业，谈他们的家庭情况等，并且所有推断基本都是正确的。比如，当一个 60 多岁的老妇人进来时，贝尔医生问她："你把你的短柄烟斗藏到哪里了？"老妇人感到很惊讶，不解地问："我的包里确实放着一根短柄烟斗，可是，医生，您怎么知道我带着短柄烟斗呢？"贝尔医生说："你的下嘴唇有一个地方，一定是你抽烟时，烟斗习惯叼的位置，那个地方有些磨损。而且，你的鼻子中间有一个常年被烟熏的灼伤痕迹，从那个位置，我可以判断出烟柄的长度。"

这位 18 岁的年轻人正是《福尔摩斯探案集》的作者、正在爱丁堡医学院学医的阿瑟·柯南·道尔（Arthur Conan Doyle，1859—1930）。贝尔医生通过这样的细致观察，不仅获得了与患者相关的重要信息，而且使医患之间的交谈变得轻松愉快，医患之间的信任关系立刻建立起来。贝尔医生提出，"要胜任外科医生之职，我们必须具备两项重要的能力：一是止吐能力，二是观察能力"①。

> 根据柯南·道尔的回忆，有一天，贝尔医生将煤油、蓖麻油和芥末倒入一个小杯子里，充分搅拌起来。他将手指浸入混合了三种物质的液体中，然后吮吸手指。他把杯子传给班上的每个学生，并要求他们也照做。学生们不情愿地按照教授的要求做了。当所有的学生完成之后，贝尔教授对着还在做呕吐状的学生说："同学们，我很遗憾，你们中没有一个人真正运用了你们的观察力。你们没有一个人发现，我放进杯子里的手指和我塞进嘴里的手指不是同一个手指。"

这就是"看"与"观察"的区别。在阿尔弗雷德·希区柯克（Alfred Hitchcock，1899—1980）执导的电影《爱德华大夫》（*Spellbound*）中，当主人公冒充爱德华大夫来到医院接替刚刚退休的院长任新院长时，医院的一位女医生康斯坦丝·彼特森（Constance Peterson）观察到一些不太对劲的细节。当大家都认为冒充者是杀人凶手时，她也通过一些细节推断认定他不是杀人凶手，而是一位精神病患者。她帮助这位患者躲开警察的追捕，一起躲到康斯坦丝的导师退休老教授布鲁诺夫家。夜晚，老教授发现没有入睡的"爱德华大夫"从楼梯上下来，具备细致观察力的老教授通过余光看到了他手上藏着的餐叉，快速镇定地在牛奶里加入了镇静剂，而化解了一场威胁自己生命安全的危机。

---

① 原文是：A doctor needs two abilities：freedom from nausea and the power of keen observation。

（二）文本细读能力与信任关系构建

斯坦福医学院的作家医生亚伯拉罕·维吉斯（Abraham Verghese，1955—　）在他的 TED 演讲里也讲述过约瑟夫·贝尔爵士利用文本细读能力快速与门诊患者建立信任关系的故事。

> 贝尔医生让他的实习生们坐在屏风后面观察。一位挂完号、牵着一位孩子的女患者被带到了贝尔医生的门诊室。
>
> 女人说：早上好！
>
> 贝尔说：你从 Burntisland 坐渡船过来，一路顺利吗？
>
> 她说：挺好。
>
> 贝尔说：你的另一个孩子交给谁了？
>
> 她说：我拜托住在 Leith 的姐姐照顾了。
>
> 他说：那你到诊所来有没有从 Inverleith Row 抄近路呢？
>
> 她说：没错。
>
> 贝尔道：那你还打算在油毡厂干活吗？
>
> 她说：是的。
>
> 贝尔向他好奇的学生们解释道："当她说你好的时候，我听出她的法夫口音，而离法夫最近的渡船是在 Burntisland，所以我推测出她是从那里过来的。你们应该也注意到她手臂上搭着一件外套，这件外套对跟她一起来的孩子来说太小了，所以她开始肯定带了两个孩子来，途中将其中一个孩子托付给什么人看管了。还有我看到了她鞋底上的泥。除了植物园，爱丁堡方圆百里内没有这种红泥，所以她肯定是从 Inverleith Row 抄近路来这儿的。最后，她右手手指有皮炎。这种皮炎只见于 Burntisland 的油毡厂工人，是一种职业病。"

在这段门诊对话中，女患者就像一个等待医生进行细读的文本，她的身上到处都有可以将她的故事串联起来的线索。"共情就是抓住当下"，因而，在帮助患者构建故事前，必定涉及个人观察，比如读出患者写在脸上的忧愁，手上和脚上的人生故事。因而，根据施泰因的观点，我们不能只是阅读虚构作品，因为虚构作品只是人物的再现，没有眼神和身体接触与直接的情感碰撞。因而，我们必须还应将虚构阅读的训练成果应用于对患者的现场观察之上。

对于具有非常深厚的文学阅读经验和非常丰富的门诊实践经验的贝尔医生而言，他能够读出的有用信息比不具备这两种经验的实习生们要丰富和精确得多。贝尔医生经常向学生强调"对于医生职业而言，察人于微的素养非常重要，琐碎故事和细节里可能蕴含丰富的意义"。贝尔医生相信医生和侦探都必须培养观察力，并且认为任何人培养这种能力都可使生活变得更加有趣。贝尔的妹妹曾在回忆兄长的时候说道："一家人坐火车旅行，他会告诉我们车上的其他乘客从什么地方来，到什么地方去，以及他们的职业和习惯。他不必跟他们谈话，就能准确无误地做出推断。"

贝尔医生在诊断上的精准表现源自他卓越的观察力。贝尔医生能够察觉他人不会留意的细节，并从中推断出大量的信息，抽丝剥茧，条分缕析，最终诊断疾病，破解谜团。贝尔医生就是柯南·道尔笔下的侦探福尔摩斯和华生医生在现实生活中的原型。年轻医者在忙忙碌碌的流水作业中容易丧失对眼前的人、事、物的细致观察能力，导致职业基本素养的缺失。叙事医学倡导年轻医者像贝尔医生一样，在抓住任何场合的机会，训练自己的文本细读能力和推断能力。

贝尔医生的细致观察与快速推断能力在中国传统中医实践中早有推崇。中医的"望神"倡导，患者在进来诊室的过程中，医者能够经过快速的细察判断眼前的人是有神还是无神，是少神还是失神，这是一种"以神会神"的综合判断能力，也就是说，医生以自己的神志、神情和智慧去观察患者的"神"。因为患者进来，医者在他没有注意到的时候就已经对其进行了观察，这时候的表露是最为真切的。若是等到患者坐定我们再观察，可能患者反而不自然了。所以医者要静气凝神、冷眼观察，一会即觉，就是在患者还没有反应过来时，医者对他的状况已经有了几分重要的了解。

三、文本细读与临床正确诊断

中国传统医学非常重视医者对患者各方面情况的外在观察，用以确诊内在的疾病。《灵枢·外揣》中说："日与月焉，水与镜焉，鼓与响焉。夫日月之明，不失其影；水镜之察，不失其形；鼓响之应，不后其声。……合而察之，切而验之，见而得之，若清水明镜之不失其形也。……故远者司外揣内，近者司内揣外。"古人以生动形象的比喻说明医生诊断疾病好比日月之投影、水镜之照形、击鼓之有声一样，通过观察外表的症状和体征等病理现象，推测内脏的变化，从而认识疾病的内在本质，确诊疾病。可见，医者可以通过对微小的、局部的外在变化进行诊察，测知整体的、内在的病情，这就是所谓"司外揣内""见微知著"的诊断原理。

患者在病症方面的细微差别和表现往往导向的是截然相反的疾病诊断。而能够分辨细微不同的能力就来自日常的不断观察和判断，不断记录和反思的实践积累。朱丹溪在其著作《丹溪心法》中提到"欲知其内者，当以观乎外；诊于外者，斯以知其内。盖有诸内者形诸外"；《敖氏伤寒金镜录·自序》中也强调："盖有于内者，必形诸外，若不内外相参，而欲断其病势之逆顺，不可得也。故为医者，诚能察其精微之色，诊其微妙之脉，内外相参，则万举万全之功，可坐而致矣。"中国叙事医学传承中医中的精微细察诊断要义，倡导医者将其文本细读素养应用于诊断实践。

（一）临床神经学之父高尔斯的故事

对于医学教育而言，专业课本和研究文献的学习不是检验教育效果的重要归依，真正的临床知识是从对患者个人进行细致观察的经验中积累和汲取起来的。从这个角度来看，患者是医者的老师。医者在对患者进行诊断时，往往需要忘却，就是在患者面前暂时忘却自己在书本上所学到的专业知识和先入为主的假设，在对患者的观察中重新学习，也就是结合患者的现实情况进行重新学习，这样才能让医者得到真正的医学训练。

与柯南·道尔同时代的《神经学圣经》（*Bible of Neurology*）的作者、神经医师威廉·高尔斯（William Gowers，1845—1915）也常教导学生，医生的诊断要从患者走进诊间，出现在我们面前的那一刻就开始。高尔斯在其著作《银与梅毒的临床讲议》（*A Clinical Lecture on Silver and Syphilis*）中写道："病患走进诊间时，你就应该要注意到患者展现给你的一些细节。你必须习惯从患者走进诊间时就认真观察他。注意患者进门时的脸色和步伐，你可能会借此发现，他走路有点跟跄，或是他的脸色有点不正常。"

高尔斯在现实生活中的观察能力能够媲美福尔摩斯。高尔斯曾经分享过一个误诊的故事：

> 一位症状符合歇斯底里症患者的症状和表现，如果完全按照对应的诊断标准，他应该被诊断为歇斯底里症。但是高尔斯说：我不经意中看到患者的床头病历卡，了解到患者的职业是画家。接着，他马上查看患者的牙龈，他却留意到其牙龈出现铅线，凭这点发现对方其实是颜料中的铅中毒。这两个信息让高尔斯立即修正了诊断——患者是因颜料中的铅中毒表现出与歇斯底里相近的症状。高尔斯的这个故事点出人的思维易受表象蒙蔽所忽略对于细节的观察，因而判断错误。

没有文本细读能力，医者就不会将患者的画家职业与牙龈上表现出来的中毒细节关联起来。这样医生就会坚持自己的误诊，就一定继续在错误诊断的基础上沿着错误的治疗方式前行，最终导致患者遭受严重痛苦，甚至死亡。

文本细读不限于对患者本人各方面特征的观察与推断，还可以包括为正确诊断所展开的对患者所处工作生活环境的文本细读和推断。清代医家王清源在其著作《医方简义·序》中提到："医者死生所寄，性命所关。苟无仁爱之心，不可以为医。无明达之才，不可以为医。知其浅而不知其深，知其偏而不知其全，俱未可以为医。"中医强调"望闻问切"，细致观察才能深入了解患者状况。清代名医陆以湉曾在其编撰的《冷庐医话》中提到这样一则医案：

太平崔默庵医多神验，有一少年新娶，未几出痘，遍身皆肿，头面如斗，诸医束手，延默庵诊之。默庵诊症，苟不得其情，必相对数日沉思，反复诊视，必得其因而后已，诊此少年时，六脉平和，惟稍虚耳，骤不得其故。……久之，视其室中，床榻桌椅漆气熏人，忽大悟，曰："余得之矣！"亟命别迁一室，以螃蟹数斤生捣，遍敷其身。不一二日，肿消病愈。盖其人为漆所毒，他医皆不识云。

在这个故事里，有个年轻人新近娶妻，不久出痘疹，全身都肿，头面部像斗一样大。许多医生都没有办法，就请崔默庵给他诊治。崔默庵认为其他医生都没有办法诊断和对症下药，说明一定有什么细节被医者给忽略了，导致难以诊断。因而，崔默庵面对患者仔细观看，反复诊察，希望能够从各种蛛丝马迹中找到病因。崔默庵观察患者的居室里发现，由于年轻人新婚，床铺桌椅都是新漆的，油漆散发出刺激的气味。这时崔默庵想到了患者的病因所在，赶快让患者搬去另一个房间，再用一些应对漆器毒害的药物。第二天，患者浮肿消退。原来那患者被漆气伤犯，其他医生都不知道。

（二）缺乏文本细读能力与快速诊断时机的错失

美国旧金山深池医院资深内科医师维多莉亚·史威特（Victoria Sweet）在《我的慢疗之路：拒绝没有灵魂的医疗，一场追求医者初心的朝圣之旅》（*Slow Medicine：The Way to Healing*）中讲述自己在儿科见习时遇到的 12 岁肾病患者的故事。这个故事更好地阐述了文本细读能力对医者职业素养和高效诊断的重要性。

玛赛拉·贺兰德兹（Marcela Hernandez）是 12 岁的拉美裔患者，因为肾脏功能失常而住进儿科。对于不能快速诊断的患者，我们一般都会让其住院以找出问题所在，毕其功于一役；做所有相关的检查、照 X 光、进行会诊；在几天内提出诊断及治疗方案。肾脏无法正常运作（初期肾衰竭）在儿童身上很少见，所以每个人都很担心，也感到困惑不解。所以每天早上 7 点，她的医疗团队都会围在她的床边诊断。

实习医生会总结报告前一天得知的信息，例如检验结果、会诊结果、目前肾功能的状况等。住院医生听完后会给出新的医嘱。她住院 3 天后，各种检查依然找不出她初期肾衰竭的病因。玛赛拉住院一周后的一个周五早上，我们都聚在她的床边，住院医生检查了目前为止诊断上发现的一切信息。毕竟，那才是最重要的。唯有诊断正确，才能提供正确的治疗。接着，住院医生为了厘清自己的思绪，也为了指导我们这些学生，他按部就班地逐一解说我们现在已经知道的一切状况。

他提醒我们，肾功能衰竭一般有三个原因：肾前型、肾后型、肾因型。肾前型意指血液进入肾脏有问题，所以如果心脏或肝脏受损，或是连到肾脏的动脉受阻，就会导致肾前型衰竭。不过，玛赛拉的心脏、肝脏、血管都很好，所以我们排除了肾前型病因，可以把那些诊断排除在清单外。接下来是肾因型衰竭——某种系统性的流程破坏两个肾脏——例如感染、发炎、癌症。到目前为止，所有的相关检测都是阴性的，但玛赛拉尚未做肾脏切片检查，所以肾因型依然有可能性。

后一个是肾后型病因，亦即肾脏没问题，但是把尿送进膀胱的排尿管里，有东西挡住肾脏过滤出来的尿液。他告诉我们，那是我们今天想探索的问题，这种情况在儿童的身上很罕见，有肾结石和肿瘤的老人才会出现肾后型衰竭。因此今天玛赛拉的尿道里会放上膀胱镜，以寻找结石、肿瘤和其他的阻塞物。那天下午，玛赛拉的膀胱镜检查结果出来了。是肾后型，她的膀胱排尿进入尿道的地方长了某种肿瘤，阻挡了部分尿液的排出，膀胱到输尿管的压力不断累积，最后也压迫到肾脏，导致肾脏开始衰竭。

病理科的诊断报告显示不是癌症，而是神经纤维瘤（neurofibroma），一种良性肿瘤。但它只可能是"多发性神经纤维瘤"（neurofibromatosis），俗称"象人症"，是很可怕的一种诊断。这是"神经纤维蛋白"（neurofibrin）突变或缺乏所造成的。那种蛋白可以阻碍身体内的肿瘤、囊肿、肿块成长。当蛋白无法发挥效用或缺乏时，就会像罹患多发性神经纤维瘤的患者那样到处长肿瘤，不仅长在膀胱，也长在骨骼、肌肉、皮肤，甚至大脑中，通常不会癌变，但会造成很多伤害，引起癫痫、骨痛、神经损伤等。它也会出现在皮肤上，导致身体、最糟糕的是脸部变形扭曲。此外，多发性神经纤维瘤是体染色体显性遗传，这意味着玛赛拉将来的孩子有一半概率遗传到该病。

当我被院方委托将这一诊断信息告知患童的陪护者——一位一般直到晚上才出现的母亲时，由远及近的这位中年女性似乎脸上和脖子上布满像发芽一样的东西。随着她逐渐走近，我发现她全身布满了神经纤维瘤，就像我刚刚在教科书上看到的照片一样。她看上去很疲累，脸上长满了数十个息肉、疙瘩、囊肿，挂在鼻子、眼皮、腋窝和脖子上。原来玛赛拉的母亲就是多发性神经纤维瘤的患者。而我们却为了得到那罕见的诊断而花费所有心力、智慧和费用，我们刚刚还为那出色的诊断结果感到如此自豪，但其实这一切只要看一眼玛赛拉的母亲就能一目了然。

在玛赛拉的身上，医者错过了显而易见的征兆。虽然鉴别诊断把我们导向正确的道路，从肾前型、到肾因型、再到肾后型，我们得出诊断，所以那不是误诊，但是却比应该诊断出来的时间要长了很多，浪费了许多医疗资源。玛赛拉的母亲每晚都来探望她，之前一定有人见过她，可能是护士或实习医生却没有人联想到那个疾病，病史里也对此只字未提。我们花了一周的时间，做了所有昂贵又痛苦的检测后才得到诊断。尽管快速医疗凭其鉴别诊断和技术最终得到正确的诊断，但是医疗应该有的对于人的观察和交流却被严重忽视了。

作者感慨：在她亲历的这个故事里，医护人员似乎只是像机器人一样在执行机械操作，这是一种去人性化的医疗模式。医生和护士照顾患者的时间愈来愈少，却花愈来愈多的时间在计算机荧幕前输入医疗资料。不愿意正眼瞧一下患者和患者家属，或者像上面的故事里所描述的那样，对许多摆在我们面前的重要细节视而不见，熟视无睹，让我们失去了对患者进行诊断和治疗的最佳时机。这样的过失往往因为被遮盖、不被分享，导致一个个类似的悲剧故事正在重复上演。

《吕氏春秋》一书讲"勿以贵生而害生"。医疗中最重要的是责任，但是在这个故事中，似乎一切都按部就班，不容置疑，最终导致患者的生命质量严重受损，却没有人需要为此负责。医疗的本质是照护，在对人的照护中主动去询问和聆听患者作为生命主体的故事——找出正确的故事，了解真实的故事，不勉强接受不合理的故事。但是，现代医疗却把故事拆解成数千条小信息——好几页的勾选框和打勾的核对符号，但没有人真正对其负责。

（三）文本细读用于患者利益而非医者私利

英国作家伊恩·麦克尤恩（Ian McEwan，1948— ）的《星期六》（*Saturday*）在某种意义上而言阐明了将医学知识和对病人的观察用于医者私利所带来的严重后果。故事讲述神经外科医生贝罗安（Perowne）在某个星期六一整天的生活，过去与未来，稳定的轨道与意外的机遇凑在一起，成为引发医生生命顿悟和职业反思的不平凡的一天。在这个故事里，贝罗安利用自己专业的观察能力为医院之外的患者做出了正确的诊断。然而，诊断的目的不是出于对患者的保护和进一步治疗所用，而是为了化解眼前的危机所用。最终因在与患者沟通过程中，存在欺骗行为，而引火上身，差一点在杀医事件中丧命。

> 贝罗安约了麻醉医生一起打球，一早他开车前往球场，然而，原本平凡的星期六却在途中和一辆红色轿车擦撞后改变了轨道。从红色轿车上下来几个焦躁不安、脾气暴躁的人，他们看起来不是那么好惹的。贝罗安也只好下车，与其中一个显然是他们中话事大佬的人握手。当贝罗安心里正为无法及时赶到球场而感到沮丧时，时刻保持专业敏锐的观察力的贝罗安突然注意到，握手时感受到的持续颤抖。
>
> 贝罗安注意到这不是简单的颤抖，再看看对方的脸部，也有不正常的抽动，贝罗安随即又注意到对方的眼神，他的头一直在动，点点头，又摇摇头，大致观察他几秒钟之后，贝罗安突然恍然大悟：此人不能转动眼珠，或者说不能扫视。他的眼睛无法从一个固定的物体转移到另一个物体上，如果要扫视人群，他就不得不转动头部。
>
> 这个人名叫 Baxter，贝罗安判断此人缺乏自我控制能力，精神不稳定，脾气暴躁，应是迦玛氨基丁酸含量过低，贝罗安已从对方的肢体动作判断出对方罹患的疾病。贝罗安锐利的观察与专业的训练，使得他即便在两方冲突谈判之际，仍旧得以一派从容自信地宛如在诊间进行临床问诊一般，就他受过的医学训练与临床诊疗经验，为 Baxter 看似抽搐痉挛的动作进行现场诊断：

从一开始头部和脸部的抽动，情绪的变化，这个人的疾病会不断进展，比如不可控制的突发情绪，到不自觉肢体痉挛般的手舞足蹈、智能下降、记忆力衰退、辨别缺陷、身体失能、痴呆，到最后完全失去肌肉的控制能力。而且这种疾病目前为止没有任何有效的医疗方式来进行遏制。这就是亨廷顿舞蹈症。贝罗安向对方表明身份，告知他罹患了亨廷顿舞蹈病，并推断说，不仅他有这个疾病，他的父亲也一定有这个疾病。

贝罗安看出 Baxter 不愿意让同伴知道他的疾病情况，他因此想到了快速逃离现场的办法。他信誓旦旦地对 Baxter 说，只要他不在这个事情上纠缠，放他去做更重要的事情，他一定让同行将芝加哥研发的亨廷顿舞蹈病的特效新药介绍给他，让他免于未来发展成严重的症状。Baxter 相信了贝罗安的话，让他不用等着处理眼前的剐蹭事件，直接扬长而去。然而，当这位亨廷顿舞蹈病患者从他的医生那里了解到，根本没有所谓的芝加哥特效药时，这位受骗的患者根据贝罗安留下的信息想办法找到了他的家庭住址，上演了一场院外的"医闹"事件。

剐蹭事件本来是一个小危机，但是医生运用自己的专业观察能力摆脱这个小危机之后，却遭遇了威胁自己生命安全的更大危机。也就是说，当我们具备良好的专业知识，运用专业观察判断出对方的疾病，但是我们却没有将其用于维护患者一方的利益，而是维护自身的利益，用于帮助自己脱身。最终，这样的做法导致自己陷入了更大的危机当中。当 Baxter 在医生家中行凶时，要求在家中聚餐的医生女儿朗诵桌上的诗集，本意是戏弄，却被诗歌中的文字分散了精力，最终被制服，这一惊心动魄的经历终于引起了贝罗安的顿悟和反思。

作家为了深刻反映医疗行业的利己思维和科学导向，特意与医院医生沉浸式地接触了两年多。作者借这个故事，预言贝罗安这类具备极高的专业素养，却缺乏人文精神的医生最终将会遭遇职业和人生危机。故事中，Baxter 最终因头部受伤被送到贝罗安所在的医院，医院紧急召回贝罗安医生进行手术。在整个手术过程中，贝罗安有了更深入的职业生涯反思和统整。贝罗安医师最后所施展的脑神经外科手术不只是医疗技术的展现，也同样是建立沟通与谅解的开端。贝罗安医师的医术不但解救了性命濒危的 Baxter，也拯救了滥用医学专业求取自我利益的自己，最终维护了医学教育强调的仁心仁术以及济世救人的尊严。

四、文本细读与医疗正确处置

医疗过程，尤其是急诊科医者对患者的医治过程，需要医者具备综合的文本细读和快速推断方面的职业素养才能做出正确处置。这一过程中包含的大量不确定因素会引起医者极大的焦虑。人非圣贤，不可能每次判断都正确。对于医者而言，在日常工作中除了广博深厚的知识、精湛的技术和快速的反应力之外，还要有敏锐的观察力、判断力和决断力，方能挽救生命于瞬息之间。也就是说，单纯的工具理性、技术理性训练和教育无法让医者获得危机决策力。在实践中认真观察所积累的叙事智慧和复盘思维是技术理性的重要补充。

在对临床推理和决策进行的研究与观察中，许多学者将决策过程分成两类：一类是"分析性过程"（analytical process），是一种慢速的、审慎而详尽的推理和决策方式；另一类是"非分析性过程"（non-analytical process），也可以称为"直觉性观察"（intuitive reasoning），是一种快速鉴别和决断的推理模式。[①] 两种决策过程都需要叙事理性思维辅助。而"叙事理性"需要借助经常性的叙事文本细读训练才能形成。受过叙事训练的医者，大多能在紧要关头做出正确的决断和处置，消除紧张与焦虑。

（一）文本细读与及时救助能力

文本细读能力不仅能够帮助医者快速建立与患者之间的信任关系，还能转化成及时救助患者的能力。在现今医学教育和实践领域，医者经过多年的医学教育和临床技能操作，已经累积了很多技能知识（know-how），然而医者仍然可能犯下各种可以避免的医疗失误。原因很简单：知识的庞大与复杂已超过个人能力所及，换言之，知识与实践出现落差。尽管训练时间再长、再严格，在技术上精益求精，甚至运用最先进的科技和设备，也绝对无法保证我们不会一错再错。

美国著名小说家戴维·福斯特·华莱士（David Foster Wallace，1962—2008）曾经创作过一篇名为《化身被烫伤的孩子》（"The Incarnation of the Burned Children"）的短篇故事。在某种意义上而言，华莱士想要传递的思想是，我们在为他人做出许多决定和处置行为之前，一定要进行细致的观察，不能只从自己的角度出发，自以为是地进行所谓的救治，而应该从对方的角度出发，给予最正确、最及时和最合理的帮助。这篇故事也常用于医学生的文本细读和反思训练。

故事里有三个人物出现，分别是年轻爸爸、年轻妈妈和1岁左右的孩子。故事讲述的是年轻父母在家里处理被烫伤的婴孩的故事。故事的起因是一壶滚烫的热水。蹒跚学步的婴孩与妈妈在厨房里玩耍，爸爸在修理家中的门窗。这时，年轻爸爸突然听到孩子和妻子的惨叫，立即冲进厨房，发现孩子头发上、身上冒着热烟，上身许多部位变成深红色。孩子妈妈吓呆了，完全帮不上忙。孩子爸爸立刻抱起孩子到了水龙头边，用流水反复冲洗孩子身上皮肤的深红色区域，婴孩身上的这些部位颜色逐渐变浅，但是这时婴孩的惨叫声和哭喊声却丝毫没有减弱，这是为什么呢？

---

① KAHNEMAN D, KLEIN G. Conditions for intuitive expertise: A failure to disagree [J]. American Psychologist, 2009（64）: 515-526.

孩子痛苦的惨叫声，让我们思考孩子爸爸的紧急处理是否正确，也让我们思考哪个环节出了问题。原来，爸爸自以为及时得当的处置，却因为没有对当时的情况进行细致观察和整体判断，而导致没有发现可能危及孩子生命的最重要的伤情所在。这个故事就像一个急诊室里发生的故事，家属陪同患者来到医院，急诊医护人员在没有对情况有全面把握的情况下，根据自己的专业思维进行处置，结果延误了救治的最佳时机。在厨房玩耍的孩子穿着厚厚的纸尿裤，滚烫的热水顺着身体流进纸尿裤里，热水和热气全部聚集在那里，却因为厚厚的遮盖而没有被发现。

同时，孩子妈妈就像急诊室里的患者家属，他们往往因为突发情况不知所措。对于失去意识的患者或者没有表达能力的患者，他们往往是对整个患病前后的情况最了解的人，如果能够及时调动他们的积极性，他们也是最能够安抚患者的人。在这个故事中，如果爸爸能够先安抚惊恐中的妈妈，让她尽快从惊恐中走出来，参与到救治当中，妈妈一定知道，首先要做的是解开纸尿裤，对里面更严重的烫伤进行流水冲洗降温。然而，他们却往往被医护人员所忽视，甚至训斥他们阻碍救治过程，导致他们更加慌乱。

在日常临床工作中，医者的一个错误判断和在此基础上的盲目行动最终引向患者的悲剧性结局。面对患者时，医者应该时刻提醒自己，患者的致命创伤往往是隐秘的，而非显而易见的。隐秘的创伤需要医者更全面、更深入的细致观察和认真推断才能诊察出来。正如急诊科女医生苏愚在其叙事作品《急诊室的奇迹》所提到的一句话，"原来面对生命是这种感觉。你的每一个处置可能都会造成不同的后果，承担了别人一部分的人生"。

（二）文本细读与患者生命安全

急诊室是最考验医者文本细读和推断能力的地方。急诊室就像奇案调查室，每一个来到这里的患者可能都是一个离群值（outlier）。急症科医生要在病历不全、时间短暂的情况下寻出根本病因对症下药。急症科医生必须以丰富的全科医学常识及侦探般细致的观察能力和谨密的推理能力，还有大胆假设小心求证的精神，加上敏锐的头脑，判断患者的谜样病况，做出快速而适切的抢救和转介行动，分秒间或影响患者的生命安危。

钟浩然在《急症室的福尔摩斯Ⅱ：守护生命的故事》里提到一个蛛网膜下腔出血患者的故事。在这个故事里，患者的父母因其儿子经常酗酒醉酒，因而认为儿子只是喝高了而已，并没有引起重视。但是，医生凭借自己的专业观察和推断，没有采纳患者父母的故事讲述内容，在正确诊断的前提下，保障了患者的生命安全。

"他没有什么大问题，只是喝醉了。"患者的父母在回复我的病历查询时，轻轻松松地如是说。那是2014年7月上旬的某个晚上。在我跟前半梦半醒地倒卧在病床上的青年，前一天与友人到长洲度假屋玩乐，晚上喝了一点酒，翌日早上仍安然无恙。中午时在厕所待了颇长的一段时间，出来后吐了一次，以后就一直迷迷糊糊地昏睡在床上。同伴们起初不以为然，到黄昏时始觉事有蹊跷，便把青年送往该岛的唯一一间医院。医院急症科医生在诊治后，将这个醉酒患者转送往我所在的市区急症科。

父母闻讯而至，认为醉酒只是少不更事的人一件很平常的事。但是我的判断是，即使他昨晚曾经喝过酒，已经差不多一整天时间了，也早应该醒过来。依据这个简单的推断，我马上把"醉酒"剔除出正确诊断的考虑范围。但事情也只解决一半，虽然患者的生命指征稳定，身体表面没有明显受伤痕迹，各个系统检查结果也大致正常，但引起意识混乱（confusion）的潜在病因仍多如恒河沙数，必须花费心思和时间逐一检视推敲，才能找到最后答案。……

2021 年在深圳的一家医院讲座讲述创伤型叙事闭锁，在故事分享和互动的环节中，一位 40 岁左右的护理人员讲述了一个自己亲身经历的真实故事：

20 年前，刚参加工作不久的秀芳护士突然接到一个紧急任务，接手卡车交通事故司机伤员。司机师傅当时受伤很严重，多处流血不止，需要紧急缴费抢救，但是 20 年前的医疗不同于现在，需要先缴纳足够押金才能实施抢救。司机师傅已经处于昏迷状态，浑身是血，身边也没有亲人，随身包裹里也没有发现现金。秀芳护士只能按照指令和平时训练的步骤帮忙清创和止血，并安慰司机"会有医生来救你的，请一定要挺住"等。

止血中，秀芳护士几次发现司机师傅用手触摸皮带，年轻的秀芳以为只是昏迷中不自觉的一种动作，没有第一时间回应司机，也不知道怎么去回应司机。自己只是出于工作本能埋头竭尽所能地帮忙快速清创和尽可能地快速止血。随着时间的推移，司机师傅终于因为流血过多而在秀芳眼前死亡。

年轻的秀芳护士久久不能释怀，内心充满焦虑痛苦和悲伤，眼泪也止不住地流。后来当秀芳怀着无比内疚和悲痛的心情帮忙清理司机师傅衣服的时候发现，司机的皮带下面的内裤上方缝有个长条形的袋子，里面都是被鲜血染红的现金，有差不多 2 万元的救命钱。当秀芳看到现金时号啕大哭，抑制不住的悲痛再次爆发，觉得是自己害死了司机师傅，没有及时找到现金，更没有明白司机师傅为什么会在失去意识的状态下用尽全力指向自己的皮带。

患者，尤其是失去意识的重症患者的任何一个小的变化或动作都隐藏着关键信息。医者的及时回应往往能带来重大转机。从秀芳视角来分析这个案例，秀芳始终认为司机师傅的死是由于自己工作的疏忽造成的。秀芳虽然看见受伤的司机的手多次指向腰部，却忽视了这个细节中所隐含的信息，只将其当作一个无意识的动作，最终错失了找到现金及时抢救失血过多的伤者的时机，才导致一个鲜活的生命惨死在自己的面前。事件发生后，秀芳每年清明节都会买些纸钱，找一个十字路口，痛苦而悲怆地呼唤司机师傅的名字，并痛哭流涕地道歉，请求司机大哥原谅自己的过失……

这件痛苦的创伤事件一直压抑着秀芳护士 20 多年，没有随着岁月的流逝而有丝毫减轻。创伤早已变成一个巨大的伤疤，如影随形，直到遇到我们叙事医学专家团队。一直以来，秀芳无法找人诉说，也羞于诉说，更不知道如何诉说，痛苦就在那里，创伤就在那里，而秀芳护士能做的，只能选择默默承受。创伤事件直接导致秀芳本人遭受心身疾病的困扰 20 多年。当我们意识到一个小的疏忽有可能延误一个人的性命时，我们是否还能怠慢呢？

结语：文本细读训练，内化医者职业素养

叙事性文本细读训练是培养医者职业叙事能力不可或缺的内化手段。除了以上提到的文本细读能力对职业洞察力、对临床线索的获取、临床诊断正确率的提升以及快速做出适当的临床处置的积极作用之外，文本细读能力与医者科研创新能力之间存在正向关系。一些研究也表明，透过艺术作品的文本细读训练，影像科的医者在观察 X 光片或磁共振影像时能够辨别出更多信息。诺贝尔生理学或医学奖得主康拉德·劳伦兹（Konrad Lorenz，1903—1989）说过一句很有意思的话："对科学家最大的恭维莫过于对他说：'哎呀！我怎么没看见？'"

2010 年作为游客的美国约翰·霍普金斯大学（Johns Hopkins University）医学院两位脑外科专家——兰·苏克（Ian Suk）和拉法尔·塔玛尔戈（Rafael Tamargo）在米开朗琪罗·博那罗蒂（Michelangelo Buonarroti，1475—1564）的梵蒂冈西斯廷教堂（Sistine Chapel）的著名天花壁画《创世纪》里发现了解剖学密码——这幅画不仅展示了艺术家所掌握的解剖学知识，里面还暗藏了一幅人类脊椎和脑干图解。经过对画作研究之后，他们将此发现刊登在《神经外科》（Neurosurgery）上。

2017 年，宾夕法尼亚大学的大一医学新生在费城艺术博物馆参加一项关于艺术培训的随机试验，与未进行此类培训的对照组进行比较。这项为期 3 个月的医学训练包括 6 个时长为 90 分钟的细节观察能力培养环节。结果显示，这些培训能够增强医学生对医学影像等的细节描述。爱普斯坦和马尔科姆·格拉德威尔（Malcolm Gladwell，1963—　）为此撰写了一篇社论，以诺贝尔生理学或医学奖获得者霍华德·马丁·特明（Howard Temin，1934—1994）的名字命名为"特明效应"（the temin effect）。特明不仅发现逆转录酶，还精通哲学和文学。文章的结论是："将准医生带出医院，走进博物馆，让他们走出自己的世界，进入另一个世界进行细节观察，能帮助他们成为更好的医生。"

在叙事医学语境下，文本细读是反思创作、医学发明和发现的基石。在医学研究中，良好的文本细读习惯有时比大量的学术知识的积累更重要。很多现象、真理自古以来就存在于某个地方，千百年来，人群熙熙攘攘地来往其中，独具慧眼的人为其驻足思考，而大多数不具备文本细读能力的人却看不出其中的关联和内涵，与真理或新发现失之交臂。也就是说，具备文本细读能力者可见常人所未见；不具备文本细读能力者，眼前的宝藏都未必能见到。

延 伸 阅 读 推 荐

刘易斯·托马斯. 最年轻的科学：观察医学的札记. 周惠民等译. 青岛出版社，1996.

柯南·道尔. 福尔摩斯探案集. 曾璐，何青青，肖娜译. 暨南大学出版社，2005.

凯瑟琳·哈卡普. 阿加莎的毒药. 漓江出版社，2017.

辛达塔·穆克吉（Siddhartha Mukherjee）. 重新认识医学法则：病房里的意外发现，2015.

课后思考题 1

阅读著名的哲学家汤姆斯的疾病故事，思考什么是医患视域差距，理解尊重患者叙事的必要性。每个患者的独特故事，都与诊疗有非常密切的关系。思考叙事医学如何帮助病痛者重新回到自己的经验，说出自己所理解的生命处境；叙事医学如何唤醒临床专业照护人员运用与生俱来、贴近人性的听说故事能力，去给患者适切的诊疗并同时疗愈自己？

美国医学哲学家图姆斯（S. Kay Toombs）在 30 岁时被诊断出罹患多发性硬化症，这是一种无法治愈的中枢神经系统疾病，会造成视力丧失、身体无力或有麻木感、步履不稳，甚至瘫痪。经受多年的反复发病与治疗之后，她融合自身无尽的病痛经验与现象学分析，反思生命与身体、疾病与医学的目的，以及医病关系的伦理基础。对她而言，在生病中直接体验到的并不是医生所解释的什么"脱髓鞘性神经病变"，而就是手没有力气，没办法扣衣服纽扣，双脚沉重似绑了水泥块，没办法爬楼梯、出门逛街。病痛呈现给她的不只是身体机能失调，而是以肉身感受到整体生活的失序与断裂。

课后思考题2

阅读神经内科桂冠诗人奥利弗·萨克斯（Oliver Sacks，1933—　）的故事，并观看英国前首相撒切尔夫人罹患阿尔茨海默病的传记电影《铁娘子》。结合临床经历，分享相似故事，展开我们对疾病与治愈的思考。

萨克斯的故事讲述一位不愿接受治疗、宁愿处于患病状态的老太太的故事。老太太在最近一段时间精神忽然变得异常愉悦，健谈幽默，自我感觉仿佛回到豆蔻年华。家人发现异常之后，将她送到神经学科室去诊断。她坦率地跟医生说，她非常清楚这种情况不正常，应该被治疗，但她觉得这种感觉非常愉悦，请求医生不要把她完全恢复到此前——那个只能怀念过去岁月并计划着自己葬礼的八旬老太婆的生活状态中去。

讲故事才是医学所在，对于临床技能而言，相比其他测试、生理或药学方面的知识和技术水平，引出、阐释和交流故事的能力是更重要和更基础的一项技能。[1]

——麻省总医院全科医生及驻院作家苏珊娜·科文（Suzanne Koven）

第二节　叙事能力的检验工具：平行叙事病历与医者职业反思

现代医生在绩效评价机制和医疗体制的双重压力下，虽然记录病历，但更注重对于症状的公式化描述，由此扼杀了患者的独特人性和叙事天性。我们都知道，病历是医生对每位患者从疾病的发生、发展、转归、辅助检查、诊断、治疗方案等一系列医疗活动过程的记录。但是，病历记录不应该只是病症与数据，为了弥补传统病历叙事元素的缺失，叙事医学倡导医者创作平行叙事病历。平行叙事病历是医患之间的相互疗愈，彼此救赎的书写见证。唯有在叙事性互动中，人对价值追求的反思力和顿悟力才能被唤醒。在医疗语境下，医者对医学价值追求的反思只有在与他人的交流中才能被唤醒。

叙事医学检验医者职业叙事能力的工具是平行叙事病历书写或医学职业反思性叙事创作。医生若能通过平行叙事病历将自己的行医经历、与患者的互动以及对医学职业的思考变成文字，一方面能够丰富自己对于患者生命世界的理解，另一方面可以让民众了解医者对于患者的深度人性化关注与关爱，在塑造良好的医者形象的同时，营造更好的健康叙事生态，这是医道的更高层次境界。在叙事医学理念的推动下，许多医生一手拿听筒或手术刀，一手拿笔，开始通过讲述自己和机构的故事来反思医生职业和医疗实践中的问题。

---

[1] 原文是：The storytelling is really where the medicine is. There is nothing that I can think of，there is no kind of testing，there is no sort of physiology or pharmacology that is more essential to clinical skill than the ability to elicit，interpret and communicate someone else's story.

一、平行叙事病历创作的历史与意义

在 20 世纪前，大多数的病历是这样的风格：

> "1737 年 7 月，妮科森小姐，一位爱尔兰女人，感染流行性热病。她是个年约 20 岁的单身女性，漂亮、活泼、好脾气；罹患乳房硬化；非常爱吃多汁的食物并过着无所事事的生活。"
>
> "我在 27 岁时健康良好、体质中庸有节。或许是由于四旬斋时饮食过于丰盛，加上投入研习法律，我突然惊觉心头紧束，而强烈地恐惧自己会中风而死。这忧虑使得病症更加恶化了。"

也就是说，病历里有许多发自患者自己的声音，记录着更多看似与诊断无关的生活细节，患者对自己疾病过程和感受的解释也常常被写进病历，医生与患者使用的都是相似的生活世界语言。[①]

然而，随着医学科学和研究的不断进步，医学界逐渐发展出共通的量尺，用以描述和诊断疾病。在这一期间，愈来愈多的专业术语和科学表述出现在学术论文、医学教材和日常医者之间的交流中。医生虽然将患者的症状表现精密地记录在病历上，但是患者的自述在病历中越来越不重要，几乎遁于无形。病历书写太过程式化，患者应有的个别性和独特性被客观的数据和观察抹杀殆尽，遑论其中会展现出医者"说故事"的感动。病历在经历了这两个极端之后，出现了人文与科学高度融合之后的产物——平行叙事病历。本小节主要探讨平行叙事病历的历史、平行叙事病历与传统病历以及平行病历的异同，并阐述创作平行叙事病历的主要意义。

（一）平行叙事病历创作的历史

世界上最早的病历出现在中国的汉代，始于医学家淳于意（约前 215—约前 140）。古代中医把这种记录叫"医案"或"诊籍"。作为内科医生的淳于意记录了 25 个临床治疗的病例，都是自己医疗实践的如实记录。淳于意在行医时把患者的姓名、年龄、住址、病症、药方、看病日期等记录下来，并建立长期档案，追踪他们治愈、死亡的信息，并将其命名为"诊籍"。在收集这些信息的过程中，淳于意发现这种记录对于诊断和治疗裨益良多。明清时期则出现"医案专著"，如江瓘的《名医类案》、魏之琇的《续名医类案》、叶天士《叶天士医案大全》、吴鞠的《吴鞠通医案》等。

---

① 李尚仁. 从患者的故事到个案病历：西洋医学在十八世纪中到十九世纪末的转折 [J]. 古今论衡，2000（5）：139-146.

　　从古到今，中医虽然留下了很多医案，但没有统一的记录体例。到明清时期，有医家开始意识到医案记录也要规范，如明代医家喻昌专门谈论过医案的规范书写问题。喻昌认为，医案必须记录"某年某月某地县，人年纪若干，形之肥瘦长短若何，色之黑白枯润若何，声之清浊长短若何，人之形志苦乐若何……一一详明，务令丝毫不爽"。喻昌在当时就已提出，医案要记录中医学辨证过程中观察到和归纳出的患者人口学情况、健康基本情况、病史和治疗史资料、疾病的症状和体征表现、治疗处理的思路和方法、治疗过程中的变化、预后等内容。

　　西方则于6世纪开始出现病历。古希腊伯罗奔尼撒的一个村子里，矗立着一尊医神埃斯克莱皮厄斯的雕像，每天都有患者前来顶礼膜拜，祈祷身体早日康复。神庙的祭司专门为这些虔诚的患者治病，将他们的病因、病情、症状等逐一记录并妥善保管起来，变成了后来所谓的"病历"。13世纪意大利医生塔代奥·阿尔德罗蒂（Taddeo Alderotti，1223—1303）逐渐将"病历"形式加以完善，并开始在医学教学中提倡将病历作为诊治过程中常规保留下来的重要记录。

　　如果我们对比18世纪著名医生乔凡尼·巴蒂斯塔·莫尔加尼的记录（Morgagni Giovanni Battista，1682—1771）与20世纪初美国哈佛大学内科教授理查德·克拉克·卡波（Richard Clarke Cabot，1868—1939）所著的《鉴别诊断》（*Differential Diagnosis*）一书里的个案病历我们会发现，20世纪之后的病历变得越来越客观化，越来越数据化，充斥着对"病"的记录，而看不到"人"。

　　莫尔加尼在他所记录的病历中常将患者主动讲述的疾病经历详细记录下来。例如，在他一个病历的开头写道："我在27岁时健康良好、体质中庸有节（temperate constitution）。或许是由于四旬斋时饮食过于丰盛，加上投入研习法律，我突然惊觉心头紧束，而强烈地恐惧自己会中风而死。这忧虑使得病症更加恶化了。我之所以会如此恐惧，是因为我当时居住的罗马有许多人发生这样的不幸（按，中风而死）。"

　　在这个病历中，患者自述占据了重要位置。医学史学者玛丽·菲索尔（Mary Fissell）指出，这样的情形也见诸平民医疗。菲索尔发现最常见的叙事结构是自传式的疾病叙事模式：患者年轻时因为无知与不小心而意外感染疾病，接着长年久病不愈，最后随着年纪增长而智慧增加，终于找到办法治愈了疾病。菲索尔认为，这是中下阶层患者以其熟悉的文化资源来理解自身的疾病。而医生也汲取这种资源来与患者沟通以进行诊断与治疗。

　　相较于18世纪的病历，在19世纪之后，患者的自述在病历当中越来越不重要、越来越不易见到。卡波的病历充斥着专业术语，里面虽载有患者过去的病史及个人背景资料，然而这些都是医师过滤过的、以非常简洁、中性而不带情感的方式来叙述。我们在这样的病历中几乎完全听不到患者自己的声音。这也是现代医学病历的特征。①

---

① 李尚仁. 从病人的故事到个案病历：西洋医学在十八世纪中到十九世纪末的转折［J］. 古今论衡，2000（5）：139–146.

英国社会学家尼古拉斯·朱逊（N. D. Jewson）称，在医院医学（hospital medicine）兴起之后，过去的"全人医学"逐渐化约为器官与组织医学。等到实验室于19世纪在德国兴起，成为西方医学的科学重心，疾病的解释更是化约至细胞与生化反应的层次。朱逊称此现象为"病人的消失"（the disappearance of the sick man），也就是说"病人"从此变成了"病例"（生病的身体）①。只有到21世纪初，在世界各地医疗领域兴起的叙事革命，才逐渐将"消失的病人"重新带回医疗实践中。中国叙事医学学者认为，倡导医者撰写病人的平行叙事病历是重新重视病人的"人性"，并尊重病人的"叙事本能"的有效方式。

（二）平行叙事病历与平行病历的异同

平行叙事病历也是一种反思性写作。与以分享患者客观信息（information）、强调客观性、可验证性、概括性（universalilty）为特点的病历报告（case report）不同的是，平行叙事病历以分享主体关系和经验、重视个体情绪为主要目的，强调每个人都是例外（outliers），都具有独特性（uniqueness）。平行叙事病历将医学科学变成充满人文气息的诗学，能将医学发展进程中人类所丢失的最根本的怜悯心激发出来。

平行叙事病历与平行病历不一样。平行病历也被称为影子病历或人文病历，是把叙事医学置于临床一线，是将对患者病情叙事的一种归纳总结，除患者客观病情外，还涵盖其心理、文化、社会属性等。平行病历不强调逻辑性的故事情节，而平行叙事病历是在平行病历基础上运用文学叙事策略将其变成一个有叙事者、有人称、有情节推进和叙事进程、有人物情感、认知、态度变化的完整故事的一种写作模式。平行叙事病历与临床运行病历不同，它以第一人称书写并以文学叙事的方式表现，需要建立在医生与患者的亲密叙事性互动基础上。

平行病历一定是真实的。而平行叙事病历则可以继续分为完全真实的平行叙事病历和运用虚构化叙事策略的平行叙事病历两种。虚构化叙事策略的运用主要出于两种考量，一是患者信息的保护，二是使故事更具可读性。平行叙事病历是一种穿越患者生命的丰富经历，对其患病的体验进行记录的叙事性文体。平行叙事病历将重新关注以患者为主体的叙事，让他们的疾病经历被转化成一个个感人至深的文学叙事作品。叙事不是简单地罗列事实和素材，而是经过一定的叙事化策略将故事原料加工成具有普适价值的、可以传承下去的叙事作品。

平行叙事病历可以帮助医生发现比化验数据、影像更有临床价值的东西。平行叙事病历的书写不仅能够使医务工作者更加了解患者的生理指标，更能从多角度深入体会患者的所思所想，以便更好地为其提供帮助。医学生在叙事医学理念下进行平行病历写作培训能够提高其共情能力，增强学生在临床实践中的同理心和责任心，对于促

---

① JEWSON N D. The Disappearance of the Sick Man from Medical Cosmology 1770–1870 [J] . International Journal of Epidemiology，2009（38）：639–642.

进医患关系和谐发展具有积极意义。平行病历侧重于医生对患者疾苦的关注，通过医生的共情将患者的经历与感受再现出来，进而把医生接纳到患者的共情圈和生命共同体叙事圈里，携手共抗疾病。

平行叙事病历中有感情的注入，体现的是医学的人文价值。小儿科医生林思偕在他的回忆录《我愿与你同行：伴你走过生命幽谷，一位小儿科医师写给生命的情书》中提到，每一张病历背后都是一则鲜活的生命故事，常规病历上的"实情"使人缄默，而病历之外的"真情"让人落泪。平行叙事病历就是将常规病历之外的真情记录下来。因而，平行叙事病历没有固定模式。书写平行病历除了医学基本功，更需要有人文的包容度。

（三）创作平行叙事病历的意义

创作平行叙事病历，对于医者职业发展具有重要意义。首先，书写平行叙事病历可以改善医生的职业倦怠感。因为它没有条框的约束，可以让你尽情地挥洒感情，借助形形色色的故事让你排解出内心的压力与困惑。现代社会的工作节奏与情绪压力，让医者没有时间停下来思考人生真谛和职业本心。临床工作让医者像机器一样运作，在陀螺的惯性作用下不停旋转，直到人的身体在连轴转动中出现各种问题，倦怠、易怒、眩晕、头痛、胃痛、失眠、抑郁甚至癌症。而让医者恢复自身健康和职业信仰的最根本方式就是走出这个惯性的旋转模式。

如果医者能在叙事医学理念的引导下保持平行叙事病历撰写的习惯，就能不断审视自己的生命进程，获得内在的驱动力，而非陀螺般的生命。平行叙事病历的书写能够让医者变得谦卑和敬畏。权威和专家身份有时就像一把杀死同理心的麻醉枪，腐蚀了自己，也造成了脑损伤。神经领域著名医生戴维·欧文（David Owen，1938—　）在《大脑》（Brain）医学期刊中提出"傲慢综合征"（hubris syndrome）这一概念。傲慢所导致的"共情缺乏"会使医者的心脑血管和免疫力比"共情满满"的医者要脆弱得多。

医护人员在治疗疾病的过程中，观察、记录和诊治的是疾病，而患者在患病的过程中，体验的是个体真实的身体与心理上的疾痛。医护人员处在寻找病因与病理指标的客观生物学世界里，患者却处在诉说身体和心灵苦痛故事的主观世界里。医生为疾病所做的检查无法缓解患者感受的真实病痛。撰写平行叙事病历的过程是医生从一开始的倾听逐渐转向再现的过程。也就是说，医生在一定的叙事技巧的引导下将患者讲述的信息重新整理变成一个故事形式。当患者的故事被医生写出来，两个被隔离的人才被连接起来。

凭借写作的力量，临床实践就有了连接、认可、交流和共享的可能性。医者应把患者当作完整的、处于生活语境中的人来对待。与患者一起进入生活，才能提供真正的治疗。平行叙事病历，侧重于医生对患者疾苦的关注，通过医生的共情将患者的经历与感受再现出来，进而把医生接纳到患者的共情圈里，医患双方携手共抗疾病。平行病历撰写是叙事医学理念的重要体现，通过将患者的疾病叙事化，与疾病相关的客观生物学世界同患者相关的主观生活世界联系起来，使疾病得到更多视角的阐释。

美国精神分析师汉斯·洛瓦尔德（Hans Loewald）解释说，写作是一种感觉运动行为，通过这种行为，人们将看不见摸不着的非物质思想转化为看得见的物质性的文字，从而使写作者能够将感官无法理解的东西传达给自己和他人。写作时，我们不仅仅在报道，我们还在创造。通过赋予以前的无形体验以有形的形式，我们使其可见，并首次将自己可能并没有意识到的体验暴露给我们自己。反思性写作本身对写作者而言是一种自我密切关系构建的过程。写作过程可以融合自我与自我、自我与他人视角，增进对自我和他人的理解。

医生通过平行叙事病历的写作与分享可以和其他医生建立共情连接，建立同理心，减少医生本人的孤立感。医生在一天漫长紧凑的工作之余，叙事性反思写作是一种有效的减压手段。尤其是对于那些经历了创伤性事件的医护人员而言，叙事性反思写作以及叙事性故事分享交流是最有效的舒缓和解压方式。也就是说，医护人员经历创伤事件越多，自己越容易陷入情感耗竭或共情疲乏的状态。而叙事性创作越多，我们与患者之间的"同理心精度"（empathic accuracy）越高，越能快速调节自己的情绪，以饱满的热情投入医疗工作。

此外，阅读和分析平行病历和平行叙事病历具有诸多现实意义。阅读一位医生的平行叙事病历，可以走进他的内心世界，学习其思想和成长心得。分析多个医生的平行叙事病历是科室领导了解年轻医生专业能力和内心世界的一个新途径，可以深入了解年轻医生的烦恼、不满、诉求等，帮助科室领导更好地激发年轻医生的内生长力，使其得到更快速的成长。医院管理者往往不直接面对患者，分析平行病历内容可以帮助他们了解哪些情形最容易出现医患矛盾，进而改进管理措施。医学教育工作者也可以通过这些信息更好地调整医学教学内容和教学策略。①

二、平行叙事病历创作的特点与典范

在临床医学实践中，病历既是患者患病过程真实场景的呈现，又是医生思维的具体显现，更是今后临床经验和科研的凭证。因此，书写病历，尤其是带有情感、伦理元素的平行叙事病历，对于医学实践非常重要。但是，正如北京积水潭医院的赵斌教授所言，每位医生在初写病历时都会遇到三个烦恼：第一个烦恼是"恐惧"，就是见了患者不知道问什么、怎么问；第二个烦恼是"逻辑"，就是无法把问的内容和患者说的情况连贯起来，写出的病历不具逻辑性和可读性；第三个烦恼是"平淡"，病历千篇一律，既没有重点，也没有特点。

赵斌教授认为，平行病历的撰写需要一定的文学底蕴和哲学思考，需要读经典文学作品和医学人文大家创作的叙事作品。我们从当代著名作家医生所创作的平行叙事病历来看，创作不只是需要阅读输入，而且需要医者改变观念。在践行叙事医学理念

---

① 陆夏，肖倩倩，凌锋. 平行病历的主要内容和书写意义［J］. 医学与哲学，2019（22）：47-50.

的过程中，坚持通过平行叙事病历写作与患者建立叙事共同体关系，将患者还原成独一无二的"人"，平行叙事病历的创作不关医者年资、学历和职称的高低，即使刚进入临床的住院医师，只要保持一颗共情的心，一支勤动的笔，就能把自己投射到患者的痛苦故事中去，写出对患者独特的感悟。

（一）平行叙事病历创作还原独一无二的"人"

人文医者首先是愿意与患者建立人际叙事连接的人。樊代明院士反复强调，人是整体，离不开自然，也离不开社会。但是，现代医学把整体变成器官，又用显微镜把器官变成了细胞，医者在微观世界里孤芳自赏，医生离"人"越来越远，传统的人文医学也在这种冰冷的氛围中土崩瓦解，医患关系只会变得越来越紧张。只有还原作为"人"的患者，只有更关注"什么人得了这种病"，而非只关注"病"，医患关系的紧张氛围才能得以缓解。而平行叙事病历就是还原"病人"的"人"的重要媒介。

平行叙事病历在某种程度上是医者与患者共同创作出来的。平行叙事病历创作的基础是医患之间深入的人际叙事连接的建立。只有当临床医生将"病史询问"（history taking）改成"医学面谈"（medical interview），积极聆听患者全方位信息，才能为平行叙事病历创作收集到最详尽素材。与单方面问讯为主的病史记录相比，面谈形式更好地确立了医患之间的人际叙事互动关系。医者在患者的详细回答中，全面了解患病前后的来龙去脉，熟悉患者的生活环境、家庭关系和家族健康状态，并且引导患者毫无保留地说出疾病和痛苦的根源，迅速建立互信关系。

从传统病历到平行病历，再到平行叙事病历，作为独一无二的"人"的患者逐步得以还原，得以展现，且越来越"丰满"，平行叙事病历与传统病历相比，最显著的特征是通过阅读这一病历，前者不再是冷漠的流水账般的记录，而是能够让我们一阅读就能在脑海浮现出一个活生生的、具象的人的形象的温暖文字。在以下病历中，我们无法真正弄清楚患者到底发生了什么状况，无法想象出一个具象的人的情景。

> 病历1　患者初症：心悸。起病时间：到院前不久。症状的进展或持续状态：已控制。症状特点：自己心脏有剧烈跳动感。严重程度：无。加重因素：无。危险因素：无。过往病史：无。目前治疗：无。相关症状：近晕厥。
>
> 病历2　69岁女性，15年前诊断为胃腺癌，经全胃切除、放疗与化疗，此后无复发迹象。两个月内有呕吐和体重减轻。呕吐数天一次，通常在患者躺平时发生，呕吐物由白色黏液和食物残渣构成，非喷射状呕吐。体重在两个月内从48 kg下降到40 kg，并伴随着阵发性的腹痛、腹胀。左下腹有一个可移动、直径约5 cm，偶尔变硬并伴随明显的肠鸣音。排便习惯无改变，无便秘、腹泻、血便或黑便。

我们可以看到在这样的病历记录中，充斥的只有刻板语言和检查结果，而缺乏对一个人的细致描述，无法让我们在脑海里浮现一个具象的人，亦即，这种千篇一律的描述，抹杀了患者的独一无二性。曾任《新英格兰医学杂志》（*The New England Journal of Medicine*）主编的哈佛医学院教授阿诺德·雷尔曼（Arnold S. Relman，1923—2014）在自己成为病人之后，发现了电子病历的去人性化弊端。

> 2013年，雷尔曼从家里的楼梯上摔落，导致颈椎多处骨折入院。雷尔曼在麻省总医院和哈佛大学附属斯波尔丁康复医院接受了长达数月的康复治疗。雷尔曼这一期间的痛苦经历让他哀叹自己打输了这场和电子病历、电子健康档案的"战役"，他的主管医生和管床护士将注意力更多地放在了电子健康档案上，而不是作为病人的自己身上。
>
> 医生在雷尔曼的电子健康档案中留下了冗长的记录。然而，雷尔曼说，在这样的"记录里，充斥着的只有重复的刻板语言和检查结果，却几乎没有关于病人疾病进程的相关描述，更没有写入对病人整个治疗过程中的一些变化的思考和推理"，"读着我主管医生写的病历……我只发现了少量关于疾病体征和症状的描述，而有许许多多关于设备检查及检查指标的数据"。主管医生与病人之间的会话是"偶尔的，简略的，很少被记录的"。

而在平行叙事病历中，我们看到的是两个平等的生命之间的交流，生命与生命之间的互相触动和改变。正如德国医师艾伯特·史怀哲（Albert Schweitzer，1875—1965）所言，作为医者的我是想要存活下去的生命，我们要与周遭想要存活下去的生命，患者的生命，一起存活。[①] 如果一个关于病人的记录能够让我们产生"生命共同体"的感觉，那么，这一定是一篇优秀的平行叙事病历。

（二）优秀平行叙事病历创作的践行者

奥斯勒："谈论患者的故事时要向阅读和创作《一千零一夜》一样兴致盎然。"[②] 奥斯勒说，他的准则就是"去同情每一个人"。他说，没有什么事情能比医生单调的日常工作中发现诗意更有趣。那些诗意发生在身边的普通事物和普通人身上，发生在我们医者每天打交道的患者身上，发生在朴素的、饱经风霜的妇女身上，那是有趣的诗意，他们的爱意与欢喜，他们的痛苦与悲伤都值得我们书写。叙事医学继承奥斯勒的思想，认为医学产生于想要帮助悲伤和患病之人的移情愿望，平行叙事病历的创作能够更好地实现医患之间的共情连接。

平行叙事病历创作中，比较有代表性的作家是脑神经文学家与医学桂冠诗人奥利弗·萨克斯。萨克斯是在一个医疗系统家庭中长大的，故事分享是家中常态。他从小就接受故事的熏陶，他的母亲是当时英国少有的女性妇科和外科医生，父亲是全科医

---

① 原文是：I am life that wants to live，in the midst of life that wants to live。

② 原文是：To talk of diseases is a sort of Arabian Nights entertainment。

生，两个哥哥也是医生。父母常常在餐桌上、在花园里向他讲述各种患者的故事，这对萨克斯产生了重要影响。除此之外，萨克斯也深受现代医学之父奥斯勒关于写作患者故事和分享医患故事思想的影响。

在萨克斯看来，身为医者，"我们是在医'病人'的病，而不只是医'病'，无论多忙，我们要切记，我们与病人是人与人的关系。"而叙事正是人与人、人与自我之间的本质关系。如同萨克斯所言："如果我们想要了解一个人，我们可能会问'他有什么样的故事'——他最真实的、内心最深处的故事是什么？因为我们每一个人都是一部传记，一个故事。每一个是一个独一无二的叙事，是通过我们的感知，我们的感觉，我们的思想，我们的行动持续地、无意识地在我们的内心里建构起来的一个叙事。"①

萨克斯视患者为独一无二的生命个体，要恢复医疗实践中人类主体——那些身患重病，历经苦难，不断抗争的人类主体的中心地位，我们必须将冰冷的病历转化为温暖的叙事或故事，让读者对患者所遭遇的身体、道德、心理以及精神上的困境感同身受。比起疾病的外在症状表现，萨克斯更关注的是患者病情对其生活、精神、社会关系的影响。

只有通过平行叙事病历的创作，我们才能更好地关注"什么人得了这种病"，而非单纯观察"这个人得了什么病"。通过故事，医者才能更全面地了解患者是"谁"，关注在他身上发生了"什么"事情，看到真正的"人"。正是凭借深厚的叙事素养和文学功底，萨克斯一方面能够给予患者精确的诊断和有效的治疗，另一方面不断写出精彩的叙事性作品。萨克斯的作品追随"临床轶事"和纪实文学的叙事风格，以充满人文关怀的笔触，将脑神经患者的案例写成一个个深刻感人的故事，被《纽约时报》誉为"医学桂冠诗人"。

萨克斯的经典平行叙事病历集——《错把妻子当帽子》（*The Man Who Mistook His Wife for a Hat*）、《脑袋里装了 2000 出歌剧的人》（*Musicophilia*）、《火星上的人类学家》（*An Anthropologist on Mars*）等都是平行叙事病历的典范之作。萨克斯将对患者的记录转化成文学小故事，这些小故事让医学生能够进入神经受损者的世界，了解各种脑神经患者的疾病现象和状态，如各种癫痫、失语症、失忆症、偏头疼、失明症等。萨克斯将"谈论患者的故事时要向阅读和创作《一千零一夜》一样兴致盎然"这句话印在第一部患者故事集的扉页上。

书里故事让读者觉得萨克斯更像柯南·道尔、豪尔斯·路易斯·博尔赫斯（Jorge Luis Borges，1899—1986）和托马斯·曼（Thomas Mann，1875—1955）这样的文学

---

① 原文是：If we wish to know about a man, we ask "what is his story–his real, inmost story？" –for each of us is a biography, a story. Each of us is a singular narrative, which is constructed, continually, unconsciously, by, through, and in us—through our perceptions, our feelings, our thoughts, our actions；and, not least, our discourse, our spoken narrations. Biologically, physiologically, we are not so different from each other；historically, as narratives—we are each of us unique. 引自：Sacks Oliver. The Man Who Mistook his Wife for a Hat［M］. New York：Simon and Schuster，1998：116–117.

家，因为萨克斯更关注的是患者病情对生活的影响，而非疾病的症状表现。萨克斯的作品兼具医学科学与文学浪漫的情怀，单个患者的故事就构成一个短篇叙事，叙事风格简洁而不失深度，引发医学生充分感知文字带来的疾病理解。社会学家和哲学家汤姆·莎士比亚（Tom Shakespeare，1966——　）诙谐地将萨克斯称作"错把病人故事当作自己文学生涯的人"（"the man who mistook his patients for a literary career"）①。

关于临床短篇故事，我们也非常推崇美国耶鲁大学"最会说故事"的外科医师舍温·努兰（Sherwin B. Nuland，1930—2014）的《医学的灵魂：临床医疗的 21 则启发》（*The Soul of Medicine*：*Tales from the Bedside*）。这部作品自 1993 年出版，已经成为医学界的经典叙事名著，21 篇小故事涉及医疗技术、医学伦理、医病关系等维度，像一本医界的《坎特伯雷故事集》——暗示一种在医学和生命健康的朝圣途中，各方坦诚分享彼此的故事，以增进生命经验的相关理解。这部著作搜集了心脏科、神经外科、麻醉科、小儿科、肠胃科、眼科等科室退休老医生回忆 20 世纪 70 年代左右所遇到的医疗故事，那是先进诊断工具出现前的年代，各种机械解剖手术与实验室技术还没开始盛行，医生善于与患者在病床边对话，亲自用感官来细辨患者的病征苦痛；一起追寻：疾病要带着我们前往何处？书中以这段话作为结语："我们在死亡中企求的尊严，必须在所过的生活中去求。死亡的艺术，就是生的艺术。活着时的诚实与善良，映照着我们如何死亡。我们生前传达的信息就是以后被后人回忆的故事，后人回忆的将是我们所活的几十年，而非生命的最后几周或几天。活得有尊严的人，死得才会有尊严。"②

三、平行叙事病历创作赋能职业成长

萨克斯式的平行叙事病历在某种意义上而言可以看作关于医者的职业伦理叙事作品。伦理学有两种：理性伦理学和叙事伦理学。理性伦理学关心道德的普遍状况，叙事伦理学关心道德的特殊状况，而真实的伦理问题从来就只是在道德的特殊状况中出现的。对这类由医者撰写的叙事性病历所蕴含的伦理诉求和伦理蕴含的阐释就是叙事伦理学的研究范畴。叙事伦理学不探究一般的伦理法则，而是通过个人经历的生命叙事构建具体的道德意识和伦理诉求。③

文学叙事作品对于伦理原则和道德体系的建构方式大多是叙事性伦理探究，经典文学作家都是叙事伦理构建的大师，比如荷马、塞万提斯、莎士比亚、狄更斯、曹雪

---

① SHAKESPEARE T. Review of an anthropologist on mars [J]. Disabil Soc，1996（11）：137-142.

② 原文是：The dignity that we seek in dying must be found in the dignity with which we have lived our lives. Ars moriendi as ars vivendi：The art of dying is the art of living. The honesty and grace of the years of life that are ending is the real measure of how we die. It is not in the last weeks or days that we compose the message that will be remembered，but in all the decades that preceded them. Who has lived in dignity，dies in dignity。引自：Nuland S B. How we die：reflections on life's final chapter [M]. New York：A. A. Knopf，1994：268.

③ 刘小枫. 沉重的肉身 [M]. 上海：上海人民出版社，1999.

芹、鲁迅、余华等都善于从个体的独特命运去追问生命伦理的可能性问题，探寻存在的意义。很明显，平行叙事病历在这个意义上接近文学叙事作品，其核心特征是"讲故事的策略"（strategy of storytelling）和抽象的伦理思考的结合，它不仅能够将病人从"病"还原成"人"，还能让医者从"神"还原成"人"。

（一）平行叙事病历将医者从"神"还原成"人"

爱因斯坦说，唯有接受自己的不足，才能超越自我。① 然而，如果缺乏叙事性反思意识和平行叙事病历创作调节，健康医疗领域的医者很可能成为最无法接受自己的不足和错误的人。大卫·希尔费克医生（Dr. David Hilfiker）在其《论行医之道》中一篇名为《错误》（"Mistake"）的文章中指出，现在的医学使医者对人类身体有更多的知识、更正确的诊断方法、更多的高科技仪器来检查与监测病情，有效地遏阻了疾病发展进程。但是，现代的医学也发展出许多高危险度的检查以及有可能致命的烈药，而使医生可能带给患者更多的伤害。

照道理说，这些高科技应该让医术更完美，但也因为如此，在医学教育和训练的过程中，教育者不再重视教给学生"万一犯错时，应该如何应对"的知识和智慧。而这种实践智慧的缺失，这种关于医疗失误的叙事连接的缺失，导致许多医生在走上医学职业生涯之后，一遇到失误和失败就陷入严重的羞耻感（shame）中无法自拔，最终严重影响甚至断送了自己的职业前途。因而，每一个医生都应该要学习如何面对自己所犯的过错，尤其是懂得通过分享和写作来展开职业反思。

系统安全领域权威詹姆斯·瑞森（James Reason, 1938— ）说："在别人眼里，医生受过漫长、艰苦而昂贵的教育，理所当然不能犯错，承认犯错就相当承认无能。这种思维的结果就是一旦医生犯下医疗过错，就一定不能承认，只能否定或美化。"② 正如大卫·希尔费克医生在《新英格兰医学杂志》（*New England Journal of Medicine*）上发表的文章所言："患者们期待医生的工作尽善尽美，作为医生，我们也一直相信，或者说一直试图说服自己相信，我们的工作能达到这种水平。当然，这种尽善尽美完全是一个巨大的错觉，就好像大家都在玩的照镜子的游戏。"③

而如果我们都不懂得分享医疗失误的故事，只会一味地逃避和美化，那么，整个医疗的进步将会变得异常缓慢。哈佛商学院的一项研究表明，不懂得如何应对医疗失误，无法正面进行失败故事的讲述是导致医生无法从失败中吸取教训，从而一败再败的重要原因。这个项目对外科医生进行长达 10 年的跟踪研究，他们对 6 000 多例冠状动脉旁路移植术（coronary artery bypass surgery）进行观察与统计。这是一项难度极高的手术，一旦失败就意味着患者死亡，因此医生都会对手术全力以赴。

---

① 原文是：Once we accept our limits，we go beyond them。

② REASON J. Human Error：models and management［J］. BMJ，2000（18）：768–770.

③ HILFIKER D. Facing our mistakes：the new england journal of medicine［J］. The New England journal of medicine，1984，310（2）：118–122.

研究人员从统计数据中发现，如果一位医生手术成功，那他接下来的手术就会更容易成功，他的成功率会持续提升。但是，如果一位医生手术失败，他后续的手术则更容易失败。也就是说，医生不但没能从失败中获取经验，而且成功率还越来越低。《社会科学与医学》（*Social Science and Mediline*）杂志在一项长达 3 年的调查报告得出了同样的结论：医生用一系列否认思维来处理自己的错误，他们不让错误进入自己的意识，更不会主动去谈论自己的失误。这实际上是一种"认知失谐"的状态，为了规避承认自己无能所带来的心理伤害，而无法真正从错误中学习，获得成功所需要的"复盘思维"。

健康研究学者、纽约加里森·黑斯廷斯中心（Hastings Center）的南希·贝林格（Nancy Berlinger）在其影响深远的著作《创伤过后》（*After Harm*）中对医生讨论错误的方式做过调查，结果令人大跌眼镜。通过对资深医生的观察，学生们发现他们的导师和科室领导不但主张掩盖错误，而且能熟练地对预期之外的结果进行狡辩，直到把"错误"变成"不良事件"或"复杂问题"。贝林格还描写了医生们对坦白真相的抗拒程度，以及其中一些人为自己掩盖真相的行为所做的种种辩解——技术性错误、事故的不可避免性、患者不会明白、患者无须知道等方面。

在医疗行业，说一个医生是一个称职的医生往往等同于他是一个尽善尽美的医生。一旦犯错就会被认为能力不足，因此失败这个词总让人心惊肉跳。然而，医生不是神，医疗疏失永远会发生，让医生通过故事说出他们的疏失，可以帮助他们减轻负疚感，引导其他医护人员在今后工作中避免同类错误和疏失的发生是改善诊疗服务质量的第一步。当我们愿意正视和讲述自己的医疗失误，我们就能更加敬畏生命，重拾谦卑，正如柯文哲（1959—　）在一次演讲中所言："一次又一次的冲击，慢慢地，我了解医生是人、不是神，慢慢地知道医学是有极限的，慢慢地我重拾谦卑之心，慢慢地我又从科技回归到人性。"

（二）在平行叙事病历创作中实现职业成长

医疗失败是每一个医生都会经历的职业环节。《打开一颗心》（*Fragile Lives*）的作者斯蒂芬·韦斯塔比（Stephen Westaby）医生也不例外，他也曾遭遇过医疗上的失误。对于曾经的医疗失误，韦斯塔比没有刻意回避或推脱责任，而是不加粉饰地讲出这些故事来。

> 由于在手术前没有获取到患者曾经有过胸部手术史的信息，导致在第一次独立为患者开胸骨时出现意外的大出血，患者险些在手术台上死去。患者的手术切口瘢痕在乳房下面，韦斯塔比没有注意到这个细节，莽撞地直接从正中开胸骨。然而，由于患者前次手术造成了心脏与胸骨之间形成的粘连，在开胸骨的过程中，心脏右心室被撕裂，患者的血喷涌而出。他只好手忙脚乱地缝合心脏，由其他有经验的医生继续手术，患者才侥幸存活。这个案例告诉我们详细了解患者的病史，观察患者的身体细节非常重要。

《打开一颗心》是一部兼具叙事魅力、医学技术和科学奇迹的作品。之所以将其列入平行叙事病历这一文类范畴，是因为平行叙事病历最重要的一个特点就是再现包括患者和医护人员在内的人类情感。《打开一颗心》展示给读者的不仅是作者的精湛外科手术技术，更是他对生命的敬畏和对患者的共情。外科医生并不像手术刀一样冷峻，在故事中读者处处可以读到医生内心的柔软与细腻。从一个个感人的故事里，我们能看到科技发展对人类健康带来的益处，同样也领悟到患者个体的勇气对科学发展起到的推动作用。

加拿大知名急诊医生、CBC 医疗专栏作者布莱恩·戈德曼（Brian Goldman，1956—　）在 TED 演讲《医生也会犯错，我们能否谈论他们犯过的错误？》中举出自己在急诊当住院医师时亲身经历的心脏衰竭、急性会厌炎、急性盲肠炎个案等医疗失误的故事。医疗错误是无可避免的。如果制度是赶走所有出错的医疗专业人员，那么医疗领域将会无人留下。戈德曼还将自己的急诊生涯故事写进《夜班急诊室：急诊医师笔下的真实人生》（*The Night Shift*：*Real life in the heart of E. R.*），揭示外人难以窥知的内部运作模式，并指出一名好的急诊医生需要具备怎样的观察力、决断力和处置力。

德国哲学家、思想家和文学家约翰·沃尔夫冈·冯歌德（Johann Wolfgang von Goethe，1749—1832）说：坦然承认自己的缺陷的人才是有机会接近完美的人（The man with insight enough to admit his limitations comes nearest to perfection.）。哈佛医学院杰罗姆·格鲁普曼（Jerome Groopman，1952—　）教授在 *How Doctors Think* 中也提到，医生为什么会犯错，关键在于他的思维方式。借由慢下来进行写作，觉察自我的情绪、反应、情感与医疗抉择，及如何能更好地反思，可减少医疗失误的发生，这正是医者职业素养教育中常常被忽略的部分。

四、平行叙事病历创作的标题与策略

对于医者撰写平行叙事病历的过程而言，具备叙事医学的基本训练非常重要。叙事学家很早就发现叙事作品所具有的一种特点，那就是同一个故事可以用许多不同的叙事文本形式讲述或创作出来，任何一个叙事作品都可以假定为同一故事在叙述过程中所表现出来的具体结果之一。对叙事的基本理念的了解能够帮助撰写平行叙事病历的年轻医者破解叙事之谜。对叙事主体的区分，对叙事视角的分类，对叙事层次，如多层和错层叙事的安排、对不可靠叙事和不自然叙事者的选择等命题，在某种意义上都是在为破解叙事之谜提供思路或方法。

底本或述本分层是叙述学的基础理论。按照叙事理论，一切述本（叙事）都是对底本（故事）的加工。叙事学学者米克·巴尔（Mieke Bal，1946—　）甚至将叙事作品阐述为素材（fabula）、故事（story）和叙事文本（narrative text）三个层次。[①] 从素

---

① 巴尔，叙述学：叙事理论导论［M］. 谭君强，译. 北京：中国社会科学出版社，1995：4.

材到叙事文本的加工本身就是一种选择，叙事加工的过程中一定包含某种伦理选择。通过对具体的平行叙事病历文本进行分析，其中包含的医者职业伦理与叙事之间的互动关系在分析过程中得以清晰呈现。本小节主要探讨平行叙事病历创作过程中对故事底本进行加工的基本策略。

（一）平行叙事病历：主标题的选定

为了提升年轻医者的职业叙事能力，丰富年轻医生的职业叙事资本，全国各大医科院校、医学学会和医疗机构都倡导平行叙事病历创作和故事演讲活动。正如前面小节里提到的，平行叙事病历与平行病历的最大区别在于前者需要创设一条故事线，将医患之间交流所获取的零散信息用这条故事线串起来，形成一个有逻辑框架的整体，体现医患之间的叙事连接和深度人性化关怀。

平行叙事病历既属于病历文类，也属于叙事性作品，标题不能受病历文类影响，而应该偏向其叙事性特征。叙事性作品与散文、新闻及其他文类不一样，标题的核心精神是跟故事内容有关联且呼应的，能够为内容提供适当的总结。好的平行叙事病历标题必须能够引人关注，激发读者对故事人物和故事内容的想象力，让读者一看标题就有进一步阅读的意愿和欲望。

标题拟定的误区主要有以下两点。

（1）在设定标题时，以为用模糊的、抽象的、华丽的词藻凸显自己的文学造诣而吸引读者。如《感谢有你》《爱从未离开》《全心全意为人民服务》《传递人文爱心》《勇往直前》《南丁格尔精神照亮我们》《大爱无疆》等。

（2）在设定标题时，使用骇人听闻的数据或者艰深晦涩的医学专业术语，如《P53 精原细胞瘤病人》《对 21- 羟化酶缺乏症患者的关爱》《原发性肉碱缺乏症病人的诊断故事》等。受数据和科学主义绑架的影响，我们常为了追求表面的数据和科学的语言表达，而忽略了创作的本质。

所以，平行叙事病历的标题应该：①贯穿整个故事的某个鲜明意象。②推动叙事进程向前的情节线索。③对患者典型特征的描述性词语。④体现医疗诊治过程的关键理念。

第一类型标题"贯穿整个故事的某个鲜明意象"，比如《两颗心的男人》《靠电池维生的人》《深夜的纸飞机》《推着轮椅的老父亲》《我的输尿管不见了》《急救睡美人》《十六天的无心人》《梦中的火龙果》等。

第二类型标题"推动叙事进程向前的情节线索"，比如《茉莉花香》，在这个故事里，泡一杯茉莉花茶是医患关系出现转机的重要情节，之后每一次医者用一杯茉莉花茶来与患者建立叙事连接，引出患者更多的人生故事，患者出院之后，为了表达对医者的关爱的感激，给她寄来茉莉花茶。再比如《一朵木棉花》，一个被送到急诊科的小女孩，手里握着一朵木棉花，当医护人员将其清理时，小女孩的愤怒和反抗是故事情节出现紧张氛围的开端，随着木棉花故事的展开，医护人员了解了小女孩的生命故事和出车祸的原因，也让她开始配合医护人员。当小女孩转到其他科治疗时，急诊科医护人员给她送去一朵木棉花和一个可爱的发卡，借此升华了医患关系是故事进程的结束。

第三类型标题"对患者典型特征的描述性词语"，比如神经内科桂冠诗人奥利弗·萨克斯的《抽搐的机智小雷》（"Witty Ticcy Ray"），抽搐和机智是小雷的两个鲜明特征，在萨克斯对小雷进行个性化精准药物治疗之后，小雷得以在两个世界里交替着过两种不同的生活：周一到周五服用氟哌啶醇时头脑清醒、处事冷静、慢条斯理的上班族小雷；周末不服用氟哌啶醇时抽搐不停、精力过盛、灵感泉涌的小雷。

第四类型标题"体现医疗诊治过程的关键理念"，如《新心跃动的奇迹》《生死之间：叶克膜的故事》等。

（二）平行叙事病历：其他叙事化策略

平行叙事病历可以采用一定的虚构化叙事策略来展开故事。

叙事医学框架下的平行叙事病历训练并非简单地将经历的事情写在纸上，而应适时运用叙事理论和叙事策略，除了以医护人员为第一人称视角之外，也可以是医护人员改换视角，以患者或患者家属等的第一人称叙事视角来讲述故事，这种创作方式更有利于医患共情和主体之间视域差距的缩小。

平行叙事病历的其他叙事化策略包括以下几点。

（1）平行叙事病历叙事形式、体裁可多样化，散文、短篇故事、诗歌、漫画形式等均可；叙事框架可以是日记、信件、短篇故事等。

（2）叙事视角不限，医护人员、患者或家属；叙事人称可以多元化，也可采用多视角平行叙事。

（3）可以采用各种人称的叙事者，如第一人称"我"，第二人称"你"和第三人称"他"；叙事者可以是医护人员、医学生、社工、患者或患者家属、朋友等自然叙事者（natural narrator），也可以以手术刀、医疗器械、手术机器人、随身佩戴的物品等不自然叙事者（unnatural narrator）为第一人称叙事者。

（4）平行叙事病历应做好患者及其家属相关信息及隐私的保密工作，保证共享的个人信息安全，并尽可能通过虚构化叙事策略隐藏或改变身份信息，使内容叙事化（也就是适当地小说化、虚构化），以保护患者及其家属的隐私。

（5）平行叙事作品需注重叙事化策略的使用，有技巧地把握叙事进程、叙事情节设置和叙事节奏，并非将所有细节全盘托出，而是注重叙事留白，该详述的地方详述，可略过的地方略过，使整篇故事精练而又情感细腻。

（6）叙事主题突出（绝症告知、医疗错误、教育成长、疾病认知、安宁疗护、心理护理、心理压力、职业倦怠等），注重人文和伦理道德元素的挖掘。

（7）平行叙事病历讲述凸显某种关系（患者与自我、医者与自我、医者与医者、医院管理者与医者、医者与患者、医者与家人、医者与社会、患者与家人、患者与社会等）；故事应注重对医患（患者家属）等不同维度的存在性关系（being）的建立，在这一过程中应注意三个主体之间的细微变化（情感上的变化、表达上的变化、关系上的变化、对生老病死的认知、态度和行为上的变化等）。

（8）故事结尾自然，引人深思，尽量采用开放式结尾。

📖 平行叙事病历阅读推荐

林思偕. 病历的彼端，未尽的故事. 晨星出版社，2022.

王平. 温暖生命：平行病历选辑. 厦门大学出版社，2020.

凌锋. 用心——神经外科医生沉思录. 商务印书馆，2019.

义微. 医述：重症监护室里的故事. 人民卫生出版社，2018.

义微. 亲爱的 ICU 医生. 人民卫生出版社，2021.

渡边淳一. 光和影. 杜勤，译. 青岛出版社，2018.

结语：创作平行叙事病历，营造良好叙事氛围

平行叙事病历创作是采用生活化语言，以故事为框架，围绕医患之间的叙事互动或者患者的疾痛故事为主线的一种非格式化病历。只有透过文本化（textualization），我们才能理解另一个人的生命状态。平行叙事病历的撰写能够提升医者对患者的深入了解，同时引发医者的职业反思和成长。反思是一种和自我灵魂对话的方式，透过细腻的感受与敏锐的观察，反身朝向对自我的态度、观念、情感及情境的思考，用以培养同理心、沟通表达及人文关怀的能力。平行叙事病历创作让我们将医者与患者共同的故事文本化，将医者的诊断和治疗经验化做固定下来可供参考的照护资本（care capital）。

叙事医学理念在中国扎根之前，医护人员忙忙碌碌，疲于奔命，绝大多数医者没有讲述和分享自己的职业故事的意识，放弃了自己的叙事权，医护叙事声音非常微弱。在社会上，更多关于医生没有医德、医生看重利益的故事在民众中流传，在民众心目中造成医者职业的负面形象和负面想象。反过来，如果社会上流传的更多是骆抗先、张孝骞、苏祖斐、吴阶平、林巧稚、吴孟超这样的人文主义医生故事，当中国的患者与民众自觉讲述的是关于医院和医者的正面的、人文的、温暖的故事，这样的健康叙事生态才真正有利于医者的职业发展和民众的健康质量提升。

医学教育成长叙事阅读推荐

阿图·葛文德（Atu Gawande）. 外科医师的修炼（*Complications*：*Notes from the Life of a Young Surgeon*），2003.

巴提斯·波琉（Baptiste Beaulieu）. 实习医生狂想曲：急诊室的 1001 个生命故事（*Alors voila*：*Les 1001 vies des Urgences*），2015.

马特·麦卡锡（Matt McCarthy）. 真的医生很快会为你看病：内科医生的第一年（*The Real Doctor Will See You Shortly*：*A Physician's First Year*），2015.

课后思考题 1

德国诗人歌德（Goethe）说：我们应该每天听一首好歌、读一首好诗、看一幅好画（A man should hear a little music，read a little poetry，and see a fine picture every day of his life.）。

观察塞缪尔·卢克·菲尔德斯爵士（Sir Samuel Luke Fildes）的名画《医生》（*The Doctor*）里的细节，讲述一个完整的故事。

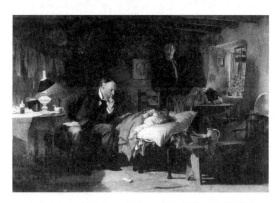

图 4-1　塞缪尔·卢尔·菲尔德斯《医生》

课后思考题 2

阅读美国儿童中心执行院长科特·纽曼（Kurt Newman）医生在职业生涯初期给新生儿 Tylor 成功完成手术之后的故事，思考科学知识和专业技术与患者建立人际连接的重要性。

　　纽曼年轻时就已经成长为手术技术精湛的、潜力无限的外科医生，被导师和同行认为是绝对的未来之星。在一次与正在交往、还未确定关系的女朋友 Alison 度假时，纽曼接到医院召回指令——医院遇到一个非常棘手的高难度手术，要给内脏外翻的新生儿做一个复杂手术。

　　纽曼立即与女友一起结束休假，返回医院，Alison 担任这台手术的护士。第一次与女友同台手术，纽曼非常自信，自己的精湛技术会给女友留下更深刻的印象，借此一定能够与之确定关系。然而，在纽曼成功将新生儿内脏放回体内，自我感觉非常良好的情况下，Alison 却提出分手，她的理由是："宝宝的妈妈不在手术室，医护人员也都只关注手术上的技术问题，没有人去轻拍、抚摸 Tylor，给他当时最需要的爱和温暖。"一个不懂得关爱患者人性的医生，也不会在家庭里懂得如何关爱家人的人性，给予和回应家人情感上的所需。

　　"这一课我永远都不会忘记。"纽曼说。在他之后的职业生涯中，他谨记一条原则：凡事从孩子和他们父母的角度出发来思考问题，与每一个患者及其家人建立良好的人际叙事连接。

　　此后，纽曼又为 Tylor 做了 20 多次手术。在 Tylor 随后的人生里，纽曼参加了他的高中毕业典礼、婚礼，还收到了他即将当爸爸的喜讯。"我第一次给他做手术时都没想到他能活到上学。"纽曼说："这就是当儿科医生的好处，有机会陪伴一个孩子的成长，并帮助他们获得最好的人生。"

　　此后，纽曼因其人文关怀和主动与患者及同事建立的叙事连接而受到医护同行尊重，最终成长为医院的管理者。作为管理者，纽曼非常注重医院各层面的叙事生态构建。

第五章　叙事闭锁与生命进程

本章将从多种常见的叙事闭锁类型出发，阐述每一种叙事闭锁的定义，分析在文学和临床现实生活中的具体案例，阐明如何运用叙事医学理念对不同类型叙事闭锁主体进行叙事介入。生命健康叙事理念认为，一个主体的生命叙事进程必须维持稳定性和开放性的平衡，才能维持长久的心身安适状态。现代医学之父威廉·奥斯勒说，了解什么人得了这种病比了解这个人得了什么病更重要。如果一名医生只懂得开检查单和药方，不懂得通过与患者建立叙事连接，主动倾听患者讲述自己的故事，判定其症状背后的原因，我们很难称其为一位好医生。

作为生命健康叙事体系中的一个重要概念，"叙事闭锁"指的是在一个主体的生命叙事进程中，主体的大部分心力被某个已经发生或将要发生的"重大"事件所牵制，无法全身心地感受当下，将自己闭锁起来，其他人很难走入其内心，帮助其走出人生困境。叙事闭锁者并非由于身边无人，陷入叙事闭锁的真正原因是在于其无法与他人交流。叙事闭锁者有两种表现：一是反复诉说某一件事情，二是内心里一直被某件事情萦绕，但是却只字不提。前者我们称之为"显性叙事闭锁"，后者则为"隐性叙事闭锁"。

"显性叙事闭锁"可以在与患者的叙事性交流中得出患者是否陷入某种类型的叙事闭锁的结论，但是"隐性叙事闭锁"则在初步的交流中比较难以判定。因而，总体而言，隐性叙事闭锁对于任何医者来说，都是一个挑战。隐性叙事闭锁者往往不轻易倾吐自己的隐秘故事，需要具有较高叙事素养的医者在建立良好信任关系的基础上，逐步深入探究其生命故事，从中找出一些蛛丝马迹，并以此为契机，抽丝剥茧引出故事。无论是哪种叙事闭锁，受过叙事医学训练的医者都应能够得心应手，触动患者内心，运用叙事智慧，将其从困境中拯救出来。

> "叙事"犹如一盏雾灯，将主体从难以承受的事件中抽离出来。我们可以通过"叙事"，驱散创伤事件带来的朦胧雾气，并建构属于自己的生命意义。
>
> ——法国神经学与精神分析学家鲍里斯·西吕尼克（Boris Cyrulnik）

第一节 走出创伤叙事闭锁：正视过往经历与实现生命成长

创伤不只是医疗课题，更是文化课题和生命哲学课题。每个生命主体在生命历程中都会遇上一件或数件创伤事件，阻碍其生命叙事进程顺利向前推进。生命叙事是"一个人对自我内化、不断发展综合性的故事"。每一个生命主体的生命叙事进程是一个不断向前发展的包含着"潜在不确定的"过程。如果生命主体遭遇了某个重大的变故事件之后，没有及时与家人和周围亲友建立关于这个事件的叙事连接，导致主体的大部分"心力"停留在这个阶段或闭锁在这个事件里，而"身"却还要随着生命叙事进程向前推进，那么，主体的"心"和"身"就会处于撕裂的状态，导致严重的心身健康危机。

本节首先从"创伤叙事闭锁"这一叙事医学语境下的新概念出发，阐释了修复创伤主体人际连接，通过创伤故事的讲述与倾听，找到打开创伤之锁对应的钥匙（叙事性回应）对于创伤主体走出叙事闭锁的重要意义，然后，通过展现文学影视叙事作品中的典型创伤叙事闭锁者的形象，将创伤主体分为童年型创伤叙事闭锁者、童年—成年延续型创伤叙事闭锁者和成年型创伤叙事闭锁者三个类型进行深入阐释，接着从叙事赋能和叙事介入的角度，阐明医者如何运用自己的生命智慧和叙事素养帮助患者走出创伤，重获新生。

一、创伤叙事闭锁定义与特征

（一）创伤叙事闭锁的概念

如果生命故事只有一种诠释方式，生命就被困住了。我们常说，人的一生正如一本小说，由很多章节构成，有些章节让人悲伤沮丧，有些让人开心兴奋。但是，一个不愉快的章节并不能代表整本书就是灰暗色调的。如果我们总是停留在一个章节，就永远不会知道等待我们的下个章节是什么情节。如果我们总是重复阅读小说里的某个情节，就很容易使自己闭锁在里面走不出来，也很难体验到生命叙事的开放性和各种可能性。人际间的叙事关系也很难建立，久而久之，罹患各种疾病的可能性就会增加。然而，许多人无法逾越这个不愉快的章节，这就直接导致自己的人生叙事进程停滞不前，不利于心身健康的各种疾病就会乘虚而入。

创伤型叙事闭锁指的是主体在成长过程中遇到创伤，在没有得到充分的创伤心理辅导和关怀的情况下，创伤事件变成一个阻碍个体成长的症结，形成叙事闭锁，无法融入到生命叙事进程中不断更新的生命故事情节中的一种失常状态。创伤叙事闭锁导致生命主体的"现在化作用"弱化。只有"现在化"才能将主体眼前的体验带入"过去经历"和"对未来期待"所形成的连续性故事之中。而叙事闭锁则肇因于过去与未来在生命叙事进程中的连续性关联的断裂。创伤主体只有在叙事素养高的照护者的干预下，调动内在资源对过去创伤进行重新叙事化，将其闭锁在创伤中的心重新赶上一直向前推进的叙事进程，才能走出叙事闭锁状态。

叙事闭锁状态与遭受"创伤后应激障碍"（简称 PTSD）的慢性化状态相似，但创伤叙事闭锁与老年叙事闭锁和职业叙事闭锁一样，更多是从主体本人的生命叙事状态为出发点展开论述的一个概念。创伤叙事闭锁的一个重要的症状是"视未来无长久期待感"（sense of foreshortened future），闭锁者的未来从受到创伤的那一刻开始可以一眼望到头。比如，创伤主体可能会经常提到自己会"早死""不会结婚""事业不可能成功"等，主体明明已经有自己的家庭，却感受不到家庭的温馨，认知上仍然停留在过去，认为自己"不可能再有家人"等等，整个家庭的叙事生态出现严重断裂。

创伤型叙事闭锁是主体在亲历或现场目睹可怕的创伤性事件，如死亡、死亡威胁、重伤、虐待、性暴力等，所引发的一种自我生命叙事的失常状态，这种失常状态仿佛要将创伤主体紧紧地闭锁在永无出口的内在世界之中，内心世界从重大创伤发生那一刻开始几乎无法向前发展。在这种情况下，创伤主体的自我叙事全面瓦解（disintegration），主体逃避或无法实现生命叙事的主动整合（integration）。创伤经历是完全个人化的，通常是"我"，而非"我们"所经历，因而，主体的"我"被这种完全个人化的创伤体验所隔绝，高高筑起一道无形的围墙将自己内心的悲伤和创伤隔离起来，同时也将主体存在的真实感隔离开来，形成闭锁。

（二）创伤叙事闭锁者的连接修复

创伤对于主体而言是一种"断裂"的经历，既包括"社会叙事联系的断裂"，也包括"个人生命叙事的断裂"。因而，从创伤中恢复一定需要"重新连接"和"重新构建"。创伤主体往往无法正确回忆或叙述完整的故事情节，却能极度敏感地在脑海中浮现片段式和照片式的影像。对于医者而言，面对经历过严重创伤的患者，最重要的工作是"唤起创伤主体将脑海中的片段连缀成连贯性的全貌故事并讲述出来"，因而，在走出创伤叙事闭锁的过程中，"承认创伤带来的苦痛""愿意倾听主体分享故事"是关键，也是最困难的一步。"重述创伤故事"可以将创伤统整到主体的生命故事之中。

毫无疑问，任何形式的创伤都会带给人极大的压力。创伤主体往往在经历重大创伤后变得心情低落，大多数主体从此疾病丛生，出现失眠障碍和体重改变等问题，甚至罹患心脏病和癌症并因此过世。每个生命主体的一生都无法避免遭遇创伤的考验，一些人可能从此一蹶不振，而那些历经创伤却愿意主动与他人倾诉寻求帮助的人往往能够顺利重回正常的生命进程。研究也显示，隐忍创伤而且绝口不提的人比一般人更容易生病。经历过一种以上重大的创伤的生命主体看各科医生的频率比其他人高出 2 倍，而且那些绝口不提创伤的人看医生的频率比那些曾经跟人谈过他们的创伤的人高出 40%。

对于闭锁在创伤之墙里的人而言，任何试图拆掉围墙的人，都是他的敌人。也就是说，创伤叙事闭锁者被隔离在堡垒中，它远离外界，也远离自己的情感，无法有新的体验，而自我关怀系统其实是在"给它讲故事"。围墙的轰然倒塌并非是叙事介入的结束，反而是叙事介入的开始，因为创伤在哪里，叙事就在哪里。创伤经验或者痛苦将他们的灵魂和精神密封在躯壳里，因而，主体逐渐疏离了与自我和他人之间的日常人际叙事连接，最终陷入以心理孤独、人际孤独和存在孤独为特点的叙事闭锁状态。

澳大利亚精神分析家、哲学家纳维尔·希明顿（Neville Symington）曾经讲述过一位出租车司机通过修复创伤经历者的社会叙事断裂，帮助乘车人走出创伤叙事闭锁的故事。当时，希明顿乘坐出租车从丹麦奥胡斯机场前往市中心。司机问他是做什么的。希明顿告诉他，自己是一名心理治疗师。司机向他讲述了自己最近的经历。

> 一个冬天的深夜，一个男人上了出租车，要求送他去港口。出租车司机观察到，这位神情焦虑的乘客没有带任何行李，也没想说要去乘船外出。这么晚去港口很可能打算跳进冰冷的水中淹死自己。司机意识到这一点，立即锁上车门，将车停了下来。出租车司机告诉他的乘客，在自己让他出去之前，他（乘客）必须告诉他到底发生了什么事。

> 乘客告诉他，他的妻子和女儿最近都去世了，相隔不到一周。他的妻子得了癌症，他的女儿出了车祸。他们谈了两个小时。在将所有的悲伤故事一股脑儿讲述出来之后，在与一个愿意与他建立叙事连接的陌生人的倾听中，这位相继失去挚爱的亲人的乘客不再打算自杀。司机把他的出租车变成了咨询室，而他自己变成了一个敏感但坚定的倾听者。而在这样的叙事性互动中，司机成功治愈了乘客的创伤，并与其成为朋友。

对于自杀的人而言，最重要的是要重燃他们心中对生命和对周围人的重视和热爱。自杀者不害怕死亡，而是害怕继续这样活下去。当活着对他们来说比死亡更加痛苦的时候，死亡对他们来说就轻如鸿毛。而当我们帮助他改变人际关系断裂的现状，他们也就会放弃谋划自杀这件事，而是积极投入到其他更重要的人生事件中来。

周志建在《故事的疗愈力量：叙事、隐喻、自由书写》中就提到，故事是生命的"展现"，当一个人开始说故事，他的生命就产生流动。当经历创伤的时候，也许你总想逃离人群、远离他人，然而这么做会让你的情况变得更糟糕。如果能与让你信任的、会共情你的他人（家人、好友、伴侣等）面对面地交流，向他们寻求帮助，会让你得到更好的疗愈。

（三）找到创伤叙事闭锁的那把锁

20 世纪美国爵士时代著名作家弗朗西斯·斯科特·基·菲茨杰拉德（Franas Scott key Fitzgerald）曾经有一段对创伤型叙事闭锁状态的生动描述：对于创伤闭锁者而言，在灵魂的漫漫黑夜中，每一天都是凌晨 3 点钟（In a real dark night of the soul it is always three o'clock in the morning, day after day）。那是一种煎熬至筋疲力尽、距离明日曙光还很遥远、无望又无助失去期待的临界状态。如果没有心理治疗和叙事介入，这样的状态就成为创伤闭锁者的常态，就像被判了死刑。

我们常说，创伤在哪里，叙事就要在哪里。通过聆听创伤型闭锁者的故事并予以及时有效的关注和回应，我们就有可能成功帮助主体化解"没有化解的情绪冲突"，同时能让主体将自己的创伤与他人的创伤连接起来，融入一个更大的故事空间里。当我们运用叙事智慧彼此分享故事，建立起人际叙事关系，我们建立的就是生命共同体关系。当有人陪着一起谈论创伤和恐惧时，我们就会了解创伤和恐惧并非我们独自经历的个体事件，而是普遍现象；当我们的创伤与恐惧被带到人类创伤的普遍性语境里，个人的创伤和恐惧感就会得到舒缓和化解。

创伤虽然很多时候是不可理解的，但却是可以传递的。叙事就是承担这一"传递行动"（act of transmitting）的媒介。也就是说，创伤叙事分享的重点并不在于内容，而在于这个能传递的动作本身。叙事分享最美好的一点是让我们意识到我们所有的挣扎不只是一个"我独自"承受的事，而是"人类"的共同经历。叙事素养高的人比较容易通过反思与想象将个人叙事与更大的叙事连接起来，顺利走出闭锁。而叙事素养低的则需要叙事素养高的人运用叙事干预，赋予其获得走出叙事闭锁的能量，这就是"叙事赋能"。

每一个现在的人生故事"位置"，都受到过去人生故事"位置"的影响，也在为未来的人生故事"位置"做准备。德语中有一个概念叫"面对并克服过往"（Vergangenheitsbewältigung），意思是，已发生的、过去的错误和创伤，不会简单地消失，而是会成为不断纠缠的伤痛。勇敢撕开和谐的伪装，才能从根源疗愈，以完结这个重担。创伤主体需要家人、朋友和医护人员的帮助，以便用与他们疼痛声音频率相同的声音去聆听和唤醒闭锁在他们遭遇创伤躯体里的灵魂，让他们苏醒，并逐步从闭锁状态中走出来。

此外，叙事闭锁会导致人生意义的退化和生命叙事进程的断裂。生命叙事是人格最有特性的层次，是一个与自己对话的工具。生命叙事是生命历程的隐喻。一个人在生命过程中，内化发展出的、为生命提供意义感和统合感的自我生命叙事是生命健康的基础。在正常生命叙事进程中，我们不断在行动中反思、辨识，看见多元的自己，逐渐成长出新的自我。但闭锁状态的生命主体处于相对静止的叙事状态。原本叙事化过程应该是贯穿整个生命主体一生的成长机制，但当生命叙事失去弹性，叙事化机制就无法在生命新阶段正常启动。当生命叙事进程出现问题，闭锁者经历的是长期的无价值感、恐惧感、无助感以及自我认同和自我感受的扭曲和变形，生命健康也就会受到影响和损害。

当一个人将生命视为一个发展的故事，并且可以从多重观点反映出自我与故事的差距，那他／她就是一位有智慧的人……有智慧的人反观自己述说的生命故事并从他人的故事中学习，从而在一个更宽广、更和谐的故事框架中推进自己的生命叙事进程，实现生命成长，避免陷入叙事闭锁。即使生命主体短暂陷入闭锁之中，也很快能够运用自己的叙事素养突围出来。而"那些没有能力把握和掌控主导我们人生的故事的人，没有能力重述我们的人生故事，没有能力随着时间的推移重新阐释，重新建构自己人生故事的人，是最无能的人"[①]。这样的人容易闭锁在当前的困境中，无法向前推进自己的生命叙事进程，生命也最终以这样的境况告终。

二、文学中的创伤叙事闭锁者

（一）童年型创伤导致的叙事闭锁

闭锁者个体童年生活中的创伤性经历往往会跟随主体一辈子，使主体容易陷入万劫不复的创伤闭锁。由希区柯克（Alfred Hitchcock）执导的电影《爱德华大夫》（*Spellbound*，1945）中的假爱德华是一位童年创伤叙事闭锁者。

在《爱德华大夫》这部影片的开头就提到：这是一个有关心理分析的故事，心理分析是处理健康及人的情感的方法之一，一旦缠绕患者的创伤情节被揭示出来，并加以解释，患者的混乱精神状态就会消失。影片中，遗忘了自己身份的假爱德华大夫经历过因自己的过错导致弟弟死亡的惨痛创伤事件——在儿时的玩耍中，坐在台阶边的斜坡末端平台上的弟弟被突然滑下来的自己撞下扶栏，当场刺死在尖锐的篱笆护栏上。

手足的死亡就在眼前发生，并因自己造成，这种不可抹灭的刺痛深植于爱德华的脑海中，以至于他从此被闭锁在"杀人凶手"的身份当中，苦苦不能解脱。每当他看到"平行的线条"或"划痕"时，比如，同事在桌上用餐叉在桌布上划下几道竖线时，都会引发他的创伤记忆，引发他的惊恐不适，并表现出精神异常的状态。这实际上触及的是当年弟弟滑下斜坡时所留下的斜坡轮廓的平行线印象。最终，彼得森大夫积极运用叙事干预的手段循循善诱地将潜藏在他童年时代的创伤记忆引导出来，逐渐引领他走出了"杀人凶手"的创伤型叙事闭锁状态。

---

① 原文是：Those who do not have power over the story that dominates their lives, power to retell it, to rethink it, deconstruct it, joke about it, and change it as times change, truly are powerless。

"欧洲三大畅销小说家之一"的法国作家塔吉雅娜·德·罗斯奈（Tatiana de Rosnay）的《隔世心锁》（*Elle s'appelait Sarah*，2008）里的主角萨拉（Sarah）也是一位童年创伤叙事闭锁者。

> 小说以"二战"期间真实的"冬赛馆事件"为背景，讲述被巴黎警察逮捕的犹太女孩萨拉逃离集中营，辗转回到巴黎，成年之后自杀的故事。萨拉为保护4岁的弟弟米切尔（Michel），将其锁在壁柜里，成功地躲避纳粹的抓捕。殊不知，她与家人踏上的是一段没有回程的死亡之旅。眼见自己离巴黎越来越远，萨拉手里紧握着钥匙，心里越来越焦虑，越来越恐慌。
>
> 当一路辗转好不容易逃回巴黎住所的萨拉打开橱柜时，见到的却是已经死去多日的弟弟。那黑瘦蜷曲的身躯成为萨拉难以抹灭的罪孽记忆。尽管岁月将萨拉雕塑成一位成熟美丽的女性，但萨拉的生命早已停滞在1942年7月的那一夜。一枚看似不起眼的小钥匙负载着过去的全部秘密，但钥匙无时无刻地在提醒着萨拉，正是自己当年用钥匙将弟弟的生命锁死在了壁柜里……
>
> 萨拉后来移居美国，结婚生子，也有了在外人看来美好的家庭，但内心里的"负耻感"（sense of shame）却宛若一条亮着獠牙的毒蛇，紧紧地缠绕着她，让她窒息。丧亲的失落造成情感压抑、麻木，导致长大成人后，丧亲者依旧长期封锁自我。在她内心深处，家早已不存在，家人早已死去，只有她一个人苟存于世，幸存者的罪恶感、谋害弟弟的负疚感和生命的虚无感深植于心。

人类天生就有一种倾向，会重演往事，或是把现实生活中的人投射在过去的人物和故事上，如果这段过去牵扯到昔日的情感创伤、痛苦和失落，情况就更为明显。精神分析大师西格蒙德·弗洛伊德（Sigmund Freud）将这种现象称为"移情"（transference）。移情作用无所不在，因为我们在成长历程中，都会经历许多失落与创伤，这些创伤被我们藏在心灵深处，就像一颗未引爆的炸弹，随时会干扰我们目前的生活、破坏我们的人际关系。一直闭锁在罪恶感和负疚感中的萨拉无法融入身为人妻、身为人母的生命叙事进程，让其陷入万劫不复的闭锁状态。过去的创伤记忆始终在持续影响着当下的萨拉，从少年到成年，负耻感终于压垮了她，萨拉以自杀了结痛苦的一生。

（二）童年—成年延续型创伤叙事闭锁

瑞典著名作家弗雷德里克·巴克曼（Fredrik Backman）的《一个叫欧维的男人决定去死》（*En man som heter Ove*，后被改编成影片）中的主角欧维（Ove）因幼年丧母、少年丧父直接导致他在年轻时就已陷入创伤型叙事闭锁状态，之后又经历中年丧妻，进一步加深了欧维的伤痛。欧维7岁那年母亲去世，从此他和沉默寡言的父亲相依为命。16 岁时，身为火车清洁工的父亲被火车撞倒身亡，他亲眼看见这一事件的发生。父亲突然被火车撞死这一幕人间惨剧即便欧维在决定自杀时也会浮现在眼前，那是刻骨铭心的记忆和伤痛，更是挥之不去的阴影，而且伴随欧维的一生。

欧维退休后，自己又陷入职业叙事关系断裂状态，与昔日的同事、朋友们渐渐脱离了叙事连接。欧维每天都活得很郁闷、很苦恼，几次决定结束自己的生命，但几次都失败了。影片结局很温暖，欧维在周围朋友的帮助下，重新与大家建立起新的叙事关系，生命故事得以继续向前推进，自己也活出了新的人生意义。欧维临死前从老年型叙事闭锁和创伤型叙事闭锁状态中成功走了出来，实现了临终前人生最后的一次成长，自己的生命故事也形成了一个完整的叙事闭环。

创伤需要叙事，用叙事的反思性、构建性和公共性来突破压抑。不单只是借助创伤闭锁主体的日记，还需要人与人之间的叙事智慧来帮助主体走出闭锁。倘若创伤被封存，被闭锁，主体刻意回避对过去创伤经历的回忆，却又被挥之不去的创伤记忆所缠绕，那么已经内化在主体生命中的创伤会变成挥之不去的鬼影，不断地纠缠和干扰他/她的生命。最为吊诡的是，主体越"逃避因应"（avoidance coping），创伤焦虑感会变得越强烈，给生命故事带去的闭锁感就越强烈，不把这个闭锁状态打开，创伤最终就会借由心身疾病表达出来。

（三）成年型创伤叙事闭锁

成人在日常生活中遭遇创伤与压力事件的情况并不罕见。从家庭暴力、重大伤病、父母离异到直系亲人离世，从职场矛盾、大型安全事故到各种天灾等，都可能给成人带去不同程度的创伤。但是这些事件并不一定导致成人陷入长期的创伤叙事闭锁。大部分生命主体能在短暂陷入创伤叙事闭锁之后，展开自我调节或进入与自己维系亲密叙事连接的亲友关于具体创伤事件的及时有效互动中，顺利走出闭锁状态。但是对于亲密叙事连接和生命健康叙事素养缺乏的成人而言，一次创伤事件的冲击就有可能导致其长久地陷入叙事闭锁状态。

虽然说家庭创伤大多出现在童年时期，但是成人时期也有可能遭遇家庭创伤，比如丧亲（父母、兄弟姐妹或子女离世）或自我及亲属遭遇重大伤病，或者遭遇来自伴侣或儿女的家庭暴力等。文学作品中的成人创伤大多讲述的是因重大灾难或者战争所引发的创伤。如影片《心灵勇者》（*The Railway Man*）中的二战退伍老兵艾瑞克·洛马克斯（Eric Lomax）（详见本节课后思考题 2 中讲述的故事）和《无人出席的告别式》（或译《寂静人生》，*Still Life*）中的战争英雄威廉·比利·斯托克（William Billy Stoke）。如果我们自己观看影片，会发现《无人出席的告别式》涉及多种类型的创伤叙事闭锁。

斯托克遭遇战争创伤之后回到家人身边，他从来不提自己在战场上的遭遇，也就是说，他在战场经历这件事情上与家人处于叙事断裂的状态。终日酗酒的斯托克变得脾气暴躁，经常用家暴的方式来发泄自己内心的痛苦。对斯托克曾经遭遇的严重创伤不了解的妻女无法理解斯托克的伤害行为。最终斯托克为了不再对挚爱的家人造成伤害而选择离家出走。然而，这一举动仍然不可避免地对妻女造成另一种严重的家庭创伤，妻女，尤其是年幼的女儿觉得自己被父亲所抛弃，长大以后对父亲的唯一印象就是家暴时的残酷和抛弃他们时的决绝。

遭遇家庭创伤的女儿在成年之后选择远离男性，甚至远离人群的生活，收留几十条流浪狗直到父亲死后，一位想给每一位孤独死个体一个完整的生命故事的民政人员约翰·梅（John May）走入她的世界。约翰通过斯托克在其伦敦的公寓中留下来的重要物件，找到了与斯托克有生命交集的许多位亲友和同事，包括马岛海战中的战友。约翰在走访中了解到关于斯托克的不同视角的故事。借此，约翰为这位饱受战争创伤折磨，无法走出创伤叙事闭锁，得不到周围人认可的退伍老兵找到了他悲剧的根源，也让与他相关联的每一个人有机会理解到关于他的一生的完整故事。当女儿听说自己的父亲是令人敬仰的战争英雄，她了解到父亲在战场上腥风血雨的遭遇，终于释怀原谅了自己的父亲，同时自己的童年创伤也得到了疗愈。她终于走出封闭的内心，愿意打开心扉与人建立叙事连接。

成年型创伤往往涉及一定程度上的解离。创伤，泛指一切压垮个体情绪、使生命主体无法承受和整合的经验；解离，意为主体与自身某些创伤经验无法联结，出现整合困难。[①] 从定义中我们可以了解到，应对创伤最重要的不是药物治疗，而是协助主体将无法整合的经验进行统整。然而，受现代生物医学模式影响，我们容易用病态视角来看待创伤叙事闭锁，倾向直接用医疗模式（medical model）来解决问题——有失眠症状就用安眠类的药物，有抑郁症状就用抗抑郁药，有焦虑就做行为治疗。这个思路往往忽略了问题背后的原因和意义，使整个治疗或介入过程治标不治本。

事实上，药物可以帮助创伤主体赢得叙事调节的时间，预防失眠、焦虑和抑郁等带来的突发健康危机，而只有主体主动参与的关于创伤经验的叙事性整合过程才是治本的方式。人类的身体本身具有节奏性，如心跳、呼吸、身体器官或细胞更新时间等等。在压力和创伤发生的情况下，人类的生命节奏会不可避免地出现紊乱，如心跳加快、血压升高、呼吸急促、血糖升高，肾上腺分泌肾上腺素和皮质醇等。节奏紊乱也正是在提醒主体留意到自己的变化，帮助主体意识到自己处于危机状态，需要在认识给自己带来创伤的故事的基础上，展开积极的调节。

---

① FUNG A H W, ROSS C A. Be a teammate with yourself: Understanding trauma and dissociation [M]. Richardson, TX: Manitou Communications, 2019.

事实上，闭锁在内心中的创伤故事不会随着时间的流逝自行消解，而是会以更困扰的形式反复纠缠我们。唯有走入内心，找到创伤症结所在，才能化解创伤给主体带来的长久困扰。然而，电子产品和网络把人类的注意力转移到外部，人类对"内在世界"和"内在生命节奏"的感知力严重下降，习惯或忽略长期所处的压力或创伤状态，没有聆听到身体发出的警报，而最终发展为慢性疾病。大多数人也倾向用药物控制症状，完全没有意识到，借由叙事统整走出叙事闭锁，改变生活形态与内在心态，将创伤化为成长契机才是解决问题的根本之道。

创伤使自我的生命故事出现破碎和断裂，唯有叙事统整才能使主体重新趋向健全（wholeness）。自我叙事统整或者他人的叙事介入调节能够有效地将主体遭遇的创伤从"T 创伤"转变为"t 创伤"，最终甚至可能变成一种生命的成长与升华，这就是为什么我们常说，重大创伤既是死亡，又是重生。叙事性整合过程往往需要修复本应有的叙事连接或者建立有意义的、新的叙事连接，从爱与被爱的过程中，从重新修复的或者全新的、和谐健康的人际叙事关系里，主体才有机会重新学会如何照顾和调节自己的情绪、如何表达自己的情感、如何哀悼过去的痛伤……

三、创伤叙事闭锁与叙事赋能

按照丹麦著名作家伊萨克·迪内森（Isak Dinesen）的说法，"缺乏故事"会妨碍人的"生存"，将自己困在单一的、缺少开放性的创伤故事里，更会妨碍人的健康存在和健康成长。保罗·利科（Paul Ricoeur）强调叙事对于自我之构成的重要性，主张"个人身份认同的叙事化"（narrativization of personal identity）。叙事化过程（narrativization）贯穿整个人的一生，在我们形成对自我、对他人和我们在世界上发挥的作用的理解非常重要，但当生命叙事失去弹性，叙事化机制就无法在生命新阶段正常启动。当生命叙事的发展进程出现问题，人的生命健康也就相应地受到影响和损害。

丹·麦克亚当斯（Dan P. McAdams）在《生命叙事心理学》（The Psychology of Life Stories）中提出，生命叙事是了解一个人的最好办法，因为主体在叙说生命故事过程中，很自然地会描述个人生命的成长历程、对生命境遇的认知与反应及其结果。欧文·亚隆也强调要了解一个人的内心世界才能真正帮助主体实现成长或改变，我们不能只借助标准化工具与假设来研究，而是要直接进到他人的经验世界和叙事世界。从新近发生的事件和痼疾式创伤事件出发重构和重释过去事件的过程对于发展生命复元力非常必要。

（一）主体创伤与隐喻叙事处方

"生命健康叙事处方"（Bio-health Narrative Prescription）是一种根据生命主体所处的生命阶段和所面临的具体境遇，有针对性地为其开具叙事性作品作为处方，协助生命主体智慧处理日常遭遇的问题或困境，借此引导生命主体主动应对生命进程中的危机，帮助其在最短的时间内达到心身安适状态的非医学保健方式。具备叙事照护能力的人不限于专业训练的心理咨询师，叙事素养高的家庭成员、教师、社工、大学辅导员、社会志愿者、图书馆馆员、医护人员、健康管理或康复治疗师等不同类型生命主体都可以成为叙事处方的开具人。

近年来，在全国各地成立的生命健康叙事分享中心的功能之一就是为民众推荐叙事照护处方。中心氛围温馨舒适，使读者能够放松情绪，在与具有情绪疗愈作用的叙事作品展开充分交流的过程中，达到心身安适的状态。中心有别于心理咨询中心和临床心理治疗诊室，它不给生命主体贴心理疾病标签，而是强调每一个生命主体都是独一无二的。每一个生命主体在不同的生命阶段都会遇到困境和问题。也就是说，叙事处方和叙事中心解除了病态标签或者过度医疗的威胁。

对于完全被苦难所吞噬，无法用语言表达的受苦者，具有深厚叙事素养的医护人员能够运用积累的"隐喻性叙事资本"对其开展主动的叙事调节和叙事赋能。我们通过积极运用具有隐喻意义的叙事照护处方，建构起了隐喻创造者（照护者）和隐喻接收者（被照护者）的生命叙事共同体关系。援引哈佛商学院杰拉尔·萨尔特曼（Gerald Zaltman）教授的隐喻理念来说，"隐喻"是观察苦难者的思考和感知，并进一步了解其行为的关键工具。隐喻不仅是思考的基本单位，也是沟通的基本单位。隐喻隐藏与解释着思考的方式，也能创造与塑造反思和改变的契机。

在南方医科大学指导下成立的全国各个叙事中心，我们经常运用安宁叙事照护的方法帮助临终患者走出创伤叙事闭锁，使之安详平静离世。其中有这样一个真实的故事能引起大家的思考并能给大家一些启示。

　　这个故事的主人公是一位名叫阿杰（化名）的 21 岁胰腺癌晚期患者。阿杰在刚进入大二后不久，因身体不适查出胰腺癌晚期，多次住院，医护人员发现他表情冷漠，几乎不跟人交流，跟父母、看望他的亲人和医护人员都只是应对基本问题的回答。当他只剩下半个月的生命预期的时候，医护人员求助叙事中心。叙事专家迅速介入，跟他进行近距离的耐心沟通，并提醒医护人员与其一起关注阿杰的表情和情绪变化。在叙事专家的指导下，医护人员发现当提到家里的兄弟姐妹时，阿杰表情变得复杂，稍显怪异，嘴角几次颤动。

　　随后医护人员与阿杰的父母针对这个话题进行了沟通。在大家提到这个话题时，发现阿杰父母也突然沉默许久，表情也异常复杂。经过耐心引导和叙事介入，大家从其父母那里了解到，10 年前，也就是阿杰 11 岁那年，父母原本要送阿杰和 4 岁多的妹妹去外婆家。当天外婆家的村里办年历——粤西一带一个比过年还重要的民俗。但父母因临时有要事处理，临行前改变行程，让阿杰带着妹妹乖乖待在家里等他们回来。对这场盛宴已期待几天的妹妹求哥哥带她去，哥哥觉得也不远，就自己带着妹妹出行了，结果发生了一件惨痛的事情，阿杰的妹妹在路上不小心被车撞伤，在医院治疗几天之后不幸去世了。

叙事中心工作人员听说了这家人的惨痛故事之后，立即从癌症沟通的叙事文本库中寻找最适合的叙事处方。我们发现安房直子的《原野之音》的故事可以与其产生共鸣，于是将这部绘本叙事作品和其他两本死亡教育绘本放到他的床头。《原野之音》讲述一位少女在原野上远远看见一位神秘的老婆婆，从她手中不可思议的扣眼里，听到了风的声音和潺潺流水声等。少女被其出神入化的手艺给迷住了，决定向老婆婆拜师学艺，却没想到老婆婆是洋玉兰树精，而少女就如同其他上门的孩子一样，被吸进树里变成洋玉兰树叶了。失去妹妹之后，哥哥勇吉一直魂不守舍，为了寻找失踪的妹妹，哥哥也来到树精婆婆的裁缝店，不过，勇吉也难逃被变成树叶的命运。

变成树叶的哥哥勇吉心头顿时明朗起来。也不知道为什么，快乐得不得了。勇吉被变成树叶后终于在广阔的月夜下的原野上和妹妹再次相聚，感受不幸结局安排下的幸福感。故事的最后一句话是，第二天早上，繁茂的玉兰树下，洋裁店又像往日一样开店了。安房直子的故事是关于死亡的，面临死亡的主角正好也是哥哥和妹妹。这则故事言简意赅的结尾，点出大自然生生不息的循环运行规律，而依附在自然法则下，各种生灵乃至于人类的生命终将回归尘土，再度融入于自然的循环当中。在这场不可避免的死亡中，阿杰也从故事里面顿悟到了不幸中的幸福——至少亲人可以再次见面团聚了。

阿杰读完之后，大哭了一场，父母也一起抱头痛哭，忏悔他们当时只顾去照顾妹妹，没有照顾好阿杰，还责骂他害死了妹妹，让他一直处在自责当中。阿杰也主动说出了自己当时的恐惧、害怕和自责。据说，阿杰在妹妹去世后，半年没怎么说话，活泼的他从此变得内向寡言，父母也从此回避谈论妹妹。而这次是阿杰多年来第一次讲述这件事，他说早知道会发生这样的事情，他一定不会带妹妹出去。在我们的引导下，之后每一天，阿杰都会主动讲起与妹妹之间的故事，也会跟父母一起讲其小时候的事情和大学里的一些学习生活情况。就这样，在叙事照护下，阿杰与父母断裂了近10年的叙事关系重新修复起来。

最终，虽然阿杰没有逃过死亡的命运，在20多天之后去世了，但如果医护人员没有运用叙事智慧，阿杰将永远处于创伤叙事闭锁状态，含恨终生。处在创伤闭锁状态的阿杰与实现了生命故事统整状态下的阿杰判若两人，这无论对于阿杰本人还是对其父母而言都具有完全不同的生命意义。绘本叙事的使用和安宁叙事照护的融入让濒死者与至亲之间可以互相真诚表达对彼此的感情，没有留下彼此的伤害与遗憾，生命就可以完整画下美好的句点。

如果没有对患者的主动关注，医护人员很可能与患者处于绝对的"失联"状态，就没有机会发现患者的叙事闭锁状态，无法真正治愈患者内心伤痛。我们面对陌生经验和新遇见的患者往往都是"失去连接"的，但当我们产生对他们人生故事的好奇心，愿意去接近和聆听他们，就是"连接"的开始。在这个故事里，医护人员首先关注到了这个年轻胰腺癌患者的内向和不同寻常的安静。因而，好奇心和共情力让医护人员根据这些观察进行了深入的叙事探究。在进一步与患者家属的叙事探究过程中，医者与他们建立起相互感动、相互改变的"深层次连接"。

在叙事照护中，我们通过积极运用具有隐喻意义的叙事照护处方，建构起隐喻创造者（照护者）和隐喻接收者（被照护者）的生命叙事共同体关系。当我们能够通过故事激发创伤故事和死亡意义的重新阐释，通过故事重新建立断裂的人际叙事关系，我们就能帮助闭锁者走出孤绝隔离状态，实现成长。在这个案例里，叙事实现了双重目的，一是相似的隐喻故事激发的情感发泄，二是死亡教育帮助主体减少死亡恐惧，临终患者也能通过叙事赋能实现终极成长，平和而有尊严地离世。

（二）心理创伤的疾病化与重新叙事化

如果说，隐喻叙事处方主要是让创伤主体通过阅读和聆听故事来赋能的话，那么，重新叙事化是让创伤主体主动分享和讲述与创伤相关的故事来实现抵抗创伤疾病化的策略。美国评论家阿尔伯特·莫德尔（Albert Mordell）在其著作《心理分析与文学：从文学作品看作家的内心世界》（*The Erotic Motive in Literature*）里提到：压抑是精神疾病的成因，也是文学佳作的泉源。

1998年诺贝尔文学奖得主、葡萄牙小说家若泽·萨拉马戈（José Saramago，1922— ）的兄长在4岁突然去世，这对萨拉马戈的童年产生严重创伤，这种对死亡的疑惑与思考一直延续到成年，萨拉马戈将这一创伤叙事化，成为小说《所有的名字》（*Todos os Nomes*）的重要生活原型故事。当时没有任何文件证明哥哥已逝的事实，法定程序上他依然活着。萨拉马戈这个故事转化为文学叙事，因为他相信"文学与爱是对抗死亡的符咒"。

将创伤经历重新叙事化是一种经验的"再经验"（re-experience）过程，能够把过去的某个"经验"带到"此时此刻"，让我们重新经验它、理解它、阐释它。假如主体的生命故事只有一种诠释方式，生命就被困住了。而所谓"再经验"，是指当我们在"重新叙事化"（re-narrativization）的过程中，会开始以新的观点、角度审视过去、理解过去，让过去的经验有机会被"翻新"，并带出"多元"而非单一的诠释与感受。这也就是故事的疗愈力所在。当老故事得以"再经验"时，就会帮助我们找到创伤经验的"新意义"。

在创伤型叙事闭锁中，一个人将内化的生命叙事局限在之前发生的某个重大的创伤事件中，"再现难关"（aporia of representation）或"再现危机"（a crisis of representation）让创伤经历者一直停留在创伤事件的持续影响之中，无法跳出这个事件来实现创伤后成长。法国心理学家兼精神治疗医师皮埃尔·让内（Pierre Janet，1859—1947）认为，"创伤记忆无意识地重复过去，叙事记忆则让生命主体意识到创伤已过去……把创伤记忆转化为叙事记忆，创伤主体才能得以疗愈。"将创伤叙事化就是帮助创伤主体暂时跳出自己的生命叙事进程，从旁观者的视角来看待和重述自己曾经的创伤和人生故事的过程。这一过程有利于他们打破自己创设的叙事壁垒，实现对创伤事件的重新定义与解读，实现生命的疗愈。

经由"旁观者"视角去观看、聆听与感觉自我和世界即第三人称叙事视角。在"第三人称"的状态下，叙述者能够冷静旁观，控制情绪，不受角色行为所影响，也就是借由外在第三人的客观角度来看待自己的处境，有助于自己自觉地从强烈的悲伤、愤怒或焦虑的境况中抽身出来。从时态的角度来看，第一人称是现在进行时的，是生命主体生活在当下的认知，第二人称是未来时态，是生命主体期待计划实现的状态，第三人称是过去时态，是对完成后的事实的认知。思考一切已经过去的事物时，我们采用的都是第三人称思维，这种思维就是对一切已经完成的事件的认知。从"第三人称"的视角重述过往，可以帮助我们透过有效的方式去观察自己的行为，并且提出建设性建议，实现顿悟式改变。

大多数的创伤生命主体都处于第一人称叙事思维闭锁状态。生命主体仿佛只是自己的身体生活在当下，而大部分的生命力已在过去消耗殆尽，停留在了创伤事件中，基本没有现在和未来。叙事者与创伤故事之间没有距离，无法跳脱过去的创伤事件开展反身性的思考。他们大多对创伤闭口不言，这样就没有办法通过讲述来跳出自己的视角，创设出全新视角来重新阐释自己的故事，给予顿悟的契机。也就是说，创伤事件形成的断裂使创伤主体无法将过去、现在和未来统整为一个连贯的生命故事，导致主体难以借着叙事认同的重构来重建自我。而医护人员可以抓住引导患者讲述故事的契机，开展叙事介入，帮助创伤主体完成对创伤经历的重述。

在《地海传说》这部青少年小说中，主角格得因释放了阴影而展开追寻阴影，与阴影搏斗的过程，最后喊出阴影的名字，竟是他自己的名字，终于获得平静而平凡的人生。反观在现实人生中，亦是如此，伤痛的意义隐含着许多自我的投射，这些投射都是阴影的一部分，唯有正视它、拥抱它，才能消解它。这也正是周志建在《拥抱不完美：认回自己的故事疗愈之旅》中提及的：我们必须转身面对阴影。过去的创伤，除非我们转身面对，与它相遇，才能安顿受伤的灵魂。不然，它会化作阴影，化作疾病，一辈子相随。

将创伤经历重新叙事化的过程就是收编和化解阴影的过程。丽塔·卡伦在她的《叙事医学：尊重患者的故事》（Narrative Medicine：Honoring the Stories of Illness，2006）一书中提到一位 89 岁的非裔美国女性通过与自己建立关于创伤的叙事连接，从"不可靠叙事者"转变成"可靠叙事者"，并从创伤中恢复过来，生命质量得到极大提升。当卡伦教授在人性连接的基础上，引导老妪将憋在心底七八十年的故事讲述出来后，困扰老妪几十年的焦虑、失眠和心悸等症状随之消失。

卡伦通过让老妪重复讲述幼年时被隔壁农场的成年男性性侵的创伤经验，帮助老妪区分了过去与当下，当人们把创伤的经验化成言语讲述出来，可以帮助大脑将创伤的经验重新定义为"过去的事"，而不会每次都引发创伤时的感受，将创伤经验言语化，能帮助人们感觉自己"活在当下"。因而，聆听患者描述疼痛和创伤经历，释放这个经验，让这个经验"完成"，确实是一种减轻与疗愈创痛的方法。正如丹麦著名学者伊萨克·迪内森（Isak Dinesen）说过：如果将伤痛当作故事的一部分讲述出来，那么一切苦痛都可以忍受。

对创伤经历的重新叙事化同样涉及叙事框架的重构，这一过程是主体旧思维被"解构"，新价值被"内化"的"叙事再构架"（narrative reframing）过程。故事的参考框架（frame of reference）和故事本身是决定故事意义和阐释方向的重要因素。参考框架改变，故事的阐释也就发生改变，这就是叙事重新架构的意义所在。叙事的重新架构从认知思维出发，以改变主体对过去特定人、事、物的观点及根植于这种观点的不良感受为目标，引导主体形成多视角看问题的思维，打破原有叙事框架并重构出一个与之前不同而且趋于正向的叙事框架，让其具备倚靠自己内在资源走出原本无法动弹的困境的可能性。

叙事的重新架构可以分为内容重新框定（content reframing）、意义重新框定（meaning reframing）、视角重新框定（perspective reframing）、时空重新框定（time-spatial reframing）和语境重新框定（context reframing）等几种类型。内容重新框定指的是为生命故事赋予意义，探究生命故事背后的正向意义，改变生命故事意义的定义。语境重新框定是将行为置于适当语境之下，阐明某个行为在一定的语境下具有正向性和积极性，并非一无是处，这一重新构架类型改变的是特点或行为所处的语境。

在梅田俊作的作品《把帽子还给我》里，有一位小男孩因头上有一块伤疤常在学校遭受欺负，成了同龄人的笑柄。为了遮住伤疤，男孩的奶奶织了一顶帽子，却被欺负他的人称作"秃头帽"，扔来扔去。终于有一天，一直默默承受着霸凌的小男孩将内心积攒的怒气撒在了奶奶身上，他生气地踩着帽子，抱怨奶奶织的帽子给他带来了麻烦，这让奶奶感到很伤心。这时，小男孩的爸爸跟他讲了伤疤的故事，原来他头顶的伤疤是小时候奶奶为了避免他被车撞到，选择推开坐在婴儿车里的他而不小心留下的，为此奶奶却被撞到而一只眼睛受伤失明了。

原本男孩认为伤疤是丑陋和懦弱（因伤疤被欺负，却不敢反抗）的象征，但是听了爸爸的故事之后，他实现了对于伤疤这个故事意义框架的再构，伤疤变成了勇气和爱的象征。巧妙的对话方式铺陈出感动人心的故事，也点出克服校园暴力的要素就是"爱"：小主角原本只能默默承受暴力，但在知道原来奶奶为了在一场车祸中保护他，而导致一只眼睛失明，这深厚的亲情让他得到很大的勇气，所以能在随后所遭受的恶作剧中，勇敢地对抗。

学会"创设新的故事空间"对于叙事闭锁者突破闭锁围墙非常重要。在叙事生命健康学语境下，积极主动地创设新的故事空间和中国传统中医学所倡导的"吐故纳新"哲学理念如出一辙。如果一个人处于叙事闭锁状态，即使对他进行药物、手术和化疗等全方位治疗，也很难摆脱医生对他生命的预测。而此时需要叙事的介入，只有将闭锁者的个人故事连接到一个更大、更有意义的故事中，他才能走出叙事闭锁，活出不一样的人生。伟大的先知和哲学家苏格拉底就曾说过：改变人生的秘密在于集中所有精力，构建未来的故事，而非对抗过去的故事（The secret of change is to focus all of your energy，not on fighting the old，but on building the new）。

正如法国神经学与精神病学家鲍赫斯·西吕尼克（Boris Cyrulnik）所说：若要对一个心灵垂死的人伸出援手，通过故事赋予她 / 他生命意义是不可或缺的一项工作。西吕尼克认为，以崭新的角度诠释往事、赋予过去新的意义，是自我疗愈的契机，它能让当事人寻回自爱与爱人的能力，并将创伤逆转为你所独有的礼物，重新叙事化的过程也在引导当事人转换立足点和视点，拉远、也拉高、拉宽看待自己人生故事的视域。

（三）创伤闭锁与叙事关系重构

许多人生中不知为何反复出现的问题，其实是根源于早年的伤痛经验。它改变了我们的思考、感受与表现，影响人际互动方式，成为我们根深蒂固的模式。让我们不断以自我挫败的方式重复过去负面的经验，成为我们的"人生困境"（lifetrap）。我们之所以会不断地重演旧有的剧本——"强迫性重复"（repeating compulsion），抗拒改变，是因为这个剧本虽然让我们感到痛苦，但也是我们觉得熟悉和安全的。与其冒着"未知、可能变好"的风险，不如持续耽溺在已知、痛苦的现状当中。

而文中提到的这些创伤型叙事闭锁者，某种程度上就是活在这种强迫性重复里，很不开心，却又恐惧改变。他们陷于伤痛中，主动放弃体验生命叙事的开放性和各种可能性。要脱离困境，必须先看清过去的伤痛，而叙事赋能可以帮助闭锁者与他人建立人际叙事关系，跳出这种闭锁的创伤循环。通过敞开自己建立与他人的叙事交往，得以有机会从更宽广的脉络理解过往人生事件与经验，从而实现对过往经历的全新诠释和领悟。

麦克·宾德尔（Mike Binder）导演的双线电影叙事作品《从心开始》（*Reign Over Me*，2007）讲述了真诚的陪伴和人际叙事关系的修复对经历丧亲之痛的创伤主体走出叙事闭锁的重要作用。

故事里这两位主角是大学的室友，原本也都是牙科医生。所不同的是，其中一位查理的妻子与三个女儿皆在美国 911 事件中不幸丧生。事件过后，失去家人的查理选择封闭自己，关闭手机，结束了与包括父母兄弟姐妹等亲人、同事和朋友之间的叙事连接，每天沉溺在音乐和电玩中，甚至彻底放弃了牙医工作。查理将自己沉浸在 20 世纪七八十年代的摇滚乐中，他把声音调到最大，用耳机隔绝自己与外界的一切沟通，成了一个彻底的废人。两位室友多年以后在街头相遇时，一个是用音乐隔绝自己与世界的连接的查理，一个是家庭幸福美满，却身在福中不知福的艾伦。

查理在艾伦的陪伴和帮助下，逐渐打开心扉，在反抗、愤怒和抓狂之后，渐渐学会面对妻儿死亡的伤痛，说出自己的悲恸故事。查理在失去妻子之后不断整修厨房，希望可以按照妻子生前的设想，完成她的梦幻厨房心愿。查理不断地自责在最后一次交谈中，自己因太忙而对妻子语气不佳，艾伦则安慰他说，相信你也曾对她说过不少甜言蜜语，不要单因这句话而感到懊悔；最后，走出创伤闭锁的查理主动找到岳父母，对他们说出他这几年来不愿接触妻女照片的感受，与他们修复叙事连接。而艾伦也从聆听和开导查理的过程中了解与家人沟通及表达自己想法的重要性。

很显然查理已经陷入严重的创伤型叙事闭锁状态，不知道自己的生命意义在哪里，更不知道自己活着的理由，生命故事就此停滞不前。这时的查理如果没有得到周围亲友的关注，而是继续闭锁下去，他将很快罹患严重心身疾病。此时的查理需要一个人与他同在，一个与他产生内在的、存在性连接的人。需要叙事的介入和干预，更需要叙事赋能，重新唤醒查理闭锁的内心和灵魂，以重构与他人的叙事连接。而人际叙事关系的重建也使查理不再封闭于沉痛的丧亲故事，恢复断裂的生命进程。

而当老年闭锁者遇上创伤闭锁者又会是什么样的情形呢？在英国作家米歇尔·麦格里安（Michelle Magorian）的文学作品《晚安，汤姆先生》（*Good Night, Mister Tom*）中，60 多岁性情孤僻、脾气暴躁的独居老人汤姆·欧克利（Tom Oakley）是一位典型的老年叙事闭锁者，他自我放逐似地住在小镇最偏僻的一角。然而，他与世隔绝的闭锁生活有一天被打破了。因战争逃难到小镇的小威廉被安排与其同住。11 岁的小威廉是一位创伤叙事闭锁者，他从小在压抑的环境中长大，经常尿床。在一次空袭中，威廉的小妹妹不幸死在他的怀里。

小威廉在汤姆的关怀下逐渐摆脱战争和童年的阴影，逐渐从创伤型叙事闭锁状态中走出来，而年迈的老汤姆也在这一过程中挣脱了老年闭锁的牢笼，走向更加积极的人生。重构与他人叙事连接的过程也会产生重新叙事化的效果，在汤姆和小威廉之间建立亲密人际叙事关系的同时，两者的生命叙事都获得"重新框定"和"重新叙事化"的契机，完成了叙事视角、叙事内容和叙事时空的再框架过程，在相互慰藉中超脱原定的人生境遇，拓展出新的生命叙事旅程。

四、叙事介入赋能闭锁后成长

（一）创伤闭锁后成长的概念

人生在漫长的成长过程中，早期遭遇到的各种逆境和挫折往往不是一次性孤立事件，其影响也不会随着事件的结束而立刻消失，而是会一次又一次地影响年轻人未来的生活。用精神分析学家恩斯特·克里斯（Ernst Kris）的话来说，最普遍的麻烦不是"休克性创伤"（shock trauma），而是"紧张性创伤"（strain trauma），因为它们不断地给孩子的童年以及成年之后的生活带来负担。这也是精神分析家马苏德·汗（Masud

Khan）所称的"累积性创伤"（cumulative trauma），这种创伤会贯穿整个童年，创伤的影响直到成年之后才显现出来。累积性创伤会以慢性应激的形式侵入主体生命，致使主体通过罹患外在的各种疾痛表现出来。

每个主体一生都会经历大大小小不同的伤痛，人都是从伤痛中成长过来的。朱莉娅·塞缪尔（Julia Samuel）在她的《化解悲伤、生命、死亡和幸存的故事》（*Grief works：stories of life，death and surviving*）一书中提到：创伤像是许多揉成一团、丢进垃圾桶的小纸片，而叙事介入就是通过修复这些破碎的小纸片之间"中断的联系"（disrupted connectedness）来治愈创伤，生命叙事介入专家与叙事闭锁者一起仔细检视每一张纸，重新凑对感受和事实，建构出一个清楚、有统整性的故事。引导受创者以全新的视角继续病后的人生。

毫无疑问，每个人在不同人生成长阶段都有可能短暂陷入闭锁，如果长久走不出来，就会变成影响心身健康的负能量，长久以往身心就会滋生各类疾病。但人们只要拥有一定的叙事素养，通过自己叙事赋能或者经由别人的疏导跨越并走出闭锁状态，曾经的苦痛、悲伤和压抑的闭锁人生经历、人生体验和刻骨铭心的人生故事就能成为治愈自己和他人的宝贵财富，这也是实现人生成长的另一篇"启示录"。

对于那些暂时遭遇叙事闭锁困境的人来说，也正因为叙事赋能和叙事调节的积极介入，加之自身叙事素养良好就相对容易使自己逐步从闭锁状态中获得生命的复元力，进而走向更加健康和积极向上的新的人生。我们最大的敌人，不是外在的环境，而是不断重复相同的模式，将自己的人生故事和叙事进程封闭起来，我们需要做的是，积极运用叙事的力量，突破自己，冲破藩篱，走向新生。

生死学家伊丽莎白·库伯勒·罗斯（Elizabeth Kubler-Ross）曾说：我所认识的最美丽的人，是那些经历过磨难，经历过挣扎，经历过失去，最终从深渊中爬出来的人。那些从叙事闭锁中真正走出来的人往往更加懂得珍惜生命，珍视人际间叙事对心身健康的价值，因而，开始过起更美丽的人生。如同我们在意大利威尼斯画派画家洛伦佐·洛托（Lorenzo Lotto，1480—1557）一幅名为《美德与罪恶的寓言》（*Allegory of Virtue and Vice*）画中所看到的这样，一棵小树从损坏的树干中生长出来。

彼得曾说：创伤是生命的事实，但是它不需要是无期徒刑。也就是说，尽管创伤无可避免，我们却无须被囚禁终身。虽然任何痛苦的经历在一开始总会带来极为负面的情绪，让人感到无力，但我们可以借由改变叙事方式、重新诠释，让这些经历最后成为成长的动力。正如著名治疗者琳恩·威尔森（Lynn Wilson）所言：到最后，是两人真诚的对待与连接，让一起经历的一切变得能够理解、充满意义。[1] 事实上，创伤不仅可以获得疗愈，且在适当的引导与支持下，它还具有使心灵结构产生蜕变性

---

[1] 原文是：It is this honest connection between two human beings that，in the end，makes what we endured together understandable and meaningful. 引自 WILSON L I. Prologue in The Flock：The Autobiography of a Multiple Personality [M]. New York：Random House Publishing Group，2017.

（transmuting）内化的作用，可以成为促进心理、社会、内在觉醒与个人成长的最重要力量之一。

（二）医者叙事介入赋能创伤闭锁后成长

我记得一首歌里有这样一句歌词："我心里最柔软的地方，只为陌生人而留。"（The most tender place in my heart is for strangers）医者对于患者而言是"熟悉的陌生人"。之所以说"熟悉"，是因为医者是离患者目前的生命状态最近的人，在生命的至暗时刻，医者与患者走到了一起，在同一空间中频繁相遇；之所以说是"陌生人"，是因为医患之间不是平常意义的亲友关系。医院是一个患者来了又往的空间，医者是闯入患者生命世界里的一个陌生人。

然而，就是这样一种悖论的关系，让医者获得了进入患者内心世界的特权，让患者将其内心最柔软的一面向医者开放。而当医者能够接收到患者发出的深层次信息，医者就成为那个拯救患者于水火之中的贵人。在短篇小说《宣告》中，渡边淳一讲述了医者的叙事介入帮助罹患直肠癌的祁苔院走出叙事闭锁的故事。

> 祁苔院在术后预期只有一年左右的生命，如果船津医生不告知他这个事实，也许祁苔院就一直生活在叙事闭锁状态下直至死去，但是船津医生知道祁苔院是一名艺术家，因而思索再三之后，将这个预期告知了患者。对于一位艺术家而言，创作便是他的生命。虽然一开始祁苔院深受打击，但他并没有因死亡而愤恨消沉，而是仍维持着与亲友的良好叙事关系，在家人的陪伴和医生的鼓励下奇迹发生了，祁苔院走出了疾病的叙事闭锁状态，创作出生命旅程中最后两幅超越自我的画作：一幅是故乡的全景，另一幅是以爱妻为模特的现代派人体画。故事的最后，患者了无遗憾地离开了这个世界。

经由叙事赋能，创伤主体能够实现创伤后成长。创伤后成长，是指人们在自我觉知、生命价值和人际体验这三方面发生的积极变化。叙事就像一种催化剂，它不是一种外力，它通过叙事介入者的思考和专注聆听，理解什么是"阻碍"对方走出闭锁的深层次原因，然后，借此去消灭这些阻碍，让创伤主体能够自觉发生内在改变。在职业叙事素养高的医护人员的帮助下，作为生命主体的我们能让彼此看见各自代表希望的生命之火，并点燃起生命之火，让火花和火花之间产生交叉、碰撞和融合，最终让闭锁者重启生命健康之门，驱散往日的阴霾，使闭锁者早日融入到多姿多彩的现实生活中来，并与身边的家人、亲戚、朋友和同事等建立起亲密的叙事关系，达到心身俱健的最佳生命状态。

结语：积极叙事介入，助力主体创伤后成长

受创后的叙事，重点不在于叙事修补的结果（叙事的结果，可能是一种救赎、可能是一种道德、可能是一种行动，也可能带来混乱），而是在于重新叙事化过程中的反思，构成的是一场关于叙事认同（narrative identity）的艺术之旅。艺术的价值不在于成品的品位，而是做工的创造过程。受创者通过叙事获得重新表达自己的机会，在赋予生命意义的同时也带来宝贵的修复元素。而通过与人互动交流，建立人际叙事关系同样可以累积许多自我修复的元素。也就是说创伤叙事闭锁者可以通过"叙事"改写自我，进而超越自我。

正如西昌尼克所言，生命复元力或自我修复的奥秘就在于叙事，要引导患者走出创伤，医者必须"知其人、知其时、知其脉，因势而利导之"。在生命健康叙事语境下，叙事赋能者首先要具备的是文本细读和专注聆听的职业叙事能力，如此才能快速地"知其人"。叙事素养不高的医者在介入叙事闭锁者的过程中，极容易使自己也陷入进深层焦虑当中，苦苦不能自拔；而叙事素养高的医者则恰恰相反，他们拥有更多的主动权，能够快速运用叙事共同体的构建，判断出闭锁者的创伤、困境和关切点在哪里，并且灵活运用强大的叙事的力量与闭锁者快速建立起信任关系和生命健康叙事关系。

关于创伤叙事闭锁的论述一方面旨在引起学界对于这一现象的关注，另一方面旨在倡导大众形成有利于引导创伤主体走出叙事闭锁状态的健康社会叙事生态。叙事无疑是现代社会中的一种重要力量，生命需要叙事，生命能够叙事，叙事也是生命主体表达自己的方式。打开你的心，与他人建立真实而愿意接纳的连接。生命个体与生俱来有"回复正常功能"的生物倾向，我们大多能够通过触发"自我复元机制"（self-righting mechanism）来面对失落事件或创伤事件的发生。

 创 伤 叙 事 闭 锁 叙 事 阅 读 调 节 书 目 推 荐

素黑. 如山、古树和我. 天津人民出版社，2017.

彼得·莱文. 心理创伤疗愈之道：倾听你身体的信号. 庄晓丹，常邵辰译. 机械工业出版社，2017.

丹娜·罗森布鲁姆，玛莉·贝丝·威廉. 重画生命线，2000.

大卫·里秋. 与过去和好：别让过去创伤变成人际关系的困境（*When the Past is Present: Healing the Emotional Wounds That Sabotage Our Relationships*），2012.

课后思考题 1

请阅读著名小说家欧内斯特·米勒尔·海明威（Ernest Miller Hemingway）的短篇小说《在异乡》（"In Another Country"），结合小说里的故事，讨论对于患者的疾病治疗，身体疾病可能只是冰山一角，患者都各自怀抱着自己的创伤经历，作为医护人员我们如何真正关注患者的全人，为其提供更人性化的疗愈？

《在异乡》主要讲述第一次世界大战期间，一批从前线撤退下来的伤残军人在意大利米兰的一家医院进行机器康复治疗所发生的故事。作者海明威于第一次世界大战结束前参加了美国红十字会，任救护车司机，赴欧洲战地工作。海明威1918年在前线负伤，荣获英雄奖章。

很多评论者从战争的角度分析小说，然而，在叙事医学语境下，我们认为这篇小说谈论的是海明威对身体治疗与全人心身康复两者之间关系的思考。故事设定在萧瑟的晚秋，象征着生命临近终点。故事里的"我"曾是一名足球运动员，现在"我"的腿残了，而一同疗伤的意大利少校战前曾是意大利最优秀的剑术家，在战争中右手受伤变形。少校除了手的残疾外，更遭受了年轻的妻子因急病去世的巨大痛苦。

故事主人公通过描述朋友的遭遇表明了死亡与空虚无处不在，并有着不可抗拒的威力，它影响到故事中的每一个人。医院里，从战场上撤退下来的伤残士兵被要求"坐在理疗机器上进行机器康复治疗"（mechano-therapy treatment）。小说里涉及多段医生、叙述者"我"和少校之间的医患对话，对新医疗技术盲目乐观的医生设法让伤残士兵相信机器康复治疗的效果，而每天按时来治疗的少校其实全然不信，他觉得理疗机器毫无用处，只是一个愚蠢的做法，只是让我们做试验品，去帮着证明一种新机器或者"一种新理论"而已。这在某种意义上，反应的是实验医学阶段的普遍做法。

事实上，故事里的主要人物在战争中遭受的创伤都是个人化（individualized）的，用一台冰冷的机器可能连身体伤痛都治愈不了，就更不用说治疗他们遭受过的个人化的创伤。从这样的视角去阅读这部小说，海明威主要是想要通过《在异乡》这个故事探讨两种疗法：身体疗法，以医生对机器疗法的推崇为特点；全人心身疗愈，但故事里的医院、医生都没有意识到心身全人疗愈的必要性，只有故事里的伤残军人深切地感到身体治疗的无效性，并隐约表现出对心理重建的需求。故事里笃信新技术的医生给患者进行的机器式治疗显然不可能满足患者的心理需求。

课后思考题 ②

麻省大学名誉校长兼医学院名誉院长艾伦·拉泽尔（Aaron Lazare）在《道歉的力量》（On Apology）一书中讲过一个故事，这个故事也让我们想起一部名为《心灵勇者》（The Railway Man）的影片。阅读故事，观看影片，结合临床实践中的一些经验，阐述你对于"创伤在哪里，叙事就在哪里"这句话的解读。并思考：在与患者打交道的过程中，如何通过与患者建立叙事连接，帮助他们走出创伤叙事闭锁。

故事叙述一名"二战"退伍老兵 Eric Lomax，在铁道上邂逅了美丽的女子Patti。他们很快地陷入热恋中，并且结为连理。但婚后不久，Patti 发现 Eric 许多行为很怪异，如常在半夜中惊醒，不时陷入恐惧的歇斯底里幻想等。这让 Patti 感觉自己是和一个陌生人在一起。幸运的是，Patti 没有因此远离 Eric，而是想办法去探究他的生命故事，希望能够帮助他走出困境。她找到了当年和 Eric 同一单位的老兵芬利，才知道原来 Eric 在"二战"结束前，曾短暂成为日军的战俘。Eric遭到日军最残酷的刑囚，这是他创伤的根源所在。

1942 年，日军占领新加坡后，数万英军成为战俘。Eric 和芬利就是其中的战俘，他们被送往泰国，参与一条有"死亡铁路"之称、连接泰国与缅甸的铁路的建造工程。战俘与当地民工在日军监督下，被迫在绵延数百里的崇山峻岭和丛林中徒手修路造桥。虽然，这条全长 417 公里的铁路在 17 个月内完工，但是约 25%的战俘因过度疲劳，营养不良，虐待或如霍乱、疟疾及痢疾等传染病丧生。Eric除了被日军要求协助制造简陋的无线电，也因偷偷收听日本人即将战败的消息，而被日本军官囚禁，饱受凌虐与不人道的对待。这段经历在其内心留下相当大的阴影与创伤，长年来饱受折磨，无法与外人建立正常关系。

在大家的打听下，他们得知，原来当年刑囚 Eric 的那位日本军人尚在人世，就生活在当年奴役他们的地方，芬利希望 Eric 能够以手刃仇人的方式，来摆脱自己长期以来的梦魇，也为所有在战争中饱受折磨的英国老兵报仇雪恨。但是，Eric 妻子更看重的是，通过重回故地，重遇故人，Eric 能够从此放下执念，放弃仇恨，实现生命的解脱。在 Patti 的鼓励下，Eric 亲自到了当年的泰缅边界，也如愿地见到了当年刑囚他的皇军翻译官。原以为复仇机会到了的 Eric 在见到仇人的那一刻，彷徨了。因为眼前所见到的，是一位相当虔诚，对于过往也充满懊悔的一名居士，早已没有了当年的杀戮之气。

于是，在当面发泄过几十年来所累积下的怨恨之后，Eric 毅然决定放下。并且在彼此多次通信之后，两人成为终生的好朋友。

影片《心灵勇者》讲述越战期间，约翰·普拉莫是一名战斗直升机飞行员，在一次轰炸任务中，普拉莫用烧夷弹与炸弹摧毁了一整座越南村庄。隔天报纸刊出一张后来举世闻名的照片——年仅 9 岁的小女孩金福被火焚身、全身赤裸，张大着嘴巴，惊骇莫名地逃离遭烈火吞噬的家园……几年后，普拉莫盯着照片，看见了被烧夷弹烧光了衣服的小女孩，知道那是自己的杰作，他顿时心里难受得像是膝盖遭到了重击。

战后数十年间，普拉莫酗酒成性，经历了两段失败的婚姻，饱受折磨。他最终辞去了国防承包商的工作，转而成为神职人员。可是尽管投身宗教，他仍对那张深印在脑海中的照片耿耿于怀，一想起它就觉得心痛，甚至梦见那张照片，还听见受害者的尖叫声。普拉莫心想，如果小女孩能凝望他的双眸深处，她会明白他为了自己对她造成的伤害，感到多么的痛苦与无比的悔恨。

24 年后，普拉莫终于与金福在华盛顿的越战纪念碑相见，普拉莫不断地向她说："对不起，真的很对不起……"而她轻拍普拉莫的背，告诉他："没关系，我原谅你，原谅你了。"他们那天陪伴彼此，度过了两个小时。"自从那天见过金福，我再也没在睡梦中听见任何声音，再也没有尖叫声，一切复归宁静。"

> 每一个人都有一个故事，不同的是你是让你的故事赋予你能量还是被你的故事所戕害。如果你已经开始注意到这个问题，那么，你正在赋予自己改变人生的能量。[①]
>
> ——著名作家和领导力演说家桑尼·道恩·约翰斯顿（Sunny Dawn Johnston）

第二节 走出职业叙事闭锁：实现工作生活平衡与职业健康

人本身是由多个身份组成，在不同叙事语境下承担不同的身份，比如父子身份、爱人身份、管家身份、作家身份等，但是职业型叙事闭锁者单一地将自己禁锢在职业这一身份之中，将外界对自己职业身份的评价当作一切满足感的来源，否认其他身份的存在，不愿将自己的生命故事向职业之外的生活、亲情、爱情等方面发展。职业闭锁者的座右铭是"我工作，故我在"。"主体—我"在被动的职业身份中逐步客体化，他／她越来越无法主动融入与至亲和爱人的关系中。

[①] 原文是：We all have a story. The difference is：do you use the story to empower yourself? Or do you use your story to keep yourself a victim? The question itself empowers you to change your life。

本节在职业叙事闭锁定义的基础上，区分职业叙事闭锁与尽职尽责的工作者之间的区别，并详细阐述职业型叙事闭锁的分类（原生型和继发型）、特征及其表现，从文学、影片和现实等几个维度展现职业叙事闭锁的相关案例，旨在让更多研究者关注职业型叙事闭锁者，对其进行叙事介入，赋予其在生命叙事进程中融入其他身份的能力，帮助职业闭锁者顺利走出闭锁状态，达到心身健康。经过叙事介入，职业叙事闭锁者得以统整过去的职业经历，反思自己的人生状况，将叙事闭锁经历的回顾和分享转化为主体的能量储藏室，重新修复适应社会关系和不同身份的能力，锻炼出更有韧性的生命力。

一、职业叙事闭锁概念背景与定义

叙事闭锁是生命叙事进程中的一种失常状态，是"生命叙事进程的断裂或停滞"。法国神经学与精神分析学家鲍里斯·西吕尼克（Boris Cyrulnik）提到：生命复元力或自我修复的奥秘就在于叙事。叙事化过程贯穿人的一生，在主体形成对自我、对他人和主体在世界上发挥的作用的理解非常重要，在开放与稳定中保持平衡的叙事化机制是生命复元力的基础。生命叙事本身是一个动态的、不断自我修复的文本，然而，长期处于叙事闭锁状态的主体被一层层枷锁所禁锢，不再体验生命故事的变化和自我的动态成长，也就是说，陷入叙事闭锁的主体会失去对生命故事的流动性和开放性的把握。将自己隔绝在单一职业身份中的"我"，久而久之陷入关系性孤独中，失去感受生活中其他美好事物的能力。[①]

二、职业叙事闭锁的分类及其特点

（一）职业叙事闭锁者与职业心身投入者的区别

职业叙事闭锁者将自己禁锢在职业这个单一身份里，而职业心身投入者或者敬业爱岗者拥抱自己的多元身份，后者不仅履行好职业角色，也注重家庭和其他社会角色责任。生命历程是一个持续且动态发展的过程。人本身是由多个身份组成，在不同叙事语境下承担不同的身份，比如父子身份、爱人身份、管家身份、作家身份等，但是职业型叙事闭锁者只是承认和享受职业身份，否定其他多元身份，职业永远是他/她的绝对优先考虑。缺乏亲密的家庭叙事连接，也无法与自我建立和谐的认同关系，从长久来看，这种状况必然引发"关系性危机"和"存在性危机"。

也就是说，职业叙事闭锁者是一种单一型身份叙事闭锁，被禁锢在单一的身份之中，无法真正体验人生的多元身份。在职业型叙事闭锁中，闭锁主体完全不顾家人

① 杨晓霖，凌志海，耿铭. 职业叙事闭锁及其叙事赋能［J］. 医学与哲学，2021（14）：49-52.

对他缺席生活、缺席家庭的提醒和抱怨，甚至在家庭关系、婚姻关系持续恶化的情况下，仍然没有觉察出危机，不愿意花时间去缓和。夫妻是最小的叙事共同体，亲子是最能让人实现成长的叙事共同体。但这些都被闭锁者所忽略。闭锁者在职场上也扮演一种严肃而不需要投入太多感情的角色，因为，他们大多不会经营同行叙事关系，不屑于深度交流和情感表达。

职业叙事闭锁者不懂亲密关系中叙事连接的意义与价值，面对亲密关系会无助，甚至恐惧，因而将自己"缩"在工作中，筑起一个"厚厚的壳"来将自己跟外界隔离开来。这是一种退缩状态，看上去闭锁者也在与外在世界交往，但事实上，只是"壳"的部分在与外在世界互动，并没有碰触到内在的情感连接。职业闭锁者与敬业者不一样，前者长期忽略工作之外的其他关系而无丝毫愧疚和自责，而后者则会因暂时无法履行家庭职责而愧疚，会主动向家人和朋友表达歉意，在合适的时机进行弥补。也就是说，敬业者只要有时间，仍能全身心投入家庭生活，显示出应对生命中的多元关系的韧性。

职业闭锁者通常用自己的所为（doing）而非自己的所是（being）来衡量自我价值。职业闭锁者之所以沉溺于工作，往往失去了自我。现代著名的佛教僧侣一行禅师曾说："许多人太忙碌，工作太拼、太努力，以至于没有时间生活。工作占据所有的生命。我们沉迷于工作，不仅因为我们需要金钱，更因为我们不知该如何处理内心的痛苦与孤独，所以我们在工作中寻找庇护。"也就是说，闭锁者不一定是想借由将全部精力投入工作来获取更多报酬，而是只懂得通过工作来实现自我，却在工作中失去了自我。闭锁者太看重别人对自己的看法，时时刻刻都在向自己和他人证明自己。

职业叙事闭锁者由于失去了必要的人际叙事连接而将自己陷入潜在的健康危机中，同时，缺乏人与人之间的深度互动也严重影响到闭锁者对人生意义的追求，并影响到他们的家庭和社会责任的承担。因而，职业闭锁与"职业心身投入"（work engagement）完全不一样。职业心身投入是一种能够充满活力、乐于付出和全神贯注地积极投入职业相关活动的状态。他们不会表现为"亲密关系困难"（intimacy difficulty）和"沟通障碍"（impaired communication）等。

（二）职业叙事闭锁者的表现

除工作环境外，叙事闭锁者与其他环境都格格不入。这就是为什么在凯伦·沙勒（Karen Schaler）的《圣诞营地》（*Christmas Camp*，2018）中，任职于波士顿一家著名广告公司的海莉·汉森（Haley Hanson）即使身处节日气氛非常浓厚的霍利峰酒店圣诞冬令营里，她仍无法融入环境，呈现出"人在心不在"的疏离感。海莉在度假中仍然尽可能抵触和拒绝一切可能分散她对工作的专注力的事务。

引用国际著名精神治疗师布莱恩·罗宾逊（Bryan Robinson）的说法，职业叙事闭锁者是在滑雪时想着回去工作，而健康的人则是在工作时想着去滑雪；前者的自我完全被牵制在职业身份中 ①，他们常把工作藏在假期里继续做，就像酒鬼把酒瓶藏起来偷偷喝酒一样；而后者则懂得平衡工作生活之间的关系，在不同身份关系中获得满足感和安全感。叙事闭锁者不分什么时候、什么语境、什么场所都在挂念着工作，甚至在偶然休闲放松时会产生严重的罪恶感。

职业叙事闭锁者一旦处于非工作环境中，就会出现可怕的"存在性空虚"（existential vacuum），只有重回工作环境或工作思维，不断地让自己手头上有事情可做（doable doings），才能让他们短暂地远离焦虑、恐慌和失落，重新获得所谓的安全感。职业闭锁更多关注"所为"（doing），一直处于工作状态，而忽略"存在性"（being），没有静下心来反思自我关系和人际关系，使我们逐渐疏远自己的内心深处，不懂得如何与自己相处，更不懂得去思考一些除了工作之外的事情，终日只知道埋头工作，使自己的人生陷入叙事闭锁状态。

主体的所有注意力都在工作之上，觉察不到自己心身状况发生的变化。因而，职业叙事闭锁是一种很可能造成主体身心伤害的生命失常状态。加拿大一项为期 12 年的研究显示，陷入职业型叙事闭锁状态的人罹患糖尿病的风险更高一些，而女性罹患恶性肿瘤的概率也会升高。此外，俄亥俄州立大学的研究也表明 30 年内每周工作时间超过 60 小时的女性罹患癌症、心脏病、糖尿病和关节炎的可能性是普通女性的 3 倍。这些女性更易出现心律不齐、失眠焦虑、抑郁不安、体重超标、高血压，甚至早逝等健康问题。除了健康问题，还有研究显示，职业叙事闭锁者发生人际关系冲突的概率会增加。

职业叙事闭锁者在成长过程中鲜少体验到鲜活的情感连接给自己带来的幸福感。到了成年期也没有经历过真实的情感连接，没有机会扭转童年时期的内心匮乏状态，因此"情感真空"的状态延续下来了。由于疏离亲情和爱情，叙事闭锁者往往处于内心极度孤寂的状态。他 / 她将时间、精力和情感全部给了工作，在情感上连伴侣的位置都没有留出。正如美国第 19 任卫生署长维维克·穆西（Vivek Murthy）所提出：在情感疏离和孤独中挣扎的人会增加患心脏病、痴呆症抑郁症、焦虑症和睡眠障碍甚至死亡的风险。因而，职业叙事闭锁者长期的存在性孤独导致心身非常脆弱。

许多职业叙事闭锁者在工作达到巅峰期之后，突然陷入健康危机，如果无法及时感受到职业身份闭锁与健康之间的关系，很容易最终罹患绝症。戏剧《心灵病房》（Wit）中的薇薇安·贝尔宁（Vivien Bearing）教授也受职业型叙事闭锁困扰，48 岁罹患卵巢癌晚期。积极想攀登知识殿宇的贝尔宁教授，选择在情感上疏离所有人，包括教师、学生和其他人，一头栽进图书馆里，埋首做学问。当她在学术上拥有了自己开拓出来的一席之地后，病魔却找上她。临近生命尽头之时，薇薇安想起导师曾经告诫她，"生命的真谛，在于走出内心的世界，与人建立和谐的关系"。

从短期来看，职业叙事闭锁者比其他人工作绩效更高。但从长远来看，职业叙事闭锁者由于长期处于叙事闭锁状态而衍生出来的紧张的家庭关系、人际关系和社会关

---

① ROBINSON, BRYAN. Chained to the Desk [M]. New York: New York University Press, 2007: 17.

系，会直接影响到正常的工作状态，由此会比其他人更容易产生出精神和生理上的问题，进而影响到工作绩效；与此同时，工作效能的降低反过来增加职业压力，陷入心身状况进一步变差的恶性循环中。援用《工作致死》（*Working Ourselves to Death*）一书的作者戴安·法瑟尔（Diane Fassel）的说法：一个职业闭锁者会比酗酒者更早死去。

对于职业型叙事闭锁者而言，工作就是生活。他们往往长期处于单身或离婚的孤独状态，即使有婚姻也无法真正融入家庭生活，家庭关系早已名存实亡。职业叙事闭锁者的配偶和孩子大多都受孤独感、孤立感和被遗弃感所困扰。日本新生代小说家三浦紫苑的作品《假如岁月足够长》中的职业闭锁者——事业有成的银行高管有田国政，虽然有妻有女，却因工作而疏离了他们，结果在自己退休之后，不受家人待见，处于孤独状态。而在《最后一首歌》（*The Last Song*）中，陷入职业闭锁的才华洋溢的演奏家史提夫·米勒（Steven Miller）也与妻儿渐行渐远，婚姻以离婚而告终。之后不久，处于情感疏离和孤寂状态的米勒罹患癌症，而且癌细胞已扩散至肺部。

在某种意义上而言，职业闭锁者把鸡蛋全部放在职业这一个篮子里，一旦这个篮子出现问题，一切就无可挽回。2018年底，某地产公司的高管在年终总结和新职务安排会上，中途离开，从高楼跳下，结束了35岁的年轻生命。这位高管多年来叱咤职场，取得了许多人无法企及的业绩，但是她的生命中只有工作，没有生活，与丈夫和孩子疏离，认为自己就是一个为现在的工作而生的人。就在她事业达到巅峰时，本以为自己是众望所归，董事会将委以重任，将其提拔到决策层，但没想到会议上却决定让其管一个在她看来毫无挑战的小项目，这让她感觉被侮辱，也会被别人看轻，选择了当场跳楼。她没有想自己孩子失去母亲会怎样，而是被工作中的一个不顺所打垮，让人唏嘘。

（三）职业叙事闭锁的分类

我们可以根据导致职业闭锁这一后果的叙事生态形成的时间阶段，将其分为原发性和继发性两种类型。原发性职业闭锁形成的根因在于闭锁者赖以成长的原生家庭的叙事生态。正如国际权威心理学家芭芭拉·基林格（Barbara Killinger）所言，某些主体陷入职业闭锁的历程往往从小就开始了，也就是说，原发型闭锁大多来自不健全的家庭或者自幼接受的偏执价值观。《家政女王》中的萨曼莎就是从小浸润在"压力让人成长"的家庭叙事生态中，萨曼莎的弟弟已经在职业闭锁中精神崩溃，但她本人却没有意识到生活状态已经呈现出工作成瘾的病态，也没有意识到她成长过程中的叙事生态出了问题。

假如主体的父亲或母亲其中一人或双双在其未成年时过世或离开，或家庭中缺乏"无条件的爱"，那么，这样的成长环境会导致主体未来陷入职业闭锁的可能性增加。比如电影《爱情限时签证》（*The Proposal*，2009）里的玛格丽特，她从16岁父母双亡起，就一直独立生活，与所有人都保持情感疏离，对家庭生活不抱期望，只懂得全身心投入工作，从中获取精神慰藉。影片里，当职业叙事身份闭锁状态的玛格丽特开始意识到自己与安德鲁的大家庭逐渐变得亲近时，她的内心却感到很不安，担心自己分心，进而影响她对职场的追求。

在《外科风云》这部连续剧中，仁和医院胸外科一把刀陆晨曦医生一开始就是一位职业叙事闭锁者。陆晨曦的爸爸 30 年前在医疗失误（青霉素过敏致死）中成为受害者，陆晨曦因此在幼年就失去了至亲，和妈妈相依为命地生活。这一创伤经历让陆晨曦从小就树立了成为技术精湛的大医生的职业理想，年纪轻轻就已经救治了无数病患、在专业期刊上声誉崇隆。但是，除了行医之外，她似乎从未想做其他事，也做不来其他事。陷入职业闭锁的她自视甚高，对于资质平庸的同仁经常不假辞色，对没有医学常识的患者及其家属缺乏同理心，因此常与同事和患者关系紧张。

继发性职业闭锁更像是基林格所谓的"代偿心态"（compensation）与"升华作用"（sublimation）下展现出来的极端行为。这一行为的产生是由于个人内心的"本我""自我"与"超我"产生冲突且无法顺利调适所造成的，比如个人在情感或其他生活场域中遭受挫败，继而转向加倍投入职场，以工作中取得的绩效获得对自我的肯定。许多职业闭锁者的"工作愉悦感"（work enjoyment）并不一定强，总体而言，更易于产生职业倦怠。"职业过劳"（burnout），顾名思义，就是因工作而感到精疲力竭，热情被燃烧殆尽，剩下的只有被掏空心灵的躯壳。

职业叙事闭锁者背后的空虚感，是一种情感解离造成的结果，感受不到与他人的任何内在连接，最终感到生命的无意义感。而想要改善沉迷于工作这种不良状态，我们只能反向操作，借由重新协助闭锁者修复与他人的叙事连接，引导他们利用不工作的时间来好好统整自己的人生故事、阅读他人的故事，甚至创作自己的故事，那么，闭锁者就能找回自我，找回亲密情感连接，摆脱空虚感，虽然这个过程一开始会让闭锁者受到强烈的不安全感和失控感冲击。但只有这样，职业叙事闭锁者才能打开心扉了解自己，在与家人和同事建立亲密的叙事连接中，顺利走出闭锁。

三、文学影视中的职业型叙事闭锁

（一）职业叙事闭锁者的形象

出自伦敦导演史提夫·卡茨（Steve Cutts）之手的《坠落》（*In the Fall*，2013）讲述一个中年男子在楼上浇花，不小心从楼上掉下来，在撞向地面之前一生的轨迹——从充满希望和期待的多彩成长生活到几十年如一日单调的职场生活——逐一呈现在自己眼前。日历从 1987 年一直到 2011 年在不停翻动，但男子在办公桌前的生活却一成不变，除了头发在变少，胡须在变多，表情越来越沮丧烦躁。我们看不到他除工作之外的任何生活片段，可以说，这位中年男子的最后几十年都陷入了职业型叙事闭锁中。在撞向地面前，男子突然感到释然，因为在回忆中，他发觉只有投入职业之前的那段岁月是值得过的，他已经意识到陷入职业闭锁状态的自己虽生犹死。

黑泽明执导的《生之欲》(*Ikiru*,1952)中的主人公,市政府市民科科长渡边堪治在罹患晚期胃癌之前,是一位职业叙事闭锁者。影片分"生"和"死"两部分,前半部说的是"生",但在那里渡边却如同早已死去,在机关里日复一日毫无热情重复着单调机械的工作,被同事讥讽为如木乃伊般。幸运的是,渡边在罹患癌症之后实现了人生的顿悟。"死"的部分围绕渡边的葬礼展开,通过形形色色的旁人视角,追述渡边在生命最后时光里生活状态的360度转变。而让渡边实现这种转变的是一位向他提出辞职申请的女科员。悟出生命意义的渡边克服了刚被告知绝症时对死亡的恐惧,实现了人生意义的渡边从容地面对了最终的死亡结局。

《长日将尽》(*The Remains of the Day*,1989)是诺贝尔文学奖获得者石黑一雄的一部代表作。故事从管家史蒂文斯的视角展开,回顾自己服务达林顿勋爵30多年的职业生涯。他一生追求卓越,处处以"伟大"管家的标准衡量自己,享受着攀上职业巅峰的成就感。时过境迁,经过了两次世界大战的洗礼,管家的职业随着贵族的没落而日渐式微,只能在回忆中重温昔日的荣光。身为管家的儿子,史蒂文斯从小就立志成为最顶尖的私人总管。他花了大量的心力来诠释顶级管家的"尊严"和"伟大"。在他看来,一个管家的尊严即是一种"无论何时何地都能坚守其职业生命的能力"。

史蒂文斯彻底闭锁在管家的角色里,他的这种极端的做法具有两面性,在职业上登峰造极,让人崇敬;在生活上冷漠无情,让人心寒。女管家肯顿小姐一片痴心,处处主动,史蒂文斯却不为所动,退避三舍。甚至当父亲在自己所管理的大厦里的一个房间里即将去世时,史蒂文斯始终"专业"地活在管家角色里,都没有去承担儿子应尽的义务,到楼上跟临终的父亲道别。管家逃避亲情,逃避爱情,逃避家人,逃避肯顿对他的关心。除了管家职业之外,史蒂文斯对未来和其他生命关系皆无"长远期待"(sense of foreshortened future),他认为自己的将来一眼就能望到头,管家管到底。直到史蒂文斯在年老时回顾自己的人生才意识到当时的自己被闭锁在管家这个叙事身份中。

终身未婚的美国文学家亨利·詹姆斯(Henry James)在某种意义上也处于被作家职业身份所禁锢的叙事闭锁状态。我不同意滕南特等批评家将詹姆斯定为同性恋者的观点,正如大卫·洛奇(David Lodge)所言,那个时代没有哪个男性小说家像詹姆斯那样创作了如此之多的令人难忘的女性人物。詹姆斯不希望自己的艺术生命被女性打扰,问题正是出在他太过于专注自己的作家身份,与史蒂文斯一样,詹姆斯认为与女性发生感情会阻碍自己的职业身份——艺术创作的才思会被身边存在的女性打断,"詹姆斯惧怕的那一刻坚定了他的不与任何女人住在一起的决心"。

(二)职业叙事闭锁者的顿悟契机

事实上,当代虚构叙事高手不仅善于塑造职业叙事闭锁者,而且善于为他们设置一个顿悟的契机,让他们从内而外获得生命叙事的复元力。这个契机可能是职业上的重大挫折或者健康方面的重大危机。

英国著名"大都会叙事天后"苏菲·金索拉（Sophie Kinsella）的《家政女王：一部小说》（*The Undomestic Goddess*：*A Novel*，2006）中的女主人公萨曼莎（Samantha Sweeting）在小说的一开端就表现出职业型叙事闭锁者的许多特征。作为一位在声名卓著的律师行里工作的年轻有为的女律师，萨曼莎没时间看窗外的风景，因为每分钟的时间都很重要——每 3 分钟检查一次电子邮箱，每 6 分钟做一次工作日志，手机 24 小时开机，工作是她生活的全部。

然而，一天萨曼莎突然犯了个错，律师事务所毫不留情面地将她扫地出门。这对职业型叙事闭锁者而言是一个致命的打击，很可能导致她精神崩溃或身体状况突变。不过，作者金索拉对这位笔下的人物非常仁慈，她立刻设置一个叙事进程中的戏剧性转折，让正沉浸于犯错的耻辱和失业的震惊中的萨曼莎误打误撞地踏进一栋豪宅中，被当作来报到的新管家引到主人面前。恍恍惚惚、没有回过神来的萨曼莎从此过起了与之前职业女性迥然不同的家居生活。萨曼莎对家务一窍不通，还闹出不少笑话。

一个职业上的严重疏忽，却成了萨曼莎走出职业叙事闭锁的契机。在承担家务的过程中，萨曼莎逐渐意识到了自己曾经闭锁在单一的职业身份中的不健康状态。在很大程度上，29 岁的萨曼莎遭遇职业危机对她而言是一个人生转机。如果"大都会叙事天后"金索拉不给萨曼莎创设这次职业危机和这次误撞事件，很可能她将一直陷入职业叙事闭锁中直到心身出现严重问题。

兰波·罗威尔（Rainbow Rowell）在小说《重拨时光：再说一遍我愿意》（*Landline*：*A Novel*，2016）以陷入职业叙事闭锁的乔吉为女主角，这位一心扑在编剧事业上的女主角已经陷入与丈夫尼尔的婚姻危机之中，却因忙于工作而完全没有觉察到。直到有一天，原本全家的团圆度假计划因乔吉突然的工作安排被打乱，乔吉独自留下来工作。而小说家在乔吉独处的时候设置了一个通过座机将电话拨向了 15 年前正准备第二天向她求婚的尼尔，通过创设这一跨越时空的叙事策略，作者让乔吉获得了关于爱情、工作和人生关系的全新认识，将她从闭锁的边缘拉了出来。

在 2009 年上映的一部围绕职业闭锁者展开叙事进程的影片《爱情限时签证》（*The Proposal*）中，导演为闭锁者——出版公司的执行总编玛格丽特·塔特（Margaret Tate）设置了一个转折点，就是在她即将升职时，突然发现签证即将过期，面临被驱逐出境，并失去公司高管职位的双重困境。位高权重的玛格丽特冥思苦想，找到与下属安德鲁·帕克斯顿（Andrew Paxton）假结婚以规避遣返的"绝妙"办法。为不引起移民局的怀疑，他们一起飞到安德鲁的老家去给他奶奶祝寿。在温暖的家庭关系的感染下，职业闭锁者玛格丽特走出闭锁，宣布真的与安德鲁订婚。

（三）职业叙事闭锁者的健康危机

职业叙事关系断裂后引发的健康问题在现实生活中很常见，比如许多在重要岗位上扮演举足轻重的角色，曾经历人生辉煌和高光时刻的离退休人员一旦赋闲在家后易在职业叙事关系突然断裂的状态下出现各种身体不适，甚至罹患癌症和老年痴呆等疾病。撒切尔夫人就是一位职业叙事闭锁者，在对自己家庭身份缺失的遗憾中，为弥补曾经的缺失，终日沉迷于各种幻觉中，罹患严重的阿尔茨海默病。

　　在关于英国前首相撒切尔夫人（Margaret Thatcher，1925—2013）的老年生活的影片《铁娘子》（The Iron Lady）中，撒切尔夫人在退休后饱受阿尔茨海默症折磨，脑海里总是回忆起自己执政时的点点滴滴，总是出现已经去世的丈夫丹尼斯·撒切尔（Denis Thatcher，1915—2003）还在身边的幻觉，不时与丈夫展开各种对话。比如，撒切尔夫人偷偷避开护理人员，溜到街上买牛奶，然后回到家为已故的丈夫做早餐；撒切尔夫人一边煮鸡蛋，一边听着丹尼斯喜欢讲的老梗但是却暖心的笑话……

　　当女儿和护理人员发现了撒切尔夫人的不正常行为之后，撒切尔夫人被带去医生那里，被确诊为阿尔茨海默病。医生给她开具了抑制她出现幻觉和治疗阿尔茨海默症的药物，然而，撒切尔夫人却在感受到了药物的强大威力之后，偷偷将药藏起来，继续沉浸在幻觉之中。在医生和外界施加的强大压力下，撒切尔夫人不得不开始定期服用药物。她知道，从此以后，丈夫不再会出现在她身边，将真正永远地死去。撒切尔夫人只好帮丹尼斯收拾好衣物，给他准备好大衣和围巾，穿戴整齐后的丹尼斯拿起行李箱，向她最后道别，撒切尔夫人终于崩溃、泣不成声……

　　撒切尔夫人的老年叙事闭锁状态的根源在于之前没有处理好家庭与事业之间的关系。忙于政务的撒切尔夫人与家人之间出现叙事连接断裂，这种无法弥补的遗憾让她将自己闭锁在过去，无法面对眼前的老年生活。撒切尔夫人的故事给我们警醒，要使自己有更健康、更美好的老年生活，我们在年轻时不能陷入职业叙事闭锁。心里只有工作，没有家庭，在家庭中的叙事身份的缺失将导致严重的老年健康危机，在老年阶段迎来凄惨悲凉的生活。

四、患者职业叙事闭锁与叙事调节

　　从以上多个关于职业叙事闭锁的故事来看，如果真正想帮助他们走出闭锁状态，就必须让他们顿悟出"生命的真谛，在于走出内心的世界，与自我、与家人、与社会建立和谐关系"，"唯有深刻地体验过有爱的生活，才算真正活过"。

　　对于一些闭锁者而言，除非出现某个"契机"——罹患重症或者出现职业危机等，否则外部力量无法有效地进入他/她的生命故事，进而引发生命进程的改变。因而，对于大多数叙事闭锁者而言，早期的叙事干预非常重要。职业叙事闭锁者在健康方面出现的重大危机往往是对闭锁者的一种警告，警告这种生命状态需要引起我们的重视，只有主动改变，才能走出因为闭锁而带来的健康问题。然而，大多数患者并没有意识到这一点，因而，医者对其进行叙事调节，帮助其实现人生的重大转变，是治愈其疾病的重要一环。

托尔斯泰笔下的伊万·伊里奇在某种意义上也是一位职业闭锁者。他在法官这一职业中享受中掌控一切的至高权力。尽管从财富、名声、家族、社会各方面综合考虑的婚姻被他当作人生最满意、最正确的选择，却在婚后逃避与妻儿之间的关系，让疏离的关系不断恶化。伊里奇事业一度受挫，身处被众人遗弃的孤独和难以忍受的忧郁之中无法自拔，但一旦擢升的喜讯传来，他就忘却这一切。直到他莫名其妙地罹患重症，他才开始反思自己的人生。

在现实生活中，职业叙事闭锁者很难意识到自己处于叙事闭锁状态，因而很难自己走出叙事闭锁状态。他们不可能像前文提到的虚构叙事小说家故事里的主人公那样，在巧妙的情节中顿悟，然后走出闭锁。因而，具有叙事介入能力的生命健康管理者就可以担负起积极引导职业叙事闭锁者走出困境的职责来。通过面对面与叙事闭锁者沟通和交流，引导他们有针对性地阅读相关叙事作品，让闭锁者代入并沉浸于职业闭锁人物的故事空间中，感同身受，可以有效帮助他们走出漩涡。

南方医科大学顺德医院生命健康叙事分享中心近年接触多例职业型叙事闭锁患者。其中一位53岁患者早年留学澳大利亚，曾在澳大利亚与伙伴组建乐队并走遍澳大利亚。他每日沉浸在音乐世界中，想到的只是鲜花和掌声。年轻时经历过一段婚姻，最终不欢而散。此后，他认为婚姻只会限制音乐事业发展和个人自由。他对父母也毫无责任感，一直没有孩子，认为孩子是累赘。音乐家除音乐之外，没有其他社交，终日不修边幅，甚至睡觉必须怀抱乐器，以求安眠。

他因母亲病危不得不回国，机缘巧合来到生命健康叙事中心。音乐家提到自己近年来越来越恐惧死亡，也担心自己长期失眠焦虑，肠胃失调，很可能会突然间猝死。我们通过与音乐家几次推心置腹的交流与深度沟通，并推荐其阅读《长日将尽》和《最后一首歌》等叙事作品，生命健康叙事专家试着鼓励音乐家自己解读作品里面的精华部分，音乐家也逐渐意识到自己正处于职业叙事闭锁状态。中心工作人员与音乐家经过一段时间的阅读分享和反思交流后，音乐家逐渐从叙事闭锁状态中走出来，心身状态已有明显改善，生活也开始步入正轨。

结语：激发职场活力，赋能职业可持续发展

社会心理学家杰奎琳·奥尔兹（Jacqueline Olds）与理查德·施瓦茨（Richard Schwartz）在合著的《孤独的美国人：二十一世纪的漂泊》（*The Lonely American*：

Drifting Apart in the Twenty-first Century，2009）一书中，把以牺牲人际关系为代价更多地参与生产活动，称为"忙碌崇拜"（busy worship）。人际关系是人性得到健康发展的必要因素，因而，"忙碌崇拜"是离人性越来越远的一种趋势。

近年来网络通信技术的发达更加模糊了工作与其他生活领域的界线，职业闭锁者越来越多。可以说，职业叙事闭锁已经成为"21 世纪穿着最美丽外衣、看起来最体面的"（the best dressed problem of the twenty first century）、杀伤力最强的职场传染病，因为它已严重威胁闭锁者的生命健康。类似全身心投入工作的某知名房地产公司女高管因工作原因跳楼等类似事件不少见。如果我们在健康管理、生命教育和疾病治疗中不重视对这一类特殊人群的关爱和引导，更多闭锁者将重蹈覆辙。

"叙事"和"叙事复元力"是现代社会中的一种重要力量，一种无形资源和巨大资本。生命需要叙事，生命能够叙事，生命叙事是生命表达自己的一种特有方式。叙事医学的推广能够逐渐让职场管理者和全社会意识到每一位员工的职业叙事素养和生命健康叙事素养对企事业单位长久健康发展的重要意义，倡导各维度职场叙事连接的建立，在有条件的单位设立叙事分享中心，营造更加健康和谐的职场叙事生态，让人在充分发挥自己的才智投入事业发展的同时，实现自我和家庭的平安幸福。

延伸阅读推荐

克里斯托夫·安德烈. 幸福的艺术. 司徒双，完永祥，司徒完满译. 生活·读书·新知三联书店，2008.

李开复. 向死而生：我修的死亡学分. 中信出版社，2015.

张立人. 在工作中自我疗愈，2015.

吉姆·洛尔. 人生，要活对故事（*The Power of Story：Change Your Story,Change Your Destiny*），2009.

课后思考题 1

观看《实习医生格蕾》（*Grey's Anatomy*），未请过假的工作狂、女强人 Dr. 贝莉差点死于心脏病发作，终于认识到生活的意义，不止有工作，还有生活。那就是和自己爱的人，做自己想做的事。珍惜生命，明天和意外永远不知道哪个先来。

课后思考题2

观看由外科医生爱德华·罗森伯姆（Edward E. Rosenbaum）的自传《自尝苦头：当医生成为病人》(*A Taste of My Own Medicine：When the Doctor Is the Patient*，1988）改编的电影《再生之旅》(*The Doctor*，1991），阐述医生成为患者之后，在职业身份认知方面的变化，谈谈你对扮演患者这一教学方式的看法。

影片中，心脏外科医生杰克·麦克奇（Jack McKee）是一位相当成功、手术技术精湛的外科医师。突然有一天，麦克奇医生被告知罹患喉癌。尽管他吃了很多药，去了很多医院，看了很多医生，但病情并没有得到有效的控制。他开始像一个普通病人一样接受治疗，而此时原来熟悉的医院、医生都开始变得陌生。

在他四处投医的过程中，在经历了医生到病人的身份转变之后，他才开始对医生这一职业进行反思，作为一个医生，他并没有尽到自己的责任。因为，他发现，医生要做的并不只是外科手术和对症下药。他发现，作为一个任命运摆布的患者是何等的焦虑、恐惧与绝望，而医院里的一切，冰冷的医生和冷漠的护士，莫名其妙的治疗，让人焦虑的等待都在加速这种绝望。

幸运的是，麦克奇医生在手术之后痊愈了。顿悟的麦克奇医生不再是一个傲慢的外科医生，而是一个懂得换位思考，对生命怀有敬畏之心的治愈者。麦克奇医生开始要求每一个参与他的培训计划的住院医生扮演72小时病人，穿着病号服，吃病号餐，去接受医学实验和治疗，通过这种经历来更好地理解病人。

第六章 叙事闭锁与生命健康

　　年老并不只是衰老。它是成长，它不只是你年复一年离死越近的消极面，年老也是你了解到你将要死亡的积极面，而你因此更懂得好好过活。①

——《相约星期二》（*Tuesdays with Morrie*）

第一节 预防老年叙事闭锁：增强社会叙事连接与促进健康老化

　　进入 21 世纪后，人口结构老化已成为人类面临的最大挑战之一。作为多学科交叉的研究领域，老年学已成为一门显学。老年学过去总体以"生物学"和"社会学"为主要研究范式。人的老化是现代科学和人文学科必须共同面对的复杂问题。人们总是倾向于将老人视为"他者"，而非未来的自己。我们常说对于老年人而言，影响其健康状态的主要疾病有癌症、心血管疾病、糖尿病等。然而，事实上，老年叙事闭锁也是让年长者无法健康老化的重要因素。仿效本杰明·富兰克林的话来说，处于叙事闭锁中的年长者在 50 岁已经死去，只是到 80 岁才埋葬。他们在生物性存在的终止前已经丧失了自己在社会文化方面的身份，闭锁状态下的社会性死亡与身体性死亡之间间隔可长达几年甚至更长时间。

　　老年阶段会经历三种断裂危机，分别是职业生涯断裂、社会生活断裂和家庭生活断裂。这是造成老年人心身状况不稳定的重要原因。本节从老年学研究与实践的去医学化作为出发点，在马克·弗里曼（Mark Freeman）提出的叙事闭锁（narrative foreclosure，NF）概念基础上，对文学作品和临床现实中的典型老年型叙事闭锁者进行

---

① 原文是：Aging is not just decay, you know. It's growth. It's more than the negative that you're going to die, its also the positive that you understand you're going to die, and that you live a better life because of it。

分析，阐述其特征及表现，旨在让更多研究者关注老年叙事闭锁现象，了解叙事介入的重要意义。高龄者在故事分享中获得叙事反思力和叙事复元力，在自我的叙事资本得到认可的语境下，被赋予叙事智慧和生命意义。在健康积极的老年叙事生态中，老年人不容易陷入叙事闭锁，更容易超越老化，实现道生。

一、老年叙事闭锁的定义与类型

（一）老年学研究中叙事闭锁概念的提出

叙事闭锁这一概念由心理学家弗里曼于 2000 年提出，常被用于叙事老年学的研究和实践当中。弗里曼认为叙事闭锁是生命故事被提前判决，进入终结或者缺乏生命力的状态，是一种认定自己的人生不可能再有意义的宣判。弗里曼也将老年人的叙事闭锁状态称作"预先脚本的终结"。叙事闭锁者在终结感影响下，出现想象力枯竭和阐释危机，生命还未真正终结，但是故事结局已被设定。

弗里曼描述了四种叙事闭锁类型，一是"死胡同型"，个体非常清楚自己的人生将如何结束，没有其他出乎意料的方向可预期，这种终结感形构了他们的当前状态；二是"极限目标型"，主体感觉过去已倾尽全力，不再有新的目标；三是"追悔莫及型"，将过去发生的遗憾事件认定为不可改变和不可原谅的经历，造成现在无法重来的人生状况；四是"撞向至暗型"，对存在现状的极端绝望导致个体不可避免地走向终端时，感到人生故事无改变可能。

其他不同国家学者对老年闭锁都有各自的论述。俄罗斯文学家盖里·默森（Gary Morson）提到的"生命叙事的尾声阶段"与弗里曼的叙事闭锁概念接近。如果用一本书作为隐喻的话，"叙事闭锁"指的就是一个人不再处于自己人生故事的书写过程之中，他认定自己的人生故事已经不可能有任何更新，人生之书不会再有新篇章，也缩手缩脚不愿意再去感受、重写和编辑前面的章节。也就是说，老年闭锁者放弃了主动书写自己人生故事的主动权，闭锁者的内化叙事不再体验为一个有丰富意义等待着的"开放式文本"，而是被体验为一个"已经收尾的作品"。

（二）年老和衰老两个概念的区别

很多人往往将年老（aging）与衰老（senescence）视为同义词，然而，事实上，两者在语义上有明显差异。前者侧重主体心理层面的衰老过程，而后者则偏向生理方面的衰微过程。依据字义差异可知，所谓"老化"过程不单指生理外貌的改变，也涉及心理状况的变化历程。"老化"并不代表"老朽"。年长者的创造力不会因为年龄而衰减，相反，他们的人生经历和故事是一种资本，代表着成熟的智慧。然而，生老病死的医学化趋势使人对衰老产生极大的心理恐惧和抵抗。过度医学化对于老年人而言是一种"超认知和吓唬人的文化"（a culture of hypercognitive and frightened people）①。

卡夫卡说，青年是幸福的，因为他们能看到美。这种能力一旦失去，毫无慰藉的老年就开始了，衰落和不幸就开始了。谁能保持发现美的能力，谁就不会变老。20世纪的伟大的企业家亨利·福特（Henry Ford）也说，不管你是 20 岁还是 80 岁，只要停止学习就说明你已经老了。一直学习的人一定与周围世界有丰富的连接，这种思想保持年轻的状态可永葆我们一直年轻，这是生命中最重要的事情。从这些论断来看，老年的界定与年龄无关，而与我们对这个世界的好奇心、我们的学习能力、适应世界发展的能力和发现美的能力有关。

老，无法以生理或年龄界定，而是一种无以名之的畏怯退缩僵固气质，更直白地说，心态"朽化"，整日长吁短叹，似乎待时而归，这种"哀莫大于心死"的意志弱化现象，才是长者实现健康老化的最大阻碍。《黄帝内经·素问》中言："余闻上古之人，春秋皆度百岁，而动作不衰。"老子也提到，对于老人而言……"不以人事累意，淡然无为，神气自满，以为长生不死之药"。先秦杂家也都认为，人基本能活到100～200 岁之间，这是人生命的自然寿限，但是能够健康地活到这个岁数的重要前提是保持生命的活力。身体机能的老化并不意味着生命进程的停滞，创造力和成长力的障碍不是年龄，而是思维的活跃度和心理的年轻态。但是，大多数老年人到了 50 岁之后就容易用年龄框限自己，提前进入成长力的停滞状态。

厘清年长和衰老的区别后，我们可将主体生命视为包括外在生命和内在生命的双层结构。健康老人的脑部循环和代谢与年轻人的差别并不大，因而，老年人学习新事物和实现新成长的能力并不受到影响。因此，虽然外在生命在衰老过程中不断弱化，内在生命却可以持续更新成长。老年阶段正是主体聚焦于内在生命更新成长的阶段。通过回想过去生命中的事件与情感，重新以现在当下的角度去诠释自己，老年人可以实现内在生命意义的赋值与超越。当叙事遇上老年人，这个议题的焦点在于如何表达生命故事，协助老年人理解生命本质并展现生命力量。

（三）"中国叙事老年学"中的"老年叙事闭锁"概念

习近平总书记：大力弘扬孝亲敬老传统美德，发挥好老年人积极作用，让老年人共享改革发展成果，安享幸福晚年。中国叙事医学的重要分支学科叙事老年学与这种理念相契合，我们强调充分认可老年叙事资本，通过积极营造代际叙事空间，使老年人的叙事智慧得到认可和传承，帮助老年人超越老化，实现"道生"。最好的敬老行动，就是专注聆听老人讲故事，予以存在性陪伴和关系性回应。中国叙事医学理念认为，只有关注长者的叙事连接状况，了解其是否陷入某种叙事闭锁状态，才能更好地帮助来到医院求助的长者提升生命健康叙事素养，进而提升他们的生命质量。

---

① GULLETT，M M．Agewise：Fighting the New Ageism in America［M］．Chicago：University of Chicago Press，2011：179.

老年型叙事闭锁是指老年生命叙事者自认为已进入"生命叙事的尾声阶段"或人生戏剧帷幕落下的阶段，所有重要的人生事件已经发生，不再期待有新的叙事进程出现，即使有一些变化也只是之前的叙事进程旁枝末节的衍生。对于老年叙事闭锁者而言，他们生命叙事的开放性完全让位给叙事的稳定性，使后者占据着绝对地位。从这句话中，我们注意到的是，老年型叙事闭锁者并非生命进程真的停滞，真的不再有活力和意义，而是自我设定处于这个状态，这种设定影响了他/她对人生意义的阐释。叙事闭锁直接导致构成人类存在意义的基础出现断裂。①

叙事老年学（narrative gerontology）的概念是在 20 世纪末期的叙事转向大潮中被提出来的②，它建立在"人生如故事，故事如人生"这一根喻（root metaphors）之上③，我们也可将其视为叙事医学的一个分支。不同于文学老年学，生命健康叙事语境下的叙事老年学利用包括文学叙事在内的不同类型的叙事来探讨老年人的生存状况，研究如何通过叙事介入来预防老年人陷入叙事闭锁状态或对老年叙事闭锁者进行叙事赋能，帮助其走出闭锁，从而提升老年人的生命质量。

叙事老年学学者认为，主体在老化过程如果能够在生命健康叙事实践者的引导下充分利用熟龄者和年长者的"叙事资本"（narrative capital 或称作 biographical capital）④，积极建构有意义的、实现人生统整的故事，就能帮助老年人成功、健康老化，提升老年人的生命质量⑤。叙事介入的途径包括经典老年文学叙事阅读与分享和老年人人生故事分享等，但核心都是强调叙事对年长者身心健康的重要性，通过阅读和讲述故事重新审视、发掘人生的意义，走出叙事闭锁。

老化是生命自然的过程，有如日升月落，四季交替。老化的过程中，"失"与"落"是必然的规则。老化是我们无可逃避的心身挑战。现行医疗体系把焦点放于治疗疾病之上，忽略年长者生命意义的统整和他们说故事的"叙事驱策"，这常常导致一种被动的老年叙事闭锁。例如，罹患重症的老人在医院住院期间，尤其是 ICU 重症监护室中，被科技仪器与医护专业人员所环绕，却丧失了人际交往与对话的途径，无人诉说、难以被聆听。然而，人在健康上的需求不只是避免生理疾病，也需要叙事自我认同。通过"写故事"或"说故事"，人可以统整自我，这是每个人的需求。

---

① 杨晓霖，易雅琴，凌志海. 老年型叙事闭锁及其叙事赋能［J］. 医学与哲学，2021（20）：51-55.

② GILLEARD C，HIGGS P. Older people as users and consumers of healthcare：a third age rhetoric for a fourth age reality？［J］. Ageing & Society，1998，18（2）：233-248.

③ MEDEIROS K D. Narrative gerontology：Countering the master narratives of aging［J］. Narrative Works，2016：6（1），63-81.

④ SARBIN T R. Narrative psychology：The storied nature of human conduct［M］. New York，NY：Praeger Publishers，1986.

⑤ 老年人的叙事资本还包括其经历了各种困苦艰难、绝望煎熬的各种事件之后，通过再述转变成蕴含个人力量、自主性、可能性、智慧的生命故事。

叙事医学倡导者认为，只要能借由叙事发掘年长者的内在资源，充分发挥长者的叙事智慧，建立人际和代际叙事连接，就可以帮助长者重新取得他们对自己生命的主导权（agency），摆脱叙事闭锁带来的危害。医者的叙事介入能够为老人生命故事的开放性创造可能，用"积极生长"（generativity）对抗老年阶段的"停滞不前"（stagnation），用"进步叙事"（progress narrative）替代"衰退叙事"（decline narrative）。因此，在大健康语境的人文观下，医疗体系应以"叙事取向"重新定义老年生命健康护理，将技术治疗（cure）提升到人文关爱（care）这一更高层面上来，助力老年人开创第三人生。

二、陷入老年叙事闭锁的三主因

造成老年叙事闭锁的共同原因是人际叙事关系的断裂。关系的和谐是健康的一部分。关系的层面极为辽阔，大到天人关系、地人关系，小到自我关系、人际关系、家庭关系，都在关系的范畴之中。关系可以圆融、和谐，也可能破碎、疏离。本节主要探讨三种容易陷入老年叙事闭锁的情况，一是中青年阶段的事业成功者，二是被动的人际叙事断裂者，三是童年或成年阶段遭受过严重的创伤者。叙事医学倡导老年阶段的叙事统整，觉察和分析自己与周围各种关系和连接的状况，以宽容和接纳的心态促成不同维度关系的恢复，唯有如此，才有机会走出老年叙事闭锁。

（一）事业成功者在老年阶段易陷叙事闭锁

退休不是结束，是另一个开始。但是对于无法顺利实现职场角色身份转变，没有提前做好退休第三人生规划的人而言，退休就是身体和精神迅速退化的开始。沉溺在过去的成功与辉煌中的年长者也容易成为老年叙事闭锁者。英国维多利亚时代著名诗人阿尔弗雷德·丁尼生（Alfredlord Tennyson）的《尤利西斯》续写了尤利西斯回到伊萨卡岛后的故事。

> 这首诗以卸甲归田后、垂垂老矣的尤利西斯作为叙事者，道出老年叙事闭锁的真实状态——"生命就此终结，任凭蒙尘生锈"。诗歌里，尤利西斯在短暂三年里陷入老年叙事闭锁状态，老迈不安，整天抱怨，无所事事，坐吃等死。但睿智的尤利西斯很快就对这种状态进行反思和自我调整，意识到颓废虚度的日子和行尸走肉并无区别。尤利西斯主动摆脱闭锁，召集并带领与他一样两鬓白发的一众老者重新出发，"去斗争，去求索，去发现，不屈服"。

在伊丽莎白·毕晓普（Elizabeth Bishop）晚年创作的《罗宾逊·克鲁索在英格兰》中，荒岛余生的克鲁索回到英格兰后也陷入了老年叙事闭锁。

克鲁索回到文明世界生活一段时间之后，发出感慨："……我老了。也很无聊，喝着真实的茶，周围是无趣的废物。"回到文明世界的克鲁索仍活在记忆中，遥想当年壮举。诗里的"这把刀"是克鲁索曾经辉煌的岛上经历的象征，它"曾经有如一座十字架，散发着丰富的意涵"，而现在却被搁置在架子上，毫无用武之地。精神意义上的克鲁索和那把闲置的刀一样，早已死去。克鲁索没有及时走出昔日荣光，没能在新的身份中获得意义，意义世界慢慢萎缩，陷入叙事闭锁之中。

一些陷入老年叙事闭锁的长者会选择自杀结束自己已经停滞不前的生命状态。在1982 年的诺贝尔文学奖获得者、南美洲著名的小说家加夫列尔·加西亚·马尔克斯（Gabriel García Márquez）的小说《霍乱时期的爱情》一书中，从军队退役回来的儿童摄影师就是一个老年叙事闭锁者。

摄影师常与主角乌尔比诺医生下棋，也是医生的好友。但摄影师在自己 60 岁之前在浴缸里结束了自己的生命，医生悲痛不绝。这个角色在故事开头就去世了，他是以一种不愿老去的心态结束自己的生命，或者说，他的一生已经足够精彩，而他已经觉得自己过完了大多数人的一生，甚至包括他们的老年时期。也许这位果敢的退役军人早已发现自己未衰先老，提前走完以后的路，所以才选择安详地在睡梦中用燃烧的氰化物结束自己的生命。

马尔克斯笔下的退役军人兼儿童摄影师是一个典型的例子，文学作品中还有不少类似的例子，证明事业有成者或过早实现了自己人生目标的人容易陷入叙事闭锁。

普利策奖得主安娜·昆德兰（Anna Quindlen）的《一个人的面包屑生活》（*Still Life with Bread Crumbs*）的女主角丽贝卡是一位过气的纽约著名女摄影师。丽贝卡的世界曾经无比璀璨，眼下却似等待陨落的寂寞流星般黯淡。过往的辉煌就像琥珀一般将她困住，让她无法前行，与周遭环境"脱线"，无法适应老年之后的生活。而幸运的是，一个人的面包屑生活令她重新走出闭锁，开启成长模式，开启生命新的篇章，在开放的生命叙事中获得启悟。

开放自己，去与不同年龄、不同阶层的人建立广泛的人际叙事连接是走出叙事闭锁的根本做法。

（二）人际叙事连接断裂的长者易陷老年叙事闭锁

"20 世纪美国最著名的小说家"杜鲁门·卡波特（Truman Capote）的小说《米里亚姆》（*Miriam*）讲述陷入老年叙事闭锁的 61 岁独居老妇人米勒太太的故事：

老妇人生活在一种"既害怕死，又害怕活"的状态，家里"没有半点生气，只是一片死寂，像个殡仪馆"，"从来没有人敲过她家的门，听到敲门声，一定是有人敲错门"。陷入闭锁中的米勒夫人完全失去人际关系连接，活动范围很少超过拐角的杂货店，却经常出现幻听和幻视。"Miriam"这个名字既象征着主人公虽生犹死的状态，又寓意着她内心对生命和活力的渴望，这种深层次的矛盾也是幻觉产生的源头。小说讲述老妇人看见一位跟她同名的女孩不停地闯进她生活的故事。

黎巴嫩裔小说家拉比·阿拉米丁（Rabih Alameddine）的《无足轻重的女人》中的第一人称叙事者——72岁的萨利赫也是"老年叙事闭锁者"。离异的萨利赫独自程式化地生活在四壁环书的贝鲁特公寓里，生活几十年不变，陪伴她的唯有书籍。事实上，"杀"了萨利赫的正是提早老去的心理状态。汉字的"老"里就有一把匕首，如果没有管理好老年阶段心身健康，这把匕首很可能就把我们给杀了。老去的现实让萨利赫不再期待顿悟和成长。她处于家庭和社会叙事断裂状态。

芬兰资深记者、作家明娜·林格伦（Minna Lindgren）的老年文学叙事作品《三个祖母和一个死厨师》（*Three Grandmothers and a Dead Cook*）讲述了三位90多岁的寡妇在暮光之林养老院被剥夺身份，每天被懒惰而缺乏老人照护经验的护士所包围，过着隔绝生活的故事。对于这些老人来讲，他们只能在护工的照料下存活，倘若护工并不能尽心护理，老人就像在动物园里的动物，离原本所在的人群越来越远，就同死亡没有什么区别。

（三）童年或成人创伤导致老年叙事闭锁

叙事调节能力是坚韧人生的拐杖，有了这根人生智慧之杖的护佑，人可以登上永恒之旅。对于具备良好的叙事调节能力的主体而言，童年或成年阶段遭受严重的创伤事件，也不一定会使自己陷入老年叙事闭锁，反而，可能变成抵御老年叙事闭锁的智慧与能量。我们会将自己的生命故事统整为一个充满希望和可能性的开放式生命叙事进程，一切都在进程中，还没有定论和结局。当进入老年阶段的人能够持有这样的生命认知与智慧态度，就能避免陷入闭锁。

"中华民国第一外交官"顾维钧（1888—1985）在退休后，短暂陷入过老年叙事闭锁。其中一部分原因在于外交官职业非常忙碌，突然放松下来的不适应，但更重要的原因在于青年时期丧妻、退休前后离婚的创伤经历。顾维钧的第二任妻子唐宝玥是中华民国首任国务总理唐绍仪的女儿，唐宝玥不幸在1918年代替丈夫到费城出席外交会议，感染当时肆虐欧美的西班牙流感，在美国病逝，留下一双稚龄儿女，儿子顾德昌才2岁，女儿顾菊珍出生才几个月，令顾维钧十分悲痛。

　　丧妻之后的顾维钧陷入创伤叙事闭锁，从此变得非常严肃，不苟言笑。顾维钧通过工具性哀伤调节（详见《医者叙事能力与职业发展》一书中的相关内容），将所有哀伤隐藏在忙碌的工作背后，忽略了与之后的第三任妻子（黄蕙兰）和儿女之间的叙事连接。在某种程度上因创伤陷入职业叙事闭锁中的顾维钧心中只有工作，经常冷落妻子，两人逐渐貌合神离。这样的家庭叙事生态非常不利于成员的健康，因而在顾维钧退休之后，陷入了健康危机。

幸运的是，退休的顾维钧结识了58岁刚刚退休的严幼韵（1905—2017），而严幼韵是具有非常好的生命健康叙事素养和自我叙事调节能力的人。她对自己退休后的生活有积极乐观的规划。她的这种老年认知和生命态度让其不但能够健康老化，还将其叙事照护能量传递给了古稀之年的丈夫顾维钧。严幼韵与丈夫之间建立了亲密的叙事连接，同时鼓励他回顾往事，统整生命叙事进程，修复与家人之间的关系。从此，顾维钧走出叙事闭锁，在她的悉心照料下活到了98岁。顾维钧的儿子说，严幼韵让他的父亲多活了20年。

事实上，结识顾维钧之前，严幼韵是一位命运多舛的女性。她是复旦大学创办以来招收的第一批女生，去世时享年112岁。有人问她的长寿秘诀，她的回答是：不纠结往事，永远朝前看。严幼韵的第一任丈夫是中国驻马尼拉领事馆总领事杨光泩。杨光泩早年时不幸遇害身亡，牺牲时也仅42岁，而严幼韵才37岁。但她并没有因此而意志消沉，她认为："事情本来有可能变得更糟，但我一生都生活在幸运中。"她没有怨天尤人，也没有纠结往事，而是坦然直面事实，很快她就走出了阴影，独立挑起了生活的重担。

除了失去第一任丈夫之外，严幼韵还早早失去了自己的女儿，亲人的离去带来的悲伤自然是沉重的，但严幼韵不会一直沉浸在这种悲伤中，永远向前看，替他们好好活下去。严幼韵的世界里没有什么是过不去的，过去的都不应该纠结。严幼韵说："我所经历的一切，都是长寿的老师。"严幼韵还在近百岁高龄战胜癌症之后，口述自传《一百零九个春天：我的故事》出版。可以说，严幼韵自己达到了"超越老年"和"道生"的境界，同时，也运用自己的叙事智慧和生命能量，指引自己的家人极大地提升了生命质量。

严幼韵的叙事素养和生命智慧让笔者想起了另一则故事。

在一个偏僻的山村里，住着一位老奶奶。在她26岁的时候，丈夫外出做生意，却一去不返。是死在了乱枪之下，还是病死在外，还是像有人传说的那样被人在外面招了养老女婿，都不得而知。当时，她唯一的儿子只有5岁。在丈夫不见踪影几年以后，村里人都劝她改嫁。然而，她没有同意。她说，丈夫生死不明，也许在远方做了大生意，没准哪一天就回来了。她被这个念头支撑着，带着儿子顽强地生活，把家里打理得井井有条。她想，假如丈夫发了大财回来，不能让他觉得家里窝囊寒碜。

就这样过去了十几年，在她儿子 17 岁的那一年，一支部队从村里经过，她的儿子跟部队走了。儿子说，他到外面去寻找父亲。不料儿子走后又是音信全无。有人告诉她，儿子在一次战役中死了，她不信。她认为，儿子不仅没有死，还做了军官，等打完仗，天下太平了，就会衣锦还乡。她还想，也许儿子已经娶了媳妇，给她生了孙子，回来后一家人就团圆了。尽管儿子依然杳无音信，但这个想象给了她无穷的希望。她是一个小脚女人，不能下田种地，她就做起刺绣的小生意，勤奋地奔走四乡，积累钱财。她告诉人们，她要挣些钱把房子翻新，等丈夫和儿子回来住。

有一年她得了大病，医生已经判了她死刑，但她最后竟奇迹般地活了过来。她说，她不能死，她死了，儿子回来到哪里找家呢？这位老人一直在这个村里健康地生活着，已经满百岁了。她天天算着，她的儿子生了孙子，她的孙子也该生孩子了。这样想着的时候，她那布满皱褶的沧桑的脸，即刻变成像绣花一样绚烂多彩的花朵。一个人即使身处绝境，只要心中有希望，一样可以创造生命的奇迹。

应该说，这位老人在年轻阶段和中年阶段分别失去了自己的丈夫和儿子，但是却没有因此陷入创伤叙事闭锁，正是因为这样一种用开放式叙事态度看待自己未来人生的态度让这位老妪没有陷入老年叙事闭锁，终日过唉声叹气、悲观绝望的生活。可以说，她是一位掌握了人生智慧的长者，正如法国著名作家亚历山大·大仲马（Alexandre Dumas）所言，"人类所有的智慧可以归结为两个词——等待和希望"。在叙事医学语境下，可以说，人类所有的智慧可以归结为创设充满希望的故事空间，耐心等待，一切皆有可能。

中国电影、话剧、电视剧演员秦怡（1922—2022）的故事告诉我们，曾经的创伤也可以变成生命的智慧。

秦怡是中国百年电影史的见证者和耕耘者，曾被已故总理周恩来形容为"中国最美丽的女性"，被奥斯卡影后菲·丹娜惠（Faye Dunaway）誉为"最具有鲜明东方风格和中国民族气派的典型女性"。在 20 世纪 40 年代的上海舞台和银幕上，秦怡与张瑞芳、白杨、舒绣文并称为"四大花旦"，跟这几位同行比较，秦怡寿命最长，艺术生命也最长，在年逾 90 的高龄，她不但出演多部影视作品，还自编自演自筹资金拍电影，亲自登上海拔数千米的青藏高原拍摄了《青海湖畔》。2019 年 9 月，秦怡分别获"最美奋斗者"个人称号和"人民艺术家"国家荣誉称号。

然而，秦怡在生命中所承受的担子、所经历的磨难也是最重、最深的。她的一生相当坎坷，"文革"期间遭受批斗和劳动改造，首任丈夫酗酒家暴、背叛感情，二任丈夫也因酗酒导致的严重胃出血而卧病不起 21 年，独自照顾患有自闭症和精神分裂的儿子 43 年。秦怡一生患过脂肪瘤、甲状腺瘤，摘除了胆囊，还得了肠癌、腔梗，动过七次手术，所有这些，她都扛了下来，依然活出丰满人生，活出美丽。2008 年，秦怡为四川地震灾区捐出毕生积蓄。秦怡对亲人不离不弃的照顾事迹也被传媒披露，感动了很多人，2010 年 6 月，秦怡被评选为"十大感动母亲"，获得"母亲真情杯"奖。

除了秦怡之外，许多遭受过创伤的人都能发挥自己的自我叙事调节能力度过危机，实现尽享天年、寿终正寝的终极目标。

三、老年型叙事闭锁与叙事赋能

（一）长者叙事智慧的积累

《礼记·曲礼上》中曰："老者不以筋力为礼。"老年人随着年龄的增长，体力必定变弱，但老年人运用人生智慧对社会所做出的贡献不亚于年轻人通过体力做出的贡献。德国作家和哲学家鲁道夫·阿恩海姆（Rudolf Arnheim，1904—2007）在《论人生与艺术的晚期风格》（*On the Late Style of Life and Art*）中言，人会随着年龄的增长而变得愈来愈智慧。罗马哲学家、演说家马尔库斯·图利乌斯·西塞罗（Marcus Tullius Cicero）问：据说，米洛（Milo）进入奥林匹亚竞技场时能够背起一头牛。如果现在让你选择，你愿意选择拥有如此体力的米洛，还是选择作为智者的毕达哥拉斯（Pythagoras）呢？

在生命健康叙事语境下，研究者认为主体在老化过程如果能够在生命健康叙事实践者的引导下充分利用年长者的"叙事资本"（narrative capital），积极建构有意义的、实现人生统整的故事，就能帮助老年人成功、健康老化，提升老年人的生命质量。叙事介入的途径包括经典老年文学叙事阅读与分享和老年人人生故事分享等，但核心都是强调叙事对老年人人生意义建构的重要价值以及叙事调节对年长者身心健康的重要作用，通过引导老者在故事分享中重新审视、反思和重新阐释自我和他人的人生故事，发掘人生意义，走出叙事闭锁。

只要拥有正确的痛苦哲学和自我叙事调节能力，年轻时的病痛和苦难可以化作老年阶段抵御老年叙事闭锁的良药。

中国营养学的奠基人、中国生物化学的开拓者，活到 110 岁的郑集（1900—2010）从小身体孱弱，多次与病魔抗争：1916 年患上肺结核；1961—1963 年三次剖腹手术，住院近一年半；1997 年失血 1 000 多毫升，住院 80 天；2001 年他摔断髋骨；2004 年，因胃病住院 4 个多月。然而，这些疾痛经历并没有框限郑集的命运，在疾病经历中，主动思考人生意义和死亡话题的郑集更加意识到生命有限，要让自己活出精彩来。

每次谈及生与死的关系时，郑老都会用他写的《生死辩》来回答，诗中写道：

有生即有死，生死自然律。彭古八百秋，蜉蝣仅朝夕。寿夭虽各殊，其死则为一。造物巧安排，人无能为力。勿求长生草，世无不死药。只应慎保健，摄生戒偏激。欲寡神自舒，心宽体常适。劳逸应适度，尤宜慎饮食。小病早求医，大病少焦急。来之即安之，自强应勿息。皈依自然律，天年当可必。莫道朝霞美，更爱夕阳红。

进入老年阶段前的疾痛经历丰富了郑集老先生的叙事智慧，更懂得在老年阶段多做自我叙事调节，最终得以尽享天年。

老，无法以生理或年龄界定，而是一种无以名之的畏怯退缩僵固气质，更直白地说，心态"朽化"，整日长吁短叹，似乎待时而归，这种"哀莫大于心死"的意志弱化现象，实是健康大忌。清代养生家曹庭栋为养神法增进新意。他在《老老恒言》中说："心不可无所用，非必如槁木，如死灰，方为养生之道。"在年轻时就懂得积累自己的叙事资本，运用自己的叙事智慧的主体，到了老年阶段就会懂得随着年龄增长所获得的丰富阅历的重要意义，不至于被年龄限定，如同"槁木死灰"般苟且生存，而是借由叙事智慧留下自己的声音和痕迹，正如《道德经》所言："死而不亡者：寿！"

寻求意义是人类最基本的行为，每个人可以从阅读自己和他人的生命故事里获取意义与智慧。说故事并非仅是日常行事，而是创造自身的过程；没有故事就没有自我。透过故事，我们才能找到人生意义，了解凡事皆有可能。尤其许多原本隐而未见的智慧非借由故事讲述而不能传世，而叙事是获得这些智慧的唯一途径。瑞士哲学家亨利·阿密尔（Henri Amiel）说：知道怎么在变老中成长是智慧的杰作，也是生命这门伟大艺术中最困难的章节。叙事老年学正是帮助老年人在生命转折点上构建自我认同，理解人生智慧，实现生命意义的重要工具。

（二）叙事赋能提升长者生命末期质量

叙事闭锁是一种生命失常状态，也是生命意义的危机状态。老年阶段会经历职业生涯、社会生活和家庭生活等三种断裂危机。这是造成老年人心身状况不稳定的重要原因，也是导致老年叙事闭锁的主要因素。职业叙事闭锁者以及年轻时经历太多辉煌的人最易陷入老年叙事闭锁。前文提到的"奥德修斯"和"鲁宾逊·克鲁索"都是在老年阶段沉迷于对国王辉煌的回忆中的叙事闭锁者。他们退休了，但没有提前规划好自己的老年生活，"退休"对他们来说意味着"孤独开了门"。角色的丧失致使主体陷入叙事断裂，在断裂处将自己闭锁起来。

瑞典作家弗雷德里克·巴克曼（Fredrik Backman）的《一个叫欧维的男人决定去死》讲述一个老年男性走出叙事闭锁的故事：

> 故事的主角欧维因幼年丧母、少年丧父在年轻时已陷入创伤叙事闭锁。但是，幸运的是，欧维遇见乐观的索尼娅，并成功求婚。妻子的出现帮助欧维走出人生黑

暗期。只是好景不长，妻子遭遇车祸，下肢瘫痪，还失去腹中胎儿，又给欧维带来严重创伤，从此形成孤僻冷漠、刻板计较、不近人情的性格。除了妻子和工作，欧维几乎没有任何人际叙事关系。进入老年阶段的欧维，遭遇妻子罹患癌症去世，工作了43年的公司将他辞退，这一切使欧维陷入严重的叙事闭锁之中。

　　陷入这种闭锁之中的欧维对未来不再抱有期待，更不相信自己一个人可以继续幸福生活下去，因而，认定自杀是唯一的解脱方式，但都以失败告终。在欧维每次的死亡过程中，与生命中最重要的亲密关系故事就会浮现在脑海里。每一次自杀被意外打断之后，欧维逐渐与邻居构建起人际叙事关系，生命故事在这一过程中增添了新的篇章。一开始，欧维不允许任何人提起妻子，担心每说一些关于妻子的事，他就会丢掉一些美好记忆。但随着心扉不断打开，他发现分享故事让他重新认识了自己的人生，也重新构建了社会关系。虽然最终因突发心脏病去世，但这时的欧维已经走出叙事闭锁，在安宁祥和的氛围中离开。与自杀相比，这已是一种善终。

　　失去亲人、年老体衰、无人为伴、无业赋闲的欧维感觉生命在"加速撞向至暗"。他尝试各种自杀方式。根据爱米尔·涂尔干（Emile Durkheim）的自杀分类，欧维的自杀行为属于失调性自杀。失调性自杀指个人与社会固有的关系被破坏。欧维的一生围绕两个中心生活，一个是妻子，另一个是工作，当二者彻底从生命中消失，欧维与社会的叙事关系也随之断裂。公司辞退他之前，曾提议为他报名培训课程让他有机会换一种工作，但欧维毫不犹豫地拒绝了。这是一种欧维式职业闭锁。他已闭锁在同一工作中没有变化地生活了43年，他拒绝改变，拒绝一切关系上的不确定性。

　　像欧维这样的自杀者往往无法真正融入家庭、职场和社会，与周围人的叙事连接薄弱，无法让自己归属于任何一个叙事共同体。在拉丁文中，"活着"（inter hominem esse）的字面意思是"身处人群"，而"死亡"（inter hominem esse desinere）则是"不再身处人群"，亦即社会性死亡。社会学死亡或叙事闭锁都以"叙事萎缩"或"叙事失落"为重要特征。叙事萎缩和失落是老化过程中不可避免的一部分。对于普通人而言，人际叙事（inter-narrative）具有"日常性"，也就是说，像饮食一样必不可少。然而，一些自我闭锁者却因为不能每天进行人际叙事这一日常行为而导致自己成为行尸走肉，最终选择自杀。

　　欧维的叙事失落涉及个人、人际与社会三个层面，是职业生涯、社会生活以及家庭生活三重断裂的共同作用。我们可以看到，陷于叙事闭锁的老年人多数失去故事叙述能力和社会交往能力，这使得他们彻底被自我或他人物化，陷入"非人"境地。《米里亚姆》和《无足轻重的女人》中的独居老人多年不与他人建立人际间联系，而关于自我的智慧只存于"人际叙事网络"中。故事的讲述与再述是个人与社会建立多维人际叙事网络的重要途径。然而，老年阶段的三种断裂危机不断造成老年人"人际叙事网络"的断裂。

在变老的过程中，随着职业人际叙事关系的中断，随着自己熟悉亲近的人逐渐离世，能与自己展开人际叙事的人越来越少，"人际叙事网络"越来越弱，叙事生活越来越被动，不断退化。对于家庭主妇而言，管理家务、照顾家人既是职业也是个人生活中心，因此，与其他行业从业者相比，家庭主妇的"公共自我"和"个人自我"是合二为一的，这同时也意味着她们的叙事人际关系相较更为狭窄。那么，在儿女成人离开身边后，个人兴趣匮乏的家庭妇女很容易经历严重的生活重心失衡、叙事关系急剧压缩，她们的家庭生活因儿女的缺席变得沉闷压抑，从而很容易陷入老年叙事闭锁。

叙事对改变年长者的生活具有重大意义。诚然，老化的过程本身就是一种叙事，这种叙事不是一成不变的，而是不断受到主体的生理机能、生活经历和社会因素影响发生变化。我们都处在自己故事的中段，当新的生命事件发生，故事情节就在不断修正。艾略特认为能够给陷入叙事闭锁状态的"小老头"带去希望的是象征生命复活力的雨。小老头让一个孩子读书，通过书中的故事唤起自己的回忆和联想。在某种意义上而言，暗示故事对叙事闭锁者而言就像雨水之于干旱。

欧维之所以罹患心脏疾病与其叙事闭锁状态直接相关。一项刊载于《心脏》（*Heart*）学术期刊上的研究成果显示，人际叙事连接断裂，长期无人与其展开叙事交流，罹患心脏病和中风这两种疾病的概率会提升约30%。研究重申了人际叙事互动对于健康生活的重要性。从18万余名成人身上所采集的数据来看，人际孤独或社会隔离提升心脏病与心绞痛的风险高达29%，脑中风的概率提高32%。其他多项研究结果也显示，人际叙事失连和社会性隔离与已患有冠心病或中风的个体预后较差有关。

在欧维的故事中，他本来不开放的人生故事在妻子去世后，陷入绝对停滞中。欧维背负着过去沉重的枷锁，宁愿闭上心灵的大门，对周围的邻居展示心理戒备姿态，不让他们靠近。而一系列偶然事件和新的叙事连接的出现将欧维尘封的内心重新开启。每一个生命主体都可能在生命进程中失去最亲密的叙事连接，如果我们不再去增加新的叙事连接，我们的生命进程就从此停滞。正如一句歌词所言："内心最柔软的地方，只为陌生人而留。"[①] 与陌生人创设新的叙事连接往往能够起到激活生命力的作用。

欧维的故事也给照护老年人的医者一个非常好的启示。在医院或养老机构，我们要充分给予老年患者认识新人的机会。这些新的叙事连接能够让老年人敞开心扉，能够创造改变他在熟悉的家人、邻里关系所设定的固化形象的机会。在某种程度上，对于来到医院接受治疗的老年人而言，医护人员也是这样一种新的连接对象。作为叙事介入者，医者需要做的最重要的工作就是为说故事的长者建构畅所欲言的"智慧环境"，通过多聆听老人讲故事并予以回应，体会人生（尤其是老年）的诗性美。

（三）叙事赋能老年叙事闭锁者重获人生活力

中国生命哲学与传统医学认为：每一个人出生在这个世界上，如果不是出生有严重缺陷或遇到重大灾难和意外，都能尽享天年，活到100岁到120岁之间。《灵枢·天

---

① 原文是：The most tender place in my heart is for strangers。

年》说："人之寿百岁而死。"《素问》："余闻上古之人，春秋皆度百岁，而动作不衰。"大哲学家王充提出："百岁之寿，盖人年之正数也。犹物至秋而死，物命之正期也。"晋代著名养生家嵇康认为，"上寿"可达120岁，"古今所同"。但是，大多数人没能活到这个岁数，最重要的原因在于其缺乏生命健康叙事素养和自我叙事调节能力，容易陷入叙事闭锁状态。

养老机构和医院中，许多受疾病困扰的老人都处于老年叙事闭锁状态。变老的过程是一个逐渐失去叙事身份的过程。苏格兰数字健康与医疗研究所首席执行官乔治·克罗克斯（George Crooks）说："人们有时会幻想或者疑心自己有病（这种疑虑很可能真的转化为身体症状），作为他们去看病的理由。他们实际上没有根本的身体问题，只是需要人际叙事关系而已。"医者除了要医治他们的身体疾病之外，最重要的是与老年患者建立人际叙事连接，通过专注聆听其人生故事，修复与家人和亲友的亲密叙事连接，协助其找回生命的复元力，重启"第三人生"，提升生命质量。

印度电影《老爸102岁》中，75岁的儿子巴布显然是一位老年叙事闭锁者。

> 巴布的人生态度和生活状况与老父亲达特利形成强烈反差。巴布未老先衰，尽显老态。虽然没病，但每周都要去看医生，除了医生，基本不跟人主动交流；家里收藏着早该丢弃的许多旧物件，却一件也不舍得丢。而阳光乐观的父亲每天都过得鲜活精彩，与年轻人之间建立良好的叙事连接。达特利立志打破118岁中国老人的长寿纪录。
>
> 达特利爷爷认为，比自己年轻30岁的儿子，已经钻进一个"正在等死、却又怕死的死胡同里"，而人变老的第一个特征，就是开始在旧事物里寻找安全感，不愿意做任何新的尝试。为了不受活得很"丧"的儿子的影响，达特利决定做世界上第一个送儿子进养老院的老子。不愿去养老院的巴布只得和父亲达成协定，一步步完成人生"改造"。

巴布在失去妻子的亲密叙事连接之后，不再与其他人建立新的叙事连接。从"写情书"到"放弃看医生"，从"剪掉破旧的地毯"到"讨论眼角膜捐献"，再到"故地重游"，在父亲一步步的引导下，巴布通过回顾自己的人生故事，走出中年丧妻的创伤故事，通过直面死亡话题，思考了人生的意义，在故地重游中，重新找回了旧时的纯真与活力，逐步断开了"生命锁链"的束缚，从此人生增添新的篇章，实现了老年阶段的成长。

从叙事老年学角度来看，达特利在改造过程中承担了生命叙事专家的角色，通过帮助儿子回顾和展望人生故事，使其不再沉溺于过往、实现了对闭锁状态的儿子的叙事赋能。在故事的最后，达特利爷爷拿出一份医生诊断报告，原来达特利爷爷已经罹患脑癌末期。达特利爷爷之所以一步步提出"协定"，给巴布出一堆难题，并不是为了追求自己的长寿梦想，也不是真的要把儿子赶到养老院，而是要用生命最后的几个月，通过这些任务的安排，帮助巴布找回自己，走出老年叙事闭锁，走出固化的思维。

（四）叙事赋能叙事连接突然断裂的长者走出疾病状态

美国退休人员协会研究发现：长期处于人际叙事连接断裂的状态，对老年人健康极其具有危害性，严重程度可能不下于每天抽 15 支香烟。各种研究证明，人际叙事断裂导致老年人疾病和死亡风险升高。我们发现，在长者群体中，有两种截然不同的人际叙事断裂——一种是被动的叙事断裂（缺乏朋友和共同体），另一种是主动的叙事断裂（拒绝朋友和共同体）。2013 年，《纽约时报》断言，死于薄弱社会联系（因此自杀）的美国人已多于丧生于车祸的美国人。俄勒冈健康与科学大学（Oregon Health and Science University）2004—2010 年追踪 11 000 名成年人发现，通电话、发短信、微信和邮件对降低忧郁风险毫无作用，只有面对面的叙事性交流才能降低疾病风险。

全国首家生命健康叙事中心自成立以来一直致力于帮助老年叙事闭锁者修复和重建人际叙事关系，提升生命质量。叙事中心通过帮助一位 60 多岁的阿叔修复叙事连接，使其免受慢性心血管问题困扰。

> 医护人员通过与阿叔沟通，并认真仔细聆听阿叔患病前后的经历和故事后了解到：阿叔身体一直特别强壮，但是阿叔却生病了，觉得无法面对日常生活。原来阿叔的生活一直很美满，小时候作为家里最小也是唯一的男孩，有八个姐姐关心照顾。长大后，娶了贤惠能干的妻子，两人感情深厚，孩子也培养得很优秀，在外地工作。然而，妻子罹患重疾去世后，阿叔最亲密的家庭叙事关系突然断裂，阿叔心身平衡被急速打破，陷入闭锁状态。
>
> 叙事中心工作人员为化解阿叔因人际叙事关系断裂造成的健康问题主动联系上阿叔的姐姐们和外地工作的孩子，并告知他们帮助阿叔的最好方式是让阿叔有机会修复断裂的叙事关系，并嘱托阿叔身边的人多一点倾听和回应阿叔的人生故事。最后阿叔与姐姐们在一起有丰富的生活节目安排，在逐渐恢复社会和家庭人际叙事关系之后，阿叔的血压和心率也恢复了正常。阿叔正是借助亲朋好友的亲密叙事连接走出困境，成功走出闭锁，恢复健康状态。

医疗机构往往注重老年人疾病治疗的科学面向，而养老机构比较重视居住环境和硬件设备建设，两者都容易忽视长者的人际叙事连接需求。如果医者和养老院工作人员缺乏叙事素养，很难满足长者"人生第八阶"的"生命叙事统整"的需求，最终导致长者陷入老年叙事闭锁状态，生命质量降低，对长者心身健康极为不利。对于老年人来讲，最完美的疗愈结果并非毫无意义地延长寿命，而是能够在家人耐心陪伴下，细细回顾一生的风景，明白此生存在的意义，理解生命所教导的智慧。

四、叙事介入恢复长者生命元力

（一）老年叙事闭锁与叙事统整

叙事闭锁者的解锁是一个个体化的过程，一把钥匙开一把锁。一个生命主体的生命叙事是其他人"理解这个生命个体的钥匙"。叙事介入能够帮助老年闭锁者在故事的讲述中获得叙事赋能，实现主体的终极成长。叙事赋能的途径主要包括两个方面：一是推介年长者阅读经典的老年文学叙事作品，对抗主流叙事中让年长者陷入闭锁的消极叙事；二是引导年长者在个人（撰写日记等）、人际（家庭和社区故事分享）和社会文化层面（出版回忆录等）讲述自己的故事。透过成为这三个层面的叙事者，还原年长者的叙事能力，接受老年化事实，肯定年老的自我仍然可以继续成长。

丹麦哲学家索伦·奥贝·齐克果（Sören Aabye Kierkegaard）说，生活只能向前，但借由回顾生活才能被理解。生命必须回顾和反思，才能达到"反思之后对生命的大彻大悟"（reflective tranquility）。当年长者在生命叙事回顾的基础上"重构"新的生命故事时（这里的新故事也包括过去的老故事在讲述和聆听的互动过程中所赋予的新意义），他/她也就内化成为自己故事的"读者"。因而，在生命叙事专家和叙事老年学家指导下的再述和再写作是对叙事自我"再次形塑整合"（refiguration）的过程，是一种螺旋式（spiral）向上的健康进化过程。在老者的生命叙事回顾过程中，小的片段式故事逐渐连缀成"引发反思的大叙事"。

老年是最佳的叙事时机，老年人是拥有雄厚叙事资本的最佳叙事者。如果在这一阶段无人聆听和回应他们的人生故事，生命得不到统合，陷入孤独与恐惧中，就不可能实现健康老化。根据世界卫生组织的定义，"健康老化"是发展和维护老年福祉的过程，复元力在达成健康老化目标中扮演关键角色，而生命复元力的奥秘就在于叙事。叙事赋能不仅能够帮助老者健康老化、成功老化、活跃老化，更能帮助老者实现超越式老化（transcendence aging）。叙事老年学可以帮助闭锁者在真正到达人生终点前活出更精彩的人生。也就是说，无论是处在老年阶段还是处在临终阶段，主体仍然有可能会实现成长。

一个成功的生命叙事回顾可以帮助老人针对自己的生命历程完成人生意义的统整。而统整的过程需要系统化的指引、主体和相关叙事资源的连接和沟通。当年长者在生命叙事基础上"重构"新的生命故事时（这里的新故事也包括过去的老故事在讲述和聆听的互动过程中所赋予的新意义），他/她也就内化成为自己故事的"读者"，因而，在生命叙事专家指导下的再述和再写作是对叙事自我的再次形塑（refiguration）过程，是一种螺旋式向上的健康进化过程。在这一过程中，小的片段式的故事逐渐连缀成"大的引发反思的叙事"。

也就是说，老年语境中的叙事介入包括加强关于老化和老年叙事闭锁的叙事教育，创建老年叙事阅读书目，开展健康老化叙事作品的阅读和分享，帮助老年人重建健康的人际叙事关系。除了老年人之间的日常叙事关系之外，促进老年人和年轻一代之间的相互支持与陪伴，展开积极的"代际间叙事关系构建"也非常重要。叙事介入的核心是强调自我叙事和人际叙事对长者身心健康的重要性，通过引导老人阅读他人的生命故事，讲述自己的生命故事，重新审视、发掘人生的意义，进而创设良好的老年叙事生态。

（二）代际叙事连接与长者叙事智慧

俗话常说："凡事要好，须问三老。"《礼记》："遂设三老五更，群老之席位焉。""三老"由年龄在 50 岁以上的德高望重者担任，"五更"指年老致仕而有经验的老者。《乐记》："食三老五更于大学，所以教诸侯之弟也。"意为在太学里宴请"三老五更"，用以教导诸侯实行悌道。在中国古代，长者可以充分利用其人生阅历和叙事智慧为家庭、为地区、为国家做贡献，继续发挥余热，获得人生意义。日本著名哲学家池田大作特别提出，老年人的智慧和经历是不可估量的财富源泉。意识到并尊重老年人对社会做出的贡献对于任何社会的长久繁荣都是十分必要的。

在一个老年叙事生态良好的国家耆老乡贤能够得到充分的尊重。《礼记·王制》中也提到："五十杖于家，六十杖于乡，七十杖于国，八十杖于朝。"我们可以理解为，70 岁的老者可以拄杖在整个国家上下走动，指点议论国事，利用自己常年积累的智慧为强国兴邦做出贡献。《国语·晋语》中言："国家有大事，必顺于典刑，而咨访于耆老，而后行之。"《吕氏春秋·先识览·去宥》也提到："人之老也，形益衰，而智益盛。"意思是，人到了老年时，身体越来越衰弱，但是智慧却越来越丰富，这也就是所谓的"耆老乡贤"和"耆宿大贤"。

年迈虽然带来心智和身体上的挑战，但在情感和社交方面有着更丰富的知识。老龄化社会和大健康背景下，为了更合理地运用长者智慧，社会学家提出了"代际连接"（Inter-generational Solidarity）这一概念，特指不同的世代之间的社会依附关系。在叙事医学语境下，要真正建立代际间的亲密、互助的连接，首先必须创设良好的代际叙事氛围和空间。否则，长者和年轻人永远在两个平行时空里，过着相互隔绝的生活，不容易产生生活交集。长者叙事分享中心和叙事长凳的设置，就是从物理空间上促进代际融合，营造良好的代际叙事生态的举措。

为了激励更多长者走出闭锁，与年轻人增加互动，许多影片以代际叙事改变长者和青年两代人的人生为主题。《心灵访客》（*Finding Forrester*，2000）就是这样一部影片。

主人公威廉·弗雷斯特（William Forrester）是一位 20 年足不出户、几乎不与任何人建立叙事连接的老作家。另一位主角是从小在贫民窟长大却热爱篮球的男孩贾马尔·华莱士（Jamal Wallace），原本毫无关联的两人因为一次偶然的恶作剧事件有了交集。随着两人的深入交往，威廉觉察到贾马尔潜藏的写作天赋，贾马尔也在闯入威廉的世界之后，发现威廉是在亲人因事故去世之后陷入严重的创伤叙事闭锁而选择长期将自己封闭起来。

威廉因为一部小说而年少成名，却在早早失去父母和兄弟等最重要的人际连接之后，将自己封存在亲手搭建的堡垒中，每日看鸟、读书、画地为牢，让自己成为一个闹市里的孤魂。但是来自单亲家庭的贾马尔的出现让威廉意识到，他的人生不应该就此停顿，他不能闭锁在过去的伤痛中，而是应该继续写作，不只是为了自我表达，还为了像贾马尔一样的年轻后辈，为他们身上持续跳动的生命的可能性。贾马尔在威廉的生活中的出现和存在重新提醒了威廉——自己的生命叙事进程并没有完结。

陌生人之间的叙事连接就这样带来双方意想不到的转变契机。二者之间人际叙事关系的建立不仅为这位黑人男孩找到未来人生的方向，而且打破作家自我闭锁的状态，拯救了这个沉溺于过往丧亲伤痛的绝望灵魂。两个生命主体的叙事交互连接也为各自的人生旅程创设了全新的可能。当长者无法从同龄人那里获得更多的认同，不妨转向年轻人。这是一个年轻人和老年人互相救赎的故事，对于倡导"跨代间叙事关系构建，促进老年人健康老化"的老年学学者而言，是一部值得借鉴的典型作品。

英国哲学家阿弗烈·诺夫·怀特海（Aifred North Whitehead）曾言，大学存在的理由就是在老年人的智慧和年轻人的热情之间建一座桥梁。对于作为学生的年轻人而言，作为教师的长者融合自己人生故事和智慧的授课比单纯的知识传授要更有价值。长者的叙事资本和叙事智慧会随着他们的离去而灰飞烟灭，我们要及时地将隐含他们的智慧的故事分享出来、记忆在心、流传下去。

老年人的生命故事值得被聆听、被回应、被认可和被接纳。《中庸》谓："夫孝道，善继其志，述其事。"通俗一点讲，所谓的孝道，就是要善于继承老人的志向，引导老年人讲述自己的人生故事并帮助老人完成他们未竟的事业。同时，社会应认可老年人的失落感，通过构建人际叙事关系，给予老年人表达失落和悲伤的渠道，不至于陷入"悲伤剥夺"状态。健康的老年叙事生态也能为老年叙事者营造一种畅所欲言的"智慧环境"，通过多聆听老人讲述生命故事并予以及时回应，体会"年老者一生诗性的美"（the poetic aging）。

（二）老年叙事生态与长者第三人生的开启

"老年叙事生态"指的是一个国家在某个时期关于老年人这个话题的叙事思维的总和。老龄化社会使长者日常健康管理和照护面临巨大挑战，而老年人生命质量能否提升直接与老年叙事生态和长者人际叙事连接是否亲密相关联。为改善老年叙事生态，培养养老行业人才的叙事意识，南方医科大学拓展"叙事老年学"研究，指导成立全国多家长者健康叙事分享中心。这些叙事中心充分利用老年叙事资本，将许多人眼中的"负资产"转化成"宝藏"，通过积极营造代际叙事空间，使老年人的叙事智慧得到认可和传承，帮助老年人超越老化。

2020 年的一项最新研究显示，无论是西方还是东方，社会对老年人的年龄歧视现象普遍存在。新冠疫情暴发之后，全球关于老年人面对疾病和死亡的脆弱性叙事不断被讲述。在一切以物质贡献为标杆的社会里，"老年人不再有用，成为社会的负担，社会发展的阻滞因素"这样的言论四处传播，对老年人的歧视无处不在。在这样的叙事生态里，老年人被严重边缘化，被排除在社群之外，人际叙事出现断裂危机，逐步陷入老年叙事闭锁。反之，在一个老年人的叙事智慧被认可、故事被分享的叙事生态里，老年人的叙事资本就能被年轻一代充分挖掘并传承下去，转化成极大的社会效益。

一些老年歧视者（ageist）以故事（文学叙事、新闻叙事等）为媒介将"衰老等同于依赖""衰老等于死亡""老年人是社会的负担"等错误认知传播到大众中，这对形成健康和谐的老年叙事生态不利。一些具有"固定思维模式"（fixed mindset）的老人很容易陷入这种对他们超越老化不利的叙事生态中，限制了"成长思维模式"（growth mindset）的发展。在这种不良叙事生态中，大众不自觉地倾向于根据年纪来形塑关于老年人的污名和刻板印象，助长对老年人的偏见与歧视。

但在消退老年在大众心中的消极寓意前，必须清楚哪一些叙事取向在影响健康的老年叙事生态的构建。首先，20 世纪的医学将"年老"视为一种"必须防范的疾病"，而不是生命向前演进的正常状态。老年人在其社会叙事生态中，被刻画成一个高度同质化群体：每月领取退休金，服用各种慢性病药物，占据医院病床和急诊室，大量耗费医疗、药物与社会资源。关于老年话题的不良社会叙事生态与关于老人疾病化的医院叙事生态联手强化了老年群体的疾病化和药物依赖的形象。在现代医学与医疗资本视域下，老年人的体能退化和疾病状态被无限扩大。

科学的日益进步已经把人类自然衰老和自然死亡变成了医学可以干预的项目或者目标。人们不再把衰老和死亡看成一种自然的结局和人生的必经阶段，而是将其看成是一种"疾病"，千方百计希望"治愈"它。事实上，人生的意义就在于知道我们总有一天会死去，在死去之前实现人生的价值并找寻到人生的意义，最终将个人所有的人生故事实现统整，以期圆满，这才是正确的生死观。因而，当我们医疗体系不再将衰老和死亡当作某种需要治疗的疾病时，就意味我们迈出了向着健康老化的最重要的一步。

105 岁去世的"日本预防医学第一人"日野原重明曾经教导老年人，"终活期"或"老年阶段"最好不要接受输液、胃造瘘和气管切开术这几种治疗。日野原重明认为，这些治疗会给心身造成极大痛苦，做过气管切开术后，连和至亲的人说话都成为奢望，如果仅为维持所剩无几的生命而被迫遭受这种痛苦是不值得的。美国耶鲁大学一项研究发现，对死亡不恐惧，生命末期不打算延长死亡过程的老人对老化持更积极的看法。这些认同老年身份、积极顺应老年生活的人，比持消极观念的老年人平均多活 7.5 年。

世界卫生组织于《2015 年全球老化与健康报告》中提出"健康老化"这一概念。

"health"是动词"疗愈"（heal）的名词形式。"heal"根据其词源是"make whole and balanced"，也就是"使恢复为完整的全人"的意思。对于老年人而言，恢复完整的全人状态才能使健康老化成为可能。著名医学家西格尔也认为，只有重新阐述人生故事，才能实现全人健康。因而，老年人生命故事的讲述和阐释是健康老化不可或缺的环节。摆脱了年轻时的忙忙碌碌，年长者可以将一生的故事、思想和情感汇成溪流重新讲述。

生、老、病、死是每一个人的必经路程，每一阶段充满挣扎与努力。爱尔兰教育学家爱德华·凯利（Edward Kelly）将老年称为"第三人生"（the third act）。"第一人生"最大特点是依赖，"第二人生"则是独立，而"第三人生"是相互独立（inter-independent）的互助共生阶段。如何从"第二人生"成功转换到"第三人生"是年长者的最大挑战。第三人生（the third life 或 third act）与第三岁月（the third age）不同，每个人只要活得够久，都会有第三岁月；但不是所有活得够久的人都会有第三人生。这两者最大差别，就是能不能再次成长、实现心境成熟、摆脱世俗眼光，发展出真正的兴趣，并且能助人、传承、贡献自己，这样的老人，才叫开创第三人生。

叙事医学与叙事老年学通过在全社会营造良好的长者叙事生态，帮助更多中年人提早规划第三人生，也帮助更多长者开创再次燃烧自己的第三人生。法国思想家约瑟夫·朱贝尔（Joseph Joubert）说，一个有用的生命进入黄昏期，会自备灯火。第三人生未必就是50岁后的老年或退休后才要思考的岁月，而是在人生某个节点，觉察真实的自己、探究存在的价值、追寻内心深处的向往，并勇于做出改变，让我们的世界听见长者生命最圆熟阶段的反省声音和厉行改正的震耳欲聋的声音，让长者自己和周围的生命都借由这个转变更趋于圆满。良好的老年叙事生态是社会为每一位长者准备的另一盏明亮灯火。

通过叙事发掘内在资源，年长者可以取得主导权，摆脱叙事闭锁带来的危害。因此，在大健康的人文观下，医疗体系应以"叙事取向"重新定义老年健康照护，医者应该将对长者的治疗从"技术治疗"层面（cure）提升到"人文关爱"（care）这一更高层面上来。叙事老年学在某种意义上就是一个强调叙事对年长者心身全人健康的重要性，倡导良好的老年叙事生态构建，避免年长者进入"叙事闭锁"状态的交叉学科。老年人如能持续参与人际活动，追求智慧，展现及实践个人的创造力，便可以达到"超越年纪"的境界。

生活在良好的叙事生态中的老人更容易实现超越老化。"超越老化"（"gerotranscendence"）这一概念，强调的是生命主体能由注重物质生活需求的老化过程，转变为注重"人与宇宙关系的认知，生死及自我意涵的领悟，追求精神与灵性提升"的忘龄境界，也就是中国生命智慧中的"道生"境界。汉语拼音之父周有光（1906—2017）、昆曲研究家张允和（1909—2002）、中国现代妇产科学奠基人王淑贞（1899—1991）、著名古诗词学家叶嘉莹女士、日本著名的女摄影师笹本恒子、安宁疗护之父日野原重明（1911—2017）以及德国艾瑞克森夫妇等人都是超越老化的典范。

结语：营造叙事生态，赋能长者健康老化

本节叙事老年学为总体框架，围绕老年叙事闭锁、叙事断裂、老年叙事智慧和老年叙事生态等关键词，在论述老年人的生命叙事回顾与前瞻对老年人生命叙事和人生意义的统整的重要性基础上，阐明人际叙事断裂对健康老化的危害以及高质量的亲密人际叙事关系在超越老化过程中扮演的重要角色；倡导在老年人和年轻人之间创设"跨代交流"的氛围，让老年叙事资本转化为传承力量，营造"超越老化"的健康和谐老年叙事生态。

习近平总书记倡导大力弘扬孝亲敬老传统美德，发挥好老年人积极作用，让老年人安享幸福晚年。约翰·卡乔波（John T. Cacioppo）和威廉·派特里克（William Patrick）在他们合著的书《孤独感：人类本性与社交联系需求》中所言："……长期的隔绝感会带来一系列生理问题，这实际上会加速衰老过程。"[1] 只有创设良好的老年叙事生态，让老年人拥有丰富的叙事连接，才能引导长者实现健康老化。叙事老年学正好与习近平总书记所倡导的理念相契合，我们强调充分认可老年叙事资本，通过积极营造代际叙事空间，让老年人的叙事智慧得到认可和传承，帮助老年人超越老化。

 老年叙事闭锁相关阅读推荐

陈光中. 走读周有光：一位智慧长者超越百年的故事人生. 中国文史出版社，2015.

津端修一，津端英子. 积存时间的生活. 李毓昭译. 中国青年出版社，2016.

坂本健一. 今日公休：90 岁书店老板的生命情书，2015.

津端修一，津端英子. 从两个人到一个人，2018.

佐藤初女. 心灵接待所：94 岁仍旧抚慰人心的生命导师，2015.

笹本恒子. 100 岁的幸福论：开心生活的五大秘诀，2018.

丘引. 与快乐共老：15 个活出自我的后青春提案，2015.

日野原重明. 献给拥抱生命的你：百岁名医分享生命、爱与宽恕的人生智慧，2019.

---

[1] CACIOPPO J T，PATRICK W. Loneliness：Human Nature and the Need for Social Connection［M］. New York：W. W. Norton & Com pang，2009.

课后思考题

观看电影《老爸 102 岁》，回答以下问题。结合这部影片，讲述身边老人或病房老人的故事，思考如何帮助他们走出老年叙事闭锁。

1. 70 多岁的儿子陷入了哪几种叙事闭锁和哪几种人际叙事断裂？
2. 为什么儿子总是要去医院看医生？
3. 为什么父亲要让儿子写情书、不再看医生和剪毛毯？
4. 故地重游起到了什么作用？

成功不是结局，失败也并非末日，重要的是有没有勇气继续前进。①
——英国首相温斯顿·丘吉尔（Winston Churchill）

第二节　走出其他类型叙事闭锁：享受生命过程与持久幸福

除了职业叙事闭锁、创伤叙事闭锁、老年叙事闭锁之外，常见的叙事闭锁还包括疑虑叙事闭锁、目标叙事闭锁、单一身份叙事闭锁等。作为民众的健康守护者，医者本人应该避免长久陷入某种叙事闭锁。医者也担负着教育民众预防叙事闭锁带来的健康问题的职责。本节将主要从疑虑叙事闭锁的定义及其类型出发，阐释文学和临床现实中与疑虑叙事闭锁、目标叙事闭锁、单一身份叙事闭锁相关的故事，旨在提升医者对自我和患者及其家属的不同类型叙事闭锁的辨识能力，以及相应的叙事调节和叙事介入能力。

---

① 原文是：Success is not final，failure is not fatal：it is the courage to continue that counts。

一、积极面对当下，顺利走出疑虑叙事闭锁

（一）疑虑叙事闭锁的定义及其类型

人际叙事连接的质量是一个生命主体生命质量的体现。然而，社会学家琳恩·史密斯－卢文（Lynn Smith-Lovin）的研究发现，我们可能有数百名微信好友或脸书好友，但是，真正的亲密叙事连接却在不断减少；每 10 个人就有一人表示自己没有任何亲密的叙事连接。当一个人没有亲密叙事连接，就会变成一个过度重视自我的人，而我们只有在与他人的叙事关系中才能认识和认同自己，因而，随着我们与他人的关系的逐渐疏远和断裂，最后我们会与自己疏离，也会感到自己越来越陌生。

过度关注自我容易陷入各种疑虑当中。一个人太关注自己，眼光会变得狭小，容易放大疑虑，这时候，遇到的再小的问题看起来都大到难以承受。"疑虑叙事闭锁"指的是主体在成长过程中突然因发生的某个事件而变得疑心重重，陷入对自己健康状态或安全状态等的深深忧虑当中，失去安全感，导致心身严重受损。突发的疑虑感纠缠不断，变成阻碍日常生活和个体成长的笼子，无法摆脱疑虑，推动生命叙事进程正常向前发展。

疑虑型叙事闭锁者往往对不可能发生或小概率事件有着超出常理的关切和忧虑，并且这种焦虑进一步影响到当事人的生活起居和职业发展或精神健康状况。疑虑型叙事闭锁会导致生命主体的思想停滞在所疑虑的某个事件之上，产生严重的负面心态，极大影响自身正常生活。"疑"是形声字，小篆字形从匕矢止，指刀箭停止，借喻思想停顿。疑是一种不信正面、相信负面的心态；而"虑"字的繁体字为"慮"，总是被某个事情的思虑所左右。唐代颜师古注曰："虑，犹恐也。"其实，轻微和短暂的恐惧和疑虑并非坏事，但是过头之后就变成了一种健康障碍。

疑虑叙事闭锁往往首现于人生的空档期，也就是没有特定目标和特定任务的时期，如刚来到一个新的环境下，正处于适应期，或者毕业之后还未找到工作之前，或者更换工作，还未开始下一个工作之前，或者空巢期，也就是孩子长大成人并离开原生家庭后，或者疫情的隔离期，还有一些没有特定安排的假期、突然失去生活中心、没有规划好的退休生活等。面对突然充裕的时间，如果不能主动利用这段时间去充实自己的人生，没有稳定的人际叙事连接，就很容易陷入疑虑。

疑虑叙事闭锁的最重要类型是"虑病型叙事闭锁"。如果一个生命主体过度担心身体健康的状况，全神贯注于自身健康问题上，时时刻刻害怕自己已经罹患或可能罹患某种重大疾病，要么见人就提自己的健康问题，要么将这个疑虑埋在内心里，致使自己的生活、工作以及人际关系都受到严重影响，这种情形就是所谓的"虑病型叙事闭锁"。虑病型叙事闭锁又可以分为两种，一种是主观型的虑病叙事闭锁，另一种是被动型的虑病叙事闭锁。

对普通人而言，怕生病只是暂时现象，只要检查没问题，就不会挂在心上。但对

有主观型虑病叙事闭锁倾向的人而言，这种恐惧和焦虑却如影随形。虑病型叙事闭锁者会过分关心身体状况，扭曲夸大无关紧要的生理反应，生活上过度自律，因不愿相信医生诊断而四处求医或反复去医院找医生看病。例如，头痛就认为自己长了脑瘤，喉咙不舒服就断定自己得了喉癌，肠胃不适就会怀疑自己得了胃肠癌症；呼吸稍微不畅、心脏有一点不舒服，就会去做心脏检查；一头痛，就做 MRI 检测，或者锁定一些不容易确诊的疾病，想办法让自己的问题对号入座。

"主观型虑病叙事闭锁"往往源自对疾病和死亡的过度恐惧。这样的人往往经历过以下情形之一——自己曾经生过大病，家里亲友长期生病或突然在其面前猝死，亲人生病和死亡过程的受苦的记忆难以磨灭等。主体从此对身体感受过度敏锐，充满不安全感，无法走出疾病和创伤记忆的阴影。虑病型叙事闭锁者常游走各大医院不同科室找名医，就算每次检查都正常，还是无法释怀，只要医生语气稍有些不确定，就担心自己成为那个"万一"，因而去主动要求各种不必要的检查或医疗处置。

"客观型虑病叙事闭锁"指的是在由客观社会环境和主流医疗文化造成的不良疾病叙事生态中，主体陷入的对疾病的焦虑状态，比如，在药物商业利益和医疗商业利益的驱动下，所有健康问题都被诉诸药物和手术刀，健康产业为了追逐利益的最大化，不断制造各种疾病与其对应的治疗方法，利用健康医疗的各种权威，甚至医学专业期刊的诱导，致使更多健康人被强行拉进"疾病王国"。这种情况往往与过度诊断、过度医疗和过度体检有关。

除了源自对自我的过度关注之外，疑虑叙事闭锁还可能来源于"虚假恐惧"。虽然现代社会大多数人都过着十分平安健康的生活，但是恐惧的阴影却挥之不去。丹尼尔·贾德纳（Daniel Gardner）在《贩卖恐惧：恐惧文化如何操控你的大脑》（*The Science of Fear*）一书中生动地阐述了这种困境：我们身处有史以来最健康、长寿又富有的时代，但恐惧却不减反增。恐惧是营销人员和政客的梦幻工具，我们被致癌物、禽流感、新型冠状病毒、H1N1 禽流感、疯牛病、化学杀虫剂、核废料辐射、恐怖袭击、转基因食品、全球变暖危机、网络跟踪狂、儿童诱拐犯、经济危机团团包围，清单愈列愈长。

法国导演米歇尔·蒂迪姆（Michel Didym）受其住院经历启发，将法国戏剧家莫里哀的《无病呻吟》（*Le Malade Imaginaire*）重新搬上舞台。这部戏剧的主人公阿尔冈既是一名主动的疑病叙事闭锁者，又受客观的医疗商业利益影响。阿尔冈身体健康却认为自己已病入膏肓。医生以治病为由肆无忌惮地反复给他灌肠、放血以从他那里榨取更多的钱财，却从来没有认真考虑过阿尔冈的病症；阿尔冈轻信庸医，被第二个妻子蒙蔽，对自己的女儿专横无理，竟为了皮尔贡医生日后可以天天为他"治病"，强迫自己的女儿嫁给医生皮尔贡的侄子。我们可以看到阿尔冈深受虚假恐惧困扰，需要一定的契机走出闭锁。

在这部戏剧之前，另一部法国戏剧《科诺克或医学的胜利》（*Knock or the Triumph of Medical Art*，1923）揭露了客观型虑病叙事闭锁产生的原因。剧作家于勒·罗曼

（Jules Romains）对生理学和心理学颇有研究。剧中主人公科诺克（Knock）接替帕尔巴莱大夫，成为圣莫里斯镇的医生。他从帕尔巴莱大夫的谈话中获知，圣莫里斯镇的病人实际等于零，但是，他的"现代医学"观念认为，"自认为健康的人是不自知的病人"，他决心使全镇生活"医学化"。科诺克从免费门诊开始，采用了引诱、暗示、许诺、恫吓等手段，渐渐使全镇人都相信自己得了病，需要请医生诊治。

从此，镇上许多地方都成为灯火通明的医院，所有人都陷入疾病疑虑之中。今天，让病房灯火通明的不是这位招摇撞骗的乡下医生。让人类陷入疾病疑虑叙事闭锁的，是一股更大的势力——不受伦理和人文约束的现代医学。如果我们不警惕这种营造疑病叙事生态的医疗现象，那么，我们的未来，正如《英国医学期刊》所警示，生命中许多正常过程，如生、老、性、死和不快乐，都可以拿来医疗化。人在这一体系中被物化，人生的痛苦被医学化，人类的价值被扁平化。

在疾病叙事生态不良好的社会里，越来越多疾病和体检设备被制造出来。阿道司·赫胥黎（Aldous Huxley）说，医学已经进步到不再有人健康。柏林的耶拿药厂和卡德贝辛博士制药公司曾大力宣传一种叫作"Aging Male Syndrome"，也就"男性更年期综合征"的疾病。根据他们的说法，这种疾病正侵袭数百万正值壮年的男性。医疗专业人员有意无意地利用知识优势，利用民众对健康的渴望，夸大疾病，夸大药物或仪器的疗效，或神奇化那些临床上用处不大的昂贵检查和检验，这其实与"制造疾病"无异。在高科技医疗面前，越来越多健康人陷入了疾病疑虑叙事闭锁中。

如果我们不具备一定的自我辨识和调节能力，我们只要一接触媒体，保证顿时会感到浑身不对劲。你可能马上觉得自己也有媒体所宣传的那些毛病，如高血压、社交恐惧症、飞行时差综合征、胆固醇过高、面罩忧郁症（larvierte depression）、肥胖症、艾滋病、性病、笼中虎综合征、更年期综合征、纤维性肌痛、大肠激躁症、勃起功能障碍。在各种医学专业社团、药品开发商、销售商轮番宣传的阵势下，各种疾病似乎成了我们的日常状况。如果不懂得叙事调节，我们无法帮助本不是患者的患者走出疑虑叙事闭锁。

（二）历史上的疑虑叙事闭锁故事

华佗在其《青囊秘录》中提到：善医者必先医其心，后医其身，再医其病。现代医学也有许多研究证明，80%以上的疾病是由情绪和内心状态引发的心身健康问题。作为医生，如果只注重症状，而不去探究症状背后的故事和深层次原因，我们就很难真正治愈他们。

汉代应劭写了一部叫《风俗通义》的书，记录了很多"见怪惊怖以自伤者"，就是少见多怪，还把自己吓出毛病来的人。"杯弓蛇影"就是写应劭祖父应郴遇到的一个故事。

　　某年夏至那天，当县令的应郴把主簿杜宣请来一起饮酒。当时，在喝酒那个厅堂的北墙上，悬挂着一张红色的弓。由于光线折射，那张弓在酒中的影子就像一条蛇在蠕动。杜宣又怕又恶心，可这是上司请喝的酒，只好硬着头皮喝下去。当天就觉得胸部和腹部都疼痛异常，难以忍受，连吃饭、喝水都非常困难。服用各种药物，也不见好转。

　　有一天，应郴因为有事，来到杜宣家中，发现他病得很重，便询问他怎么会得这种病。杜宣把那天喝酒时的事告诉了他，并坚持说那条蛇还在他的肚子里。应郴回到厅堂里冥思苦想，看到悬挂在北墙上的那张红色的弓，心中明白了。应郴立刻把杜宣接来。他让杜宣坐在原来坐的位置上，斟了一杯酒，随后指着杯中的"蛇"对杜宣说："你所说的蛇，只不过是墙上那张弓的倒影而已，并不是真正的蛇。"杜宣验看了以后，心想果真如此，心情马上好转，轻松下来，病也很快就好了。

　　俗话说：心病终须心药治，解铃还须系铃人。对于病原明确的疑心病患者，可以了解病因，阐明真相，以解除其疑虑。但是，对不可理喻的疑虑叙事闭锁而言，我们必须因势利导，而非一味责怪其疑心太重。

　　明朝医家江瓘在其著作《名医类案·诸虫》中记载了一个类似的故事，名医吴球用"不药而药"的方式将其从疑虑叙事闭锁中引导出来。

　　一人在姻家，过饮醉甚，送宿花轩。夜半酒渴，欲水不得，遂口吸石槽中水碗许。天明视之，槽中俱是小红虫，心陡然而惊，郁郁不散，心中如有蛆物，胃脘便觉闭塞，日想月疑，渐成痿隔，遍医不愈。吴球往视之，知其病生于疑也。用结线红色者，分开翦断如蛆状，用巴豆二粒同饭捣烂，入红线，丸十数丸，令病人暗室内服之。置宿盆，内放水。须臾欲泻，令病人坐盆，泻出前物，荡漾如蛆，然后开窗令亲视之，其病从此解，调理半月而愈。

　　故事说的是有一士人去姻亲家赴宴，因为高兴，饮酒过量，醉得很厉害，被人送至后花园处安歇。深夜时分，他感到口渴难耐，但因客居不熟悉环境，一时找不到水喝。情急之中，看到花园里院子里一处石槽里有水，就猛吸了几口，缓解焦渴之后，继续回房酣睡。到第二天天亮时，士人起床，走进院子，发现石槽的积水中尽是游动的小红虫子，顿时恶心不已，忧心忡忡，感觉心窝憋闷堵塞。从此，他每天不论喝水还是吃饭时，都会想起石槽积水里很多小红虫子游动的场景。他越想越不舒服，总觉得胃中有蛆虫，胃脘胀痛，日想月思，不思茶饭，身体日渐瘦弱。家人为其寻医访药，但是四处求医，都没有治好他的病。

　　吴地名医吴球应邀前去诊治，一番问诊和观察之后，知晓此人的疾患起因于疑虑。于是，吴球跟病家说，你的问题不大，我这有一剂祖传的驱虫神药，配好后与你服下，红虫即可杀尽。吴球将红丝线剪成数段，再用两粒巴豆（中医常用泻药）和饭一起捣烂，放入红丝线，和成数十颗药丸。然后，吴球叮嘱病人在昏暗的房间内将药丸服下，又在便盆内先放少许清水。不一会儿，病人就想腹泻，连忙让病人坐于便盆。当病人泻出之前服下的东西时，漂浮荡漾在水上的红丝线就如同条条蛆虫一样。此时，医生打开房间的窗户，让患者亲自检视自己的排泄物。患者心中疑虑顿解，心情立即变得爽朗了起来，继续调理了几天之后，患者身体恢复如初。

（三）临床现实中的疑病叙事闭锁者

许多人一旦过了 45 岁就特别害怕疾病。年轻的时候没有这种恐惧感，因为我们大多以为死亡跟自己没关系。只有当我们渐渐老去才意识到死亡会找上门。其实我们害怕的不是疾病，而是死亡。疾病是个通道——通向死亡的第一关。不过我们不是在直面死亡，而是在应对疾病的问题，因为我们知道如果疾病来了，死亡很可能会随之而来。

临床上大多数疑虑叙事闭锁患者不是因疑生病，而是因病生疑，也就是经常为病态的、负面的心态找理由。也就是说，很多时候，我们的"病"是心理作用造成的，只有帮助其消除这种心理上的疑虑和恐惧，"疾病"才能被治愈。与蓄意欺骗的装病（malingering，比如为逃避兵役制造肺部 X 光片阴影）和纯粹通过患病博取周围人同情的伪病（factitious disease，比如故意造成伤口感染而延迟出院）不同，虑病型叙事闭锁者不会承认自己是多虑。多数患者常常奔走于各大医院，为了查出不存在的疾病而精疲力竭。

对于这类叙事闭锁者，我们如果总是说教或否定他们的感受，只会破坏与他们的连接与关系。我们应该运用高度同理心，从认同他的感受开始，顺利建立信任连接之后，因势利导，帮助他释怀。

有一位 52 岁的男性患者陈先生，转业之前是一位英姿飒爽的军官。在 2018 年单位体检身体健康，没有不正常的指标和病征。2019 年初，单位附近的医院引进几台全新的高精检查设备，在试运行阶段，邀请一些人来做脑部神经影像学检查。陈先生也在其列，没想到被诊断为"小脑萎缩"（cerebellar atrophy）。从那天开始，陈先生就开始每天不断地咨询神经科医生，也在网络上寻找跟小脑萎缩相关的各种信息。由于平时上班也不是很忙，一有时间就疯狂地搜索相关资料。每天在网络和手机上查病症的事件 3 小时左右，节假日甚至更长。原本睡眠非常好的陈先生晚上频繁失眠，以前身体健康、体格健壮的陈先生一下子变得憔悴。

两个月之后，已经开了 30 年车的陈先生不再敢开车，总觉得自己的大脑会控制不了，容易出车祸。还好，单位离居住的小区不远，陈先生改成骑自行车上班。然而，在骑了一段时间后，陈先生觉得骑自行车也不安全，总感觉自己要倒。就这样，陈先生不再骑自行车，改成走路上班。但是，在走路上班一段时间之后，上下楼梯时，觉得自己无法控制好步伐，很可能摔倒，总是扶着扶梯或要同事在一旁扶着，才敢走。逐渐，陈先生变得越来越不自信，也越来越怀疑自己"小脑萎缩"会对自己造成更严重的健康问题，惶惶不可终日。

在英美国家，这种过度依赖网络医疗信息，对号入座，确信自己罹患某种严重疾病，引发毫无根据疑虑的人，被称为"网络虑病症"（cyberchondria）。Cyberchondria一词最早出现在英国《独立报》2001年的一篇文章里，该文对这个新词的定义是"过度使用健康信息网站，从而引发健康焦虑"（the excessive use of internet health sites to fuel health anxiety）。网络虑病症者会对搜寻疾病的相关资料和信息上瘾，因无法分辨科学与不科学医学知识之间的差异，在鱼龙混杂的信息中倾向相信一些不科学信息而陷入极度恐慌中，可以说这类人是虑病型叙事闭锁的高风险人群。

在没有相关症状表现的情况下，采用精密化检测设备进行体检有时会导致"过度体检"。上面的案例里展现的是由于检测设备的精密化，导致体检出"小脑萎缩"疾病。事实上，小脑萎缩可能只是老化过程中的一种正常现象，也不可能发展得如此迅速，让一个如此健壮的中年人在这么短的时间内连走路都受到影响，"恶化"的主要原因在于太过在意没有任何症状的过度诊断，在机器诊断的误导下开始的各种网络诊断，一心认定自己是"小脑萎缩症患者"，最终导致出现"症状"。

这个案例让我们联想到一心想怀孕的英国都铎王朝的玛丽女王出现的多次假孕事件，1554年9月，37岁才结婚的玛丽女王停经了，还表现出晨吐、腹部隆起等早孕迹象，连她的医生也相信她怀孕了。然而，到了预产期，玛丽女王并没有分娩迹象。更令人泄气的是，她的肚子飞快地变小。这在现代生理上属于假妊娠，源于该女性过于迫切地希望自己怀孕，她的身体也进入假想的怀孕状态而产生孕期反应，而实际上该女子并没有怀孕。几次假孕之后，被子民嘲笑并被丈夫抛弃的玛丽女王得了癌症，42岁离世。

与上面的案例不同的是，以下案例是由于遭遇过亲眼看见亲友（或陪伴多年的宠物）在面前猝死之后，没有及时得到哀伤辅导和死亡教育导致的疑病型叙事闭锁。

医院叙事中心曾接待一位自残且疑病的12岁女孩阿慧。阿慧在五年级时，经常半夜感到心脏不舒服，叫醒父母，要求父母送其去医院。但是，去到医院急诊之后，做身体检查却查不出任何问题，有时，刚到医院，阿慧就自觉已经没问题了，要求回家。这样反复发生了很多次之后，父母觉得阿慧有问题，遂将其送去心理咨询师那里。由于心理咨询师不具备人文素养，不懂得与阿慧沟通，反而导致阿慧回去后自残，手臂上划出一道道刀痕。而且晚上经常去急诊的阿慧也因为第二天精神不好，上课不专心被教师训斥，变得不愿意上学。

在叙事中心，通过与阿慧的妈妈多次深入交流，终于了解到，阿慧在四年级下学期的时候，独自在家，陪伴自己八九年的宠物在她面前突然死亡。当时父母正忙于做生意，没有打电话给阿慧好好沟通，而是给她几百元，让其出去购物。他们回到家，将宠物埋在院子里，等阿慧回到家，他们就打发阿慧上床睡觉，没有就宠物死亡问题展开任何语言上的沟通。因而，我们推断阿慧的疑虑叙事闭锁源自这个事件。我们在叙事中心找到几本宠物死亡哀伤辅导的绘本，与阿慧一起阅读。我们对其进行哀伤剥夺的叙事介入和死亡教育之后，帮助其恢复了正常生活。

在这个案例里，阿慧遭遇的是创伤型疑虑叙事闭锁。创伤型疑虑叙事闭锁者首先遭遇了创伤事件，而创伤事件没有得到事件相关主体的有效回应和积极引导，导致创伤主体陷入创伤叙事闭锁，之后才引发相应的疑虑叙事闭锁。阿慧遭遇丧宠的创伤事件之后，父母没有第一时间与其建立叙事连接，而第二天一个晚上没休息好的阿慧被老师批评，当阿慧跟老师讲自己因为宠物离去没有睡好觉时，老师却不听她倾诉，而是更加严厉地批评她在学习时间想跟学习无关的事情。在自己的叙事诉求不断被忽视的情况下，第一次正面遭遇死亡议题的阿慧陷入了创伤和疑虑。

疑虑型叙事闭锁者无法建立与周围人的正常叙事连接。陷入疑虑闭锁的生命主体大多数没有意愿与他人建立叙事共同体关系，无法融入周边社群。他们无时无刻不担心着自己的处境，以至于没有多余的精力去关注别人的故事和遭遇。阿慧在陷入疑虑之后，与教师和同学之间关系越来越疏远，这也是导致她要求转学的重要原因。对于这类疑虑叙事闭锁者，我们首先要充分了解创伤主体的创伤经历，让他/她主动讲述创伤事件，同时，要帮助他/她与相关主体建立关于创伤事件的人际叙事连接，互相慰藉，让其感受到被关怀，才能帮助创伤主体走出创伤事件的影响，再加上对应的生老病死认知教育，就能化解疑虑，回归生命叙事进程的正常轨道。

（四）叙事赋能疑虑型叙事闭锁调节

对于疑病型叙事闭锁，我们要了解他们疑虑疾病的根源所在，对其进行针对性的调节。

在南方医科大学一家附属医院的健康管理中心，一位一年内多次全身体检的中年女性阿梅看起来面容憔悴，非常焦虑。原来，阿梅从年轻时一直做服装批发生意。因为身体一直很好，也很忙碌，2017年前一直没有做过体检。2017年，40岁时，一位闺蜜提醒她为了长久健康要她去做一次全身体检。结果，2017年的体检报告显示阿梅血糖略微偏高，还有五六项其他指标也标出了向上和向下的箭头。闺蜜说要重视健康问题，跟阿梅一起去找医生看病。

进行治疗了一段时间之后，阿梅觉得要去看看是否有效果，再次进行全身体检，结果血糖还是略微偏高，原来几项指标有了变化，没有再显示异常，但是，另几项原来没有超出正常范围的指标现在超出了一些。这让阿梅又变得很紧张，托朋友问了很多医生，查了很多资料之后，又去找了医生开药治疗。这么反复多次，这次阿梅是来看看最近的各种治疗是否有效，然而，阿梅给我们看她的报告单里，"不正常"的指标似乎越来越多了。

然而，我看到，前两次的体检报告里，那些所谓的不正常指标其实都很靠近临界值，这些指标并不能说明太大的问题。以前，我也遇到过这样的体检客人，无论我们怎么安慰他们，他们都无法摆脱对身体状况的各种疑虑。而当我学习了叙事医学之后，我懂得首先要与患者建立叙事连接，而非一味地用医学专业语言来跟他们解释情况。其次要懂得运用故事去触动他们的内心，让其主动接受，自觉调整。因而，我开始对阿梅进行叙事调节。

我给阿梅播放了樊代明院士演讲中的一段谈论他的血糖问题的故事。樊代明院士说："我的血糖从有血糖检测开始就是 7 mmol/L，以前的标准是 6 mmol/L 以上为高血糖。我当兵的时候就是 7 mmol/L，幸好血糖当时不作为入伍体检标准，不然人民解放军就丢了一个上将。我没有在意这个血糖值，因为我一直身体健康，没什么问题，这个离 6 不远的数值并不能说明什么，我没有按照这个标准去强行降血糖。现在，大家都高了，又说 7 mmol/L 属于正常值范围内，我就也回到了正常。今天，我能在这里口若悬河地演讲，我能成为院士，说不定都是因为我妈给我这个 7 mmol/L 的血糖值呢！"

我告诉阿梅，樊代明是中国消化领域的权威专家，其实所谓正常值也是相对的，不是绝对的。在没有症状的情况下，我们只需要调整饮食习惯和情绪状况就能保持健康。听了樊代明的故事后，阿梅讲述出自己这几年反复体检的整个过程，她说因为总是看病，她的服装生意受到影响，晚上睡不好，身体不如之前了。在讲述过程中，我听出她逐渐也觉得自己似乎有点忧虑过头。我顺势引导她，近期体检指标出现更多不正常或许正是因为她的焦虑和服用不同的药物造成的。那次聊天之后，阿梅没有再来体检。2022 年 11 月，阿梅来医院看望一位朋友时，特意来到健康管理中心找我。我看到阿梅又恢复了往日的健康活力。

没有叙事意识的医护人员可能对主体所表现出的焦虑面容视而不见，更不要说去积极回应。在这个案例里，医护人员观察到对方的状况，主动进行询问，并调取自己脑子里的叙事材料予以回应。有叙事意识的医护人员更有故事阅读和积累的意识。一些积累的叙事材料就能在不同语境下帮助不同情况的主体理解他们的处境和问题所在。叙事性的健康教育和疾病科普比单纯的医学语言效果更好，更能触动内心，引发反思和态度、行动上的转变。

疑虑叙事闭锁除了疑病叙事闭锁之外，还有其他类型，如疑虑自己的未来和人生等。日本庭园设计师枡野俊明住持有个名句：你所烦恼的事，有九成都不会发生。而疑虑闭锁者的认知出现问题，放大了某些小概率事件的可能性，也就是对不可能发生或小概率事件有着超出常理的关切和忧虑。这种叙事闭锁会导致生命主体的思想停滞在所疑虑的某个事件之上，产生严重的负面心态，极大影响了自身正常生活。如果不调动内在资源对叙事身份进行调整或者不经他人进行叙事干预，疑虑型叙事主体一般很难主动走出闭锁。

疑虑叙事闭锁往往是陷入对过去某件已经发生过的事件或还没有发生的未来不确定性事件的焦虑当中而导致。当我们能够将精力放在当下，专注于身边自然的美丽和彼此情感关系中的快乐，我们就能对人生产生更正向的态度。放下过去的悔恨，摆脱对未来的担忧，消除内心的紧绷与压力，这样才能感到平静，更加乐观。无论是要引导哪种类型的疑虑叙事闭锁者走出闭锁状态，首先都是引导其与周围亲友、同学、同事等建立必要的、常态化的叙事连接。

许多著名人物都曾在自己的人生生涯中陷入疑虑叙事闭锁。现代医学之父威廉·奥斯勒在其本科期间也不例外。借由导师的引导，奥斯勒顺利走出人生困境，在闭锁之后获得快速成长。

奥斯勒在各大医科院校的演讲中，坦言自己在刚进入麦吉尔大学医学院（McGill University, Montreal, Quebec）的一段日子里，也像所有年轻人一样，曾经茫然，不知何去何从，加上无法适应麦吉尔大学的新环境，天天情绪低落，浑浑噩噩，这让奥斯勒对未来和前程产生了怀疑，心理和学业面临双重危机。繁重的学业让他怀疑自己无法通过期末考试；不知道自己未来该做什么，会在什么地方，能否创立自己的事业基础，明天该怎么生活？

迷惘之中，导师推荐他阅读哲学家托马斯·卡莱里（Thomas Carlyle）的一本书。在漫不经心的阅读中，一句话点亮了他内心的火焰，成为他后来出类拔萃的奠基石。奥斯勒在多次演讲中都提到，"奥斯勒其实是个资质平庸的家伙。我的成功，绝大程度上应该归功于简单的一句话，那就是：我们的首要之务，并不是遥望模糊的远方，而是专心处理眼前的事务"①。奥斯勒提到直到读到卡莱里的这句话，他才意识到，人不应当活在昨日的错误与失意中，也不需要担忧明天可能带来的不安与恐惧，而应该使出自己全部的心力来承担今日。

奥斯勒引用的卡莱里的这句话呼应着斯多葛派生命哲学，即"我们只需将现在的每一刻把握好，不让过去或未来把我们压垮，因为它们一个已不复存在了，而另一个则尚未存在"，"把今天的工作做到最棒，就是对明天最好的准备"。不要牵挂过去、不要担心未来，踏实于现在才是生命重要的使命。过去和未来只存在于我们的思考当中。它们只是看法，而非事实。制造对过去的遗憾和对未来的恐惧除了能够折磨自己，毫无益处。

为了让医学生接受他的这个观点，奥斯勒在演说中提到船长室按钮这一隐

① 原文是：Our main business is not to see what lies dimly at a distance，but to do what lies clearly at hand.

喻。他说在横渡大西洋的航程中，他在船长室发现了一个按钮。这个按钮按下后，所有船舱都被封闭隔绝，舱与舱之间也不再连通。奥斯勒继续说道："要想在人生的旅途中航行顺利，就必须学会'活在今天，不为过去和未来所困，专心处理当前的事务'。时刻不忘按下按钮，跟过去隔绝；也记得要按下按钮和不可知的未来阻隔。把时间和精力浪费在已逝的昨天和不可知的未来，只会让自己身心疲惫，到头来一事无成。所以，把舱门关紧，告诉自己未来只存在于今天。集中所有智慧与热情，尽力把今天的工作做得完美，就是迎接未来的最好方式。"①

奥斯勒医生是幸运的，他有睿智的导师愿意主动提供援助，引导他走出疑虑叙事闭锁。而导师又是一位善于运用叙事阅读调节来帮助学生的老师。有了这样的良好叙事连接，短暂陷入疑虑叙事闭锁的奥斯勒很快走出阴霾，着眼当下的任务和目标，快速成长，不仅学业优秀，还获得去欧洲进修的机会，回到加拿大后，在其本科母校成为最年轻的教授，被称为"baby professor"，接着成为约翰斯·霍普金斯医院的四大创立医生之一，设立了住培制度，之后成为牛津大学的皇家钦定教授，还被英国女王封为爵士，最终被誉为"现代医学之父"和"现代医学教育之父"。

对于疑虑叙事闭锁者，我们要引导其厘清他陷入疑虑闭锁的根源所在。我曾经在阿德勒心理学中读到过这样一个故事：

> 在我小时候，路上时常有野狗。我的母亲时常叮咛我，如果看到狗绝对不要跑，因为狗看到人跑就会追着咬。有一天，我和其他两个孩子一起走在路上，前面冲过来一只狗，我听母亲的话乖乖站着不动，这时，另外两个孩子却跑走了。结果那只狗上前咬了我的腿。没有人跟我解释，为什么我顺从听话，却遭此厄运。从此，我对母亲、对其他人的话都不再信任。
>
> 我记得就是从那个时候开始，我觉得这个世界到处都是危险，走在路上会担心车会突然撞过来，吃东西总觉得里面会有毒害自己的成分，待在家里会害怕飞机掉下来，在新闻上或者网络上看到一些疾病的相关报道，就立刻怀疑自己也得了那种病，一直过着惊弓之鸟般的生活。直到有一天，我听到"如果不能和周围的人和事建立信任关系，我们就无法得到幸福"这样的说法，才想起已经遗忘的一段回忆。
>
> 一直以来，我只记得自己当时被狗咬的疼痛，却不记得后来发生的事。但是，当我在阿德勒理念的指引下去认真回想时，我记起来，在我被狗咬了，疼痛无助的时候，是一个不认识的叔叔用他的脚踏车送我去了附近的医院，我在那里接受了最及时的治疗。当我突然想起这段已经遗忘的故事，我才顿悟，这个世界对我们造成威胁的狗之外，还有许多善意帮助我们的人。

---

① 原文是：The best preparation for tomorrow is to do today's work superbly well。

在这故事里，"我"通过统整自己的人生故事，剥茧抽丝，找到了自己之所以陷入疑虑叙事闭锁的根本原因，而在过去的这个故事里，由于我们太过于关注自己遭受的伤害，而忽略了故事里也出现过帮助我们的陌生人。当我们将负面的遭遇与正面的情况整合起来，我们才逐渐意识到，这个世界并不只有危险，还有很多为保护我们安全的人，我们不应将周围的人都当作不能信任的敌人。从此之后，"我"开始转变自己的思维，从疑虑中走出来，找到了安全感和幸福。

"物来顺应，未来不迎，当时不杂，既过不恋。"曾国藩的这句名言说的是，事情到来了发生了，那就顺势而为；没有发生的事情，不要牵挂忧虑；今天应该做的事情，要一心一意做好；已经过去的事情，不管结果如何，全部放下。这样的心态可以让你静下心来实实在在地去做好眼前的每一步。未来是一个个今天组成的，只要把一个个的今天做好，自然就会有好的未来，自然就可以走出困境。

在笔者所在的大学，许多研究生也遭遇过年轻的奥斯勒一样的人生疑虑时期。其中一位博士生就在我们的叙事调节和叙事介入之下，逐步认识到自己缘何陷入疑虑叙事闭锁，积极调整自己，最终没有让自己的疑虑变为现实。

2016 年，一位来自山东某家医院的年轻医生小利考上医科大学的博士。9 月份开学，偶遇拖着大包小包行李去研究生院报到的小利时，我明显感觉到小利对博士阶段生活充满向往的兴奋心情。从地铁下来之后还要走 15 分钟路程才到达报到地点，骄阳烈日之下，行李太多的小利行进有些缓慢。正准备去办公室的我顺便帮他提了其中一件行李。一路上，我们聊了聊，得知他的导师是一位国内非常有名气的教授，我对他表示祝贺，祝愿一切顺利，前途无量。分别时，充满感激的小利请我留下了联系方式。

12 月下旬，一直没有联系的小利突然打来电话。从他电话中的声音可以判断出，他没有了当时的从容与自信。慢慢听他讲，才知道，他从 12 月中旬开始失眠，在医生的建议下开始服用助眠的药物。但是，从前两天开始，在教学楼和宿舍楼上出现了跳楼的冲动，他担心自己控制不住会跳下去。突然想起开学时遇见过我，当时得知我是讲授"叙事医学"课程的教授，对叙事医学不了解，但是，感觉我应该能够帮助他，所以找到当时留下的电话，打了电话过来。我在电话里大概了解了他的情况，约了他见面。

见面时，发现小利非常疲累憔悴，这背后一定有学业或情感方面的重要人生故事。果不其然，交谈中，我了解到小利的导师非常严格，在开学的时候，就明确要求每一位博士生在学期结束前就要提交博士学位论文的开题报告。然而，还处在从山东来到广东的兴奋和适应期的小利到了 12 月中旬还没有找到自己的方向，而听说导师的其他学生都很优秀，能如期完成任务，小利就突然感到异常焦虑起来。收到导师再次告知开题时间为 1 月 7 号的邮件的那一天晚上开始，小利失眠了。

　　小利陷入严重的自我怀疑中，怀疑自己无法顺利毕业，拿不到学位，回到原单位会被同事嘲笑，会被同在那里工作的爱人瞧不起。我引导并倾听他慢慢讲述。这里，我回应他说："你的爱人一定很优秀吧！"他说，自己跟爱人结婚不到两年，在同一单位，她的家庭条件比小利好，而且研究生师从名牌医学院的著名教授。为了能够与她般配，所以拼尽全力，考上了博士。没想到读博没有想象那么简单，一开始就面临困境，对自己的研究能力开始表示严重怀疑，现在陷入焦虑，脑子像被糨糊给糊住了，什么也做不了。

　　我进一步了解了小利的原生家庭。原来，小利是因为妈妈在他读高一时罹患癌症去世而决定学医的。我了解到，妈妈是一位教师，而爸爸只是普通工人，各方面条件都比妈妈差，一直很自卑，总觉得妈妈娘家的人看不起他，所以总是阻挠妈妈回娘家，导致一家人与外公家关系疏离。妈妈去世之后，爸爸一直处于自责中，身体状况也迅速变差，目前也受几种疾病困扰，家庭经济受到更严重影响。我从中明白，原来小利对自己的疑虑一部分原因来自家庭里父母家境和学识条件的悬殊，小利也担心自己跟父亲一样，被自己妻子及其娘家人看不起，所以拼命努力，但没想到又在学业中遇到困境。

　　我跟他分析了他现在的状况与各方面情况之间的关系，告诉他，要使自己的担忧和疑虑不变成现实，不重蹈父亲的覆辙，顺利实现自己人生的跃升，首要的调整就是停止无谓的疑虑和焦躁，着眼于当下可以做的事情，也要与周围相关的亲友和同学多建立叙事连接，而非独自承受这种焦虑。在我的引导下，小利主动与师兄师姐联系，了解开题的情况，主动与妻子沟通，告知她自己现在的困境，寻求她的理解。小利从导师的其他学生那里了解到，导师之所以让他们这么快开题，是不希望他们在迷茫中荒废时间，尽快找到方向，没有找到方向也没有关系，主动与导师坦诚自己的状况都能得到导师的指引和帮助。

　　小利一下释然了。反而，在放松的状态下，他与导师有了良好的沟通，也很快找到了自己的方向。他每天开始充实地阅读文献和做阅读笔记，与其他博士生一起分享研究心得，从此以后，没有再依赖安眠药和精神类药物，也不再有跳楼自杀的冲动。2020年，拿到博士学位的小利给在河南探亲的我发来了博士学位服照片，从照片中，我可以感受到一位自信的年轻人的强烈气息。

清代程文囿在其著作《医述》里提到："未来之事莫预虑，既去之事莫留念，见在之事，据理应之，而不以利害惕心，得失撄念。如此，则神常觉清净，事常觉简少。盖终日扰人方寸，憧憧役役不得休息者，不过此三种念头扫涤不开耳。"意思是说，未来的事不要预先忧虑，已经过去的事不要留恋，眼前的事，按照常理对付，不要因利害而使心忧虑，也不要为得失烦心。如此则神常觉清净而事情也会变得简单。如果终日被这些疑虑困扰，打乱自己当下做事情的方寸和节奏，整天惶惶不可终日，得不到休息，就无法保证健康。

　　我们可以从小利的故事中看出，他的主动求助使自己从疑虑叙事闭锁中走了出来。不仅如此，小利后来还告诉我，他在做博士论文课题期间，一直也在关注我们的"叙事医学课程"公众号，受到了更多启发。不仅跟自己的妻子及其家人建立了更亲密的叙事连接，还跟自己的父亲经常深入聊天。自从母亲去世后，小利与父亲基本不太说话。接触叙事医学之后，小利利用回山东的机会，与父亲彻夜长谈了一次。小利引导父亲去拜访了多年没有见面的外婆、舅舅和小姨，跟他们道歉，并聊起许多与母亲相关的往事。小利说，从那之后，父亲与他们之间化解了矛盾，与自己的情感也变得更加深厚。

疑 虑 叙 事 闭 锁 阅 读 推 荐

　　法兰西丝卡·莎碧亚（Francesca Zappia）. 伊丽莎和她的怪兽（Eliza and Her Monsters）, 2017.

　　艾克哈特·托勒（Eckhart Tolle）. 当下的力量（*The Power of Now*）. 橡实文化, 2015.

　　艾克哈特·托勒（Eckhart Tolle）. 一个新世界：唤醒内在的力量（*A New Earth: Awakening to Your Life's Purpose*）. 方智出版, 2008.

　　张德芬. 遇见未知的自己. 方智出版, 2013.

　　柏奈特·拜恩（Barnet Bain）. 米尔顿的秘密：学会活在当下的第一堂课（*Milton's Secret: An Adventure of Discovery through Then, When, and the Power of Now*）. 方智出版, 2009.

二、享受生命过程，避免陷入目标叙事闭锁

（一）目标叙事闭锁的定义与分类

　　美国比较神话学家和神学家约瑟夫·坎贝尔（Joseph Campbell）说："我们只有决心放掉计划内的人生，才有资格迎接未来。"[1]

　　美国心理学家蒂姆·卡瑟（Tim Kasser）曾经对这个问题反复进行过研究。他先是调查了300多名学生，又评估了140名18岁青少年的心理状态，又到美国纽约州罗切斯特市调查了那里的100名居民，还对200个人进行了一项长期的跟踪研究。最后，所有的调查和研究都显示：人们越是看重物质，越是为了物质目标而奋斗，越容易焦

---

[1] 原文是：We must let go of the life we have planned，so as to accept the one that is waiting for us。

虑和抑郁。后来，别的科学家在英国、丹麦、德国、印度、韩国、俄罗斯、罗马尼亚、澳大利亚和加拿大进行了类似的实验，结果都是一样。

那为什么会这样呢？拿画画做例子。如果我们在画画的时候觉得开心，想要去画画，这叫作"内在目标"；如果我们想要成为有名的画家，靠画画谋生，这叫"外在目标"。当我们追求内在目标的时候，你就很容易进入"心流"状态，也就是一种"忘我"的状态。这个时候，你连自己都忘了，不会在乎别人对我们怎么看，这时候我们就会感到真正的快乐。相反，当我们追求外在目标，不断地关注能拥有多少物质时，就会特别在意别人对我们的看法，一旦我们在意别人怎么看自己，就会让自己产生压力，导致焦虑，长此以往就会抑郁。

人之为人，确实在于我们拥有自己的生活目标和事业目标，有自己的理想，也就是所谓的"志"。然而，人生时间的完整逻辑是"未来—过去—现在"的一体化，落脚点是现在，也就是所谓的"活在当下"。目标叙事闭锁的自我矛盾处在于，目标本身异化为了当下生活的工具。当生活每时每刻被这个目标裹挟时，目标就不再是目标，而是变成了被当下生活利用的工具了。非目标叙事闭锁的状态应该是，目标是悬置在生活前面的，当下只是被悬置的目标牵引，但仍然是当下。无数个各具本色的当下，自然趋向于目标本身了。

目标叙事闭锁有两种：一种是为了单一的目标投入人生所有的时间和精力而看不见生活中的其他美好，谓之"单一目标型叙事闭锁"；另一种是在某个人生设定的重大目标实现之后，主体感觉在实现这个目标时已倾尽全力，不再愿意设定新的目标，并为之付出努力，谓之"极限目标型叙事闭锁"。前者无法接受目标实现过程中的不确定性，后者则安于目标实现后的"无目标生活"。

"单一型目标叙事闭锁"，在某种意义上而言，就是达成某个单一的外在目标已经成为一个人生活的全部，这个目标遮蔽了生活中的其他美好，甚至也遮蔽了生活本身。目标型叙事闭锁的危险性在于，无论主体目标达成与否，主体都在目标中失去了真正的自我和真正的生活。现实中很多人都曾陷入这种状态。超个人心理学家阿玛斯（A. H. Almaas）提出的"空洞"（holes）概念就是目标型叙事闭锁状态的一种后遗症，深刻说明了这种状态的危险性。

"空洞"指的是我们已经失去联系的某个部分，也就是我们无法意识到的某个部分，也就是说，我们在追求外在的单一目标的过程中，作为本体的某些最基本的需求不见了，譬如爱、价值感与人连接的能力等。而当我们感受不到自我价值时，我们的内心会有一种空洞感觉。在浮躁功利的社会中，整个叙事生态似乎都在教我们拿外在事物来填补自己的空洞。我们会感到匮乏、自卑，总想拿外在的价值追求来填满这个洞。我们需要不断获得别人对我们的肯定和赞赏来达到填补这个空洞的目的。

"极限型目标叙事闭锁"一般是老年阶段才出现的一种生命状况，但是随着社会的发展，一些年轻人和中年人也陷入这种状况中，引发一系列的人际和健康危机。20世纪上半叶最著名的天才画家萨尔瓦多·达利（Salvador Dalí）跟学生之间曾经有一段关于完美和艺术极限的讨论。学生问达利："如果达到完美和艺术的极限了，之后我们应该怎么做？"达利回答说："不用担心完美之后的事，因为我们永远也无法达到。"（Have no fear of perfection, you'll never reach it）人生如果设定极限，那么，最终可能会陷入生命的停滞。

在达到自己预设的目标之后，许多人从此停滞不前，陷入生命进程的"停滞期"，这个停滞期如果无限延长，就会给生命健康带来问题。人生停滞不前，往往不是因为遭遇挫折，而是思维心态的固着僵化。只要把握最关键的纵身一跃，人生的新局面就此展开。事实上，每到达一个新的境界，我们都会对真理与自己有新的认识，这个过程都反映在古希腊的这句人生哲言"认识你自己"里面。人生所追求的极限目标是可以不断被扩大的，而非一开始设定，就无法突破、无法超越的。在某种意义上而言，极限是人心想象出来的。

人类的大脑拥有无穷潜力，但大脑的运作原则是"用进退废"，不用就会钝化。一些人在考上博士，拿到副主任医师或主任医师、副教授或教授职称之后，就觉得自己已经拼尽全力，达到极限目标，之后就不再奋斗，开始安享人生了。即使在工作，却无法集中精力，做一天和尚撞一天钟，不再持续成长与学习，找不到更高的目标。在毫无自觉的状态下，浑浑噩噩地过日子，在重复的日程中陷入"日常昏迷"的状态。然而，我们必须维持生命叙事进程的稳定性和开放性之间的平衡才能维持长久的健康状态。这种绝对稳定和"日常昏迷"隐藏着健康危机。

（二）目标叙事闭锁者的叙事介入

奥地利神经学家、精神病学家维克多·弗兰克尔（Viktor Frankl，1905—1997）在其所著的《活出生命的意义》（*Man's Search for Meaning*）中提醒我们："不要只想着成功，越想成功，目的性越强，就越容易失败。成功就像幸福一样，可遇而不可求，它是一种自然而然的产物，是一个长期不断积累的过程，是一个人无意识地投身于某一伟大事业而产生的衍生品，或者是为他人贡献时的副产品。幸福总会降临的，成功也同样，常常是无心插柳柳成荫。"

《深夜加油站遇见苏格拉底》（*Peaceful Warrior*，也有翻译成《和平勇士》），影片由同名小说《深夜加油站遇见苏格拉底》改编。这部影片的主角是一位名叫丹·米尔曼（Dan Millman）的优秀大学体操运动员。丹天赋异禀、学业有成、少年得志、夺牌无数、家境富有、外表帅气，深得女孩子喜欢，正在备战奥运会，每周7天进行高强度的训练，整天想着如何挑战高难度动作，却屡试不得，晚上经常做噩梦，频繁失眠。一直处于紧张、焦虑状态的丹完全以通过资格赛、进军奥运冠军为自己生命的唯一目标和终极目标，这也许是丹生命的全部意义所在。

在生命健康叙事语境下，我们认为，年轻气盛的运动员丹陷入了目标型叙事闭锁，这将威胁到生命主体的健康甚至生命。处于目标型叙事闭锁状态的生命主体，无论未来有没有达到自己设定的整个终极目标，都很容易陷入严重的健康危机。达到了，就有可能陷入终极目标型叙事闭锁，认为登上巅峰，无须再努力，在浑浑噩噩的日子中变得毫无生气和活力；没有达到，有可能就会陷入自怨自艾或者怨天尤人的情绪中，严重的会出现抑郁或自杀倾向。

也就是说，目标叙事闭锁者不懂得"成功不是结局，失败也并非末日，重要的是有没有勇气继续前进"[①]，而是将设定的目标当作生命中的一切，假如目标实现，很难再有能力设定继续前行的新目标，挑战已有的荣光，更有甚者，在达成自己设定的"生命之巅"后，生命主体会陷入虚无之中，进一步失去自我；而假如目标没有如期实现，主体则认为自己跌到了"生命谷底"，难以获得生命复元力，陷入绝望，甚至自杀，影片里的丹就在自己车祸粉碎性骨折，被判定无法再参赛之后，试图跳楼自杀。

> 影片里的主人公丹·米尔曼是一个幸运的年轻人，他于一个失眠的深夜，在一家24小时营业的加油站误打误撞遇到了加油站服务员，一位身怀绝技并充满叙事智慧的神秘老人。在这位自如地运用苏格拉底式生命智慧的智者的启悟下，丹逐步获得了关于生命意义和存在方式的全新体悟，从此懂得如何为自己脆弱的内心加油打气。当他不再闭锁在过去荣耀的故事里，也不再沉迷于虚无的名声中苦苦不能自拔时，丹·米尔曼从对未来不确定性的焦虑中慢慢走出来，更加专注于感受和体验活在当下的重要性，抛弃对奥运金牌的外在追求，他的生命最终得到了超越式成长。
>
> 充满叙事智慧的老人的出现让丹·米尔曼的命运产生了决定性转折。他充满哲理的话语与神秘的行事作风，使得丹·米尔曼自然而然地称其为"苏格拉底"。影片中，当"苏格拉底"戳到丹·米尔曼内心的痛点之后，自负的丹·米尔曼质疑"苏格拉底"的智慧，短暂地与"苏格拉底"决裂了。这时，回到一开始的生活模式和思维状态的丹·米尔曼遭遇了作为运动员最悲惨的厄运，在选拔赛前遭遇严重车祸，导致大腿粉碎性骨折，被医生判定为永远不可能再攀上吊环以继续他的运动生涯。
>
> 当丹·米尔曼得知自己无法再继续追逐自己的梦想时陷入到了深深的绝望之中，丹·米尔曼尝试用激进的自杀来结束这可怕而痛苦的一切，但在经过一番痛苦的内心斗争之后，丹·米尔曼最后放弃了自杀念头。丹·米尔曼再次来到加油站寻求"苏格拉底"的教诲和帮助。借由苏格拉底的引导，丹·米尔曼开始产生一个全新的思想观念——"人们应该将个人意志凌驾于智慧之上，发挥思想和灵魂的作用，而不是一味地进行身体强度训练"。丹·米尔曼放下他所有对未来不确定性的期待，真正活在当下（being）。他的心境越来越平和，人生的意义也越来越清晰，失去的体能也逐渐恢复。

---

① 温斯顿·丘吉尔语，原文是：Success is not final. Failure is not fatal: It is the courage to continue that counts.

　　"苏格拉底"告诉丹：勇士并不是完美无缺、攻无不克、刀枪不入的人，而是一个无论遇到什么事情，都能始终坚持内心最真实的自己的人，虽然你遇到意外，在严重的车祸中摔伤，但意外也是一种人生训练。每个人在其生命叙事进程中都会面临各种顺和不顺，各种好与不好，这些都是练习的过程，艰难困苦有时会成为我们的最高学府。

　　事实上，人生是一条波浪线，起起落落是正常规律。人生有高潮，也有低谷，学会如何向世界分享它们，能使我们的生活更充实而有意义。不只是成功才有意义，失败对人生而言也是有意义的。事实上，我们唯一拥有的就是生命的过程。一个只想使过程精彩的人是无法被剥夺的，因为死神也无法将一个精彩的过程变得不精彩，因为坏运也无法阻挡你去创造一个精彩的过程，相反，坏运能让你创造出更精彩的过程。于是，在这样的心态中，绝境溃败了，它必然溃败，因为我们把绝境送上了绝境。

　　幸福不是在通往目标路途上的某样东西，那条路本身就是幸福。对于目标的追求使我们的人生充实，但是我们要意识到，失败和成功都只是这个过程中的伴奏；当生命以美的形式证明其价值的时候，幸福是享受，痛苦也是享受。在"苏格拉底"的启发和心智训练下，丹决定再次勇敢面对现实并调整好内心状态，开始从自己的内心中聚集生命的能量和智慧，最终，在忘却昔日陈旧的故事，将心身调整到最佳的平衡状态后，重新登上竞技赛场，获得金牌。当时的丹在运动中达到了某种"化境"（the zone）状态，也就是"物我两相忘"和"天人合一"的最佳状态。

　　丹·米尔曼的故事也让我想到了 2022 年拿到金牌的加拿大名将，单板滑雪运动员马克森斯·帕罗特（Maxence Parrot）。帕罗特能够站上 2022 年冬季奥运会的滑雪道上，像《深夜加油站遇到苏格拉底》中的丹·米尔曼一样，绝对是一个奇迹。帕罗特在 2018 年平昌冬奥会后不幸确诊癌症，之后帕罗特接受了无数次化疗。帕罗特说："当时的我不知道未来会怎样，肌肉开始萎缩，我根本没有力气。我一直在祈祷，能够让自己再一次在雪中驾驭雪板。这是我人生最艰难的时刻，不要说在冬奥会上获得金牌，就是再次回到赛场都很难想象。"

　　27 岁的帕罗特表示："癌症改变了自己，以前看一些事情觉得就是理所当然，但现在对待每件事都是心怀感激。"在《深夜加油站遇到苏格拉底》中，"苏格拉底"说：勇士不会放弃他们所爱的，他在他所做的事中找到爱。① 就像丹·米尔曼没有因为自己的粉碎性骨折而放弃自己的体操一样，帕罗特没有因为癌症而放弃自己的雪板，最终登上了荣耀之巅，这时，正如丹·米尔曼一样，结果早已不那么重要，重要的是追随自己的内心，让自己真正享受的是内心所爱，而非外在的荣誉和目标。

　　（三）作为生命自省契机、改变人生目标的疾病

　　当人生进程出现不确定性，原本设定的目标无法实现时，我们也不能墨守单一目标，而应该适时进行目标的自我校正（self correction）。洁宁·夏合德（Janine

---

① 原文是：A warrior does not give up what he loves. He finds the love in what he does.

Shepherd）在 TED 演讲《破碎的身体不代表破碎的人》（A Broken Body Isn't a Broken Person）中，讲述了她在一次意外中站在生命的交叉口，通过校正自己的人生目标，最终走出人生低谷的故事。夏合德是一名越野滑雪运动员，在意外发生前，她的目标就是奥运冠军，"奥运冠军定义了我的人生和我的幸福"。

24 岁那年，一次突如其来的车祸在碾碎洁宁的脊椎的同时，也碾碎了她原本的梦想和人生目标，生命岌岌可危。被超重的载重卡车撞飞的洁宁，脖子及背部摔成六截，左边的肋骨断掉五根，右手臂断裂、锁骨断裂，头部和内脏也遭受严重内伤，下半身完全瘫痪，一辈子需要用导尿管和尿袋。虽然救回了一条命，但是从此，她曾经熟悉习惯的一切，以及她的梦想离她远去，生活从此失去重心。一开始，洁宁无法接受现实，但是在医院的用心安排和人文关爱，以及自己的积极调整下，最终走出低谷，活出不一样的人生。

人生跌落谷底的时候也是人生腾飞的最佳起点。那次严重事故无疑是她人生的转折点，洁宁及时进行目标调整，将梦想从取得奥运奖牌改为成为一名出色的飞行员。哲学家老子曾说：当你放下原来的你，便能成为可能的你。洁宁认为，要不是放下那个我认为应该拥有的人生，我不会拥抱这个等着我的人生。我们的身体不代表我们的一切，身体虽然破碎，只要内心不破碎，一切皆有可能。我们需要的是放下我们身体无法实现的旧梦想，让我们的身体能够企及的新梦想飞腾。洁宁放弃之前的梦想，重建生活。

"如果我不能走，那我不妨飞"，洁宁开始学飞行。在极巨困难的情况下，洁宁开始学习飞行操作，在一次飞行，教官让洁宁自己控制，朝山那儿飞。洁宁抬起头望过去，那座山正是自己出车祸的地方——蓝山。人生的分界线是从这里开始，也是在这里洁宁从低谷登上了巅峰。经过手术修复身体、自身肢体锻炼、飞行技巧学习，最后洁宁奇迹般地通过了飞行员体检。最终，洁宁拿到私用飞机驾照、学会导航载着朋友飞遍澳大利亚，学会驾驶双引擎飞机并通过其考核，学会在恶劣天气飞行，通过仪表飞行考核，后来还拿到商用飞行驾照和教官执照。

在洁宁的故事里，医护人员的人际叙事连接对其康复和重拾人生信心也起到关键作用。

> 我记得有一晚，一位叫乔纳森的护士走进来，手上拿着一堆塑胶吸管。他在我们每个人身上各放一把，他说：开始把它们串起来吧。当我们完成了以后，他静静地在病房内走动。他把所有的吸管都接了起来，直到它们在病房里接成一圈，然后他说："好了，大家，握住你自己连接的吸管。"我们照着做。然后他说："这就对了。现在我们彼此相连了。"当我们握住吸管时，我们就像个生命共同体，我们知道这趟旅程中，我们并不孤单。即使瘫躺在脊髓病房中，我们也感受过令人难以置信的深度与丰富性，以及我过去从未体验过的真实感与连接……

对于严重意外受伤被救回来或者突然罹患重疾昏迷之后醒来的患者而言，医者除了继续用药物和手术刀来帮助他们治疗身体上的创伤和疾病之外，还要关心其内心对现状突然改变是否能够快速接受。大多数患者都在经历漫长的否定、愤怒、抑郁之后，才慢慢接受。而医者的精心安排往往能够加速这一进程。在洁宁的病房里，医者特意在她的病房里安排了一个乐观的年轻截瘫女患者，让洁宁一醒来，就能见到一张微笑着的脸，激发洁宁对照自己，也能以更乐观的态度调整自己的人生目标，迎接下一步的挑战。

（四）结语：突破目标拘囿，开创更广阔人生

尼采曾说，为了目标而活着的人，可以承受过程中所有的不顺利。拥有理性的人生目标是人生幸福和健康的关键。但是，尼采这里指的不是"被唯一目标掣肘"的生命主体。《道德经》中有一句话："持而盈之，不如其已；揣而锐之，不可长保。"我们对于事业的追求不能限定在某个单一的目标里，但也不能为了不断更新的事业追求，而陷入职业叙事闭锁状态。我们要在其间维持一种平衡，而平衡的关键在于，经常跳出自我视角，跟自我进行对话，经常与亲友、同事维持常态化的良好叙事连接，不将自己隔绝起来；接受人生的不确定性，经常在关系中校正自我（self correction），能够根据自己每阶段的实际情况，对目标进行适时的调整。

正如心理学家阿尔弗雷德·阿德勒（Alfred Acller）所言，如果我们将人生历程比作一场登山活动，倘若我们只懂得着眼在某个短暂的攻顶瞬间，那么，人生 99.99% 的"在路上"的时间就会被当作无所谓、无意义的"虚假人生"。如果我们因为任何原因，始终无法到达山顶，我们就会否定整个登山行动，觉得一切都是失败的。反过来，如果我们的目标不是单纯的攻顶，而是登山，那么，最后有没有到达山顶就不那么重要了。重要的是我们体验了整个过程，并享受了每一个美好的当下。

我们应该懂得，生命进程是一个动态的过程，在享受人生高峰的兴奋与激动的同时，也预想到人生谷底时的低迷与平淡，这样才能积累对抗人生逆境的经验资本。短暂的停滞不要紧，这是我们倾听内心的声音和调整自己的目标的最佳契机。每一个"职业高原"，下一阶段会出现的很可能就是一个"职业平原"，甚至"职业盆地"，人生也是一样，每一个"人生巅峰"，下一阶段就是一个"人生平原"，甚至"人生低谷"，这是人生常态。当我们在高峰时能够不懈怠，在低谷时能够不抑郁，我们才能成为人生赢家。

目标叙事闭锁阅读推荐

珍妮·布莱克（Jenny Blake）. 轴点：只有下一步才要紧（*Pivot：The Only Move That Matters Is Your Next One*），2016.

欧普拉·人生指南：让生命重新开机（*O's Little Guide to Starting Over*），2016.

三、扮演多元身份，走出病人身份叙事闭锁

（一）单一病人身份叙事闭锁及其状态

人在社会中的互动方式是在不同的关系和不同的场合中扮演不同角色，承担不同身份，也许是教师、董事长、工程师、市长、厅长，也许是学生、妈妈、女儿、媳妇、妻子或是志愿者，我们总是在不同身份中进行灵活转换。然而，一旦生命主体进入重病状态之后，他／她可能就只剩下一个身份，那就是"病人"。哈佛大学社会学家塔尔科特·帕森斯教授（Talcott Parsons，1902—1979）在其著作《社会系统》（*The Social System*，1951）中，首先提出"病人角色"或"病人身份"（sick role）这一概念。当一个人生病了，经由医生的诊断而成为病人，借此合法取得病人身份，而不必上班、上学、做家事，可以理直气壮地接受他人照顾。

"单一病人身份叙事闭锁"指的是个体被确定为某种具体的疾病之后，他充当的原有社会角色全部地为病人这一角色所取代的一种生命状况。很多照护者认为，让患者好好养病，什么都不用管能够帮助其恢复健康。事实上，这种单一身份闭锁会限制患者的人际叙事连接范围和深度，导致自我被隔离，而人生意义只能在人际关系中才能实现，这一闭锁最终将导致患者失去活着的意义。叙事医学倡导诊断为严重疾病的患者及其家人不要闭锁自己，而是跟周围人建立充分的人际叙事关系，融入社会生活中，可以让他们超越疾病状态，健康地生活，最终可能战胜疾病。

容易陷入单一病人身份叙事闭锁的生命主体

有先天性缺陷的人，如先天性四肢切断综合征（Tetra-amelia syndrome 或称 Autosomal recessive tetraamelia）；先天性心脏病患者；其他先天性障碍患者

长期卧床患者，如中风、偏瘫、闭锁综合征

各类癌症患者，尤其是终末期癌症患者

I 型糖尿病患者

长期需要住院治疗的患者

透析患者

精神疾病患者

幼年严重创伤叙事闭锁者

单一病人身份叙事闭锁让他们将自己封闭在病人身份这个枷锁之中无法动弹。单一病人身份叙事闭锁可以分为主动型和被动型两种类型。主动型指的是一些患者为逃避其他社会或家庭责任而耽溺于病人身份角色中，甚至在病情好转的情况下，还自觉或不自觉地主诉一些疾病症状或疼痛，以期保持病人身份，获得更持久的关爱。被动

型往往是婴幼儿期就出现严重疾病、缺陷或障碍的患者，也有一些出现在成人罹患疾病之后，因为照护者的错误观念和过度保护或者整个社会或者医疗机构关于某个疾病的不良叙事生态造成。

如果患者在生病前的生活中有许多需要和诉求未获满足，或者和家人有冲突，他们就会利用病人身份来操纵家人或朋友等，借由病人身份得到更多的关心和照顾，逃避他们不喜欢的事情。他们从病人身份中获得的满足感驱使他们"学会"并继续扮演这一角色。主动型病人身份叙事闭锁是给自己贴上病人标签，而被动型则是被别人封印在了病人的标签里，无论哪种类型，病人都被疾病设下限定。

> 在电影《海蒂与爷爷》［改编于瑞士作家约翰娜·斯比丽（Johanna Spyri）的长篇儿童小说《海蒂》］中，富家女克拉拉幼年丧母，失去母亲之后，父亲没有与其建立亲密叙事连接，不懂得引导她走出创伤和悲哀，而是将深受丧母之痛和父亲疏离之苦的克拉拉限制在家里。久而久之，被保姆和父亲标签为"不会行走的女孩"克拉拉永久失去了行走能力。而在同龄女孩海蒂和生活在荒野中的爷爷的引领下，奇迹般地摆脱了轮椅，学会独立行走。

从这个故事中，我们可以看到陷入病人/残疾身份叙事闭锁的主体往往被自我或者照护者的标签所限定，依赖轮椅，依赖周围人的照护，越来越失去本该有的能力。而在一定的氛围和具有叙事意识的医者或者照护者的引导下，仍然有可能恢复其失去已久的本能。从叙事医学的角度来看，《海蒂》无疑是一部治愈之作，它透过故事告诉我们，人与人之间充满温情的叙事互动，是激发叙事闭锁者生命潜能的源泉，也是治愈身心疾病的良药。

无论是被动型还是主动型，单一病人身份叙事闭锁者都容易陷入"软性上瘾"（soft addiction）状态。"软性上瘾"包括过度将时间用于上网或看电视、购物、吃饭、运动、时尚或名人八卦的痴迷，过度依赖电脑、手机、互联网，频繁查看社交软件和邮箱等。为了解压不停地购物，隔几分钟就刷新社交网络首页，过一段时间就想玩玩游戏，一吃薯片就停不下来……生活中无处不在的软瘾，只会让人在快乐后加倍空虚。软性成瘾可以是工作成瘾，也可以是无法节制的购物、运动、整形或无节制的收藏。当"人际连接需要"被过度忽视，生命个体很可能在极度渴求"人际叙事连接"却求而不得的情况下，拼命地去寻求各种更容易获得的"虚假连接"，从而将"连接需求"固着在物和偶像人物上，或者迷失在虚拟世界中。

无论是哪一种上瘾，其根本原因都在于缺乏必要的人际叙事连接。越战期间，有20%的美军因受伤使用大量二乙酰吗啡（海洛因），但战后，由于得到了及时的关爱和人际叙事连接的修复，95%的美军并没有成瘾，直接停止使用海洛因。因此，荷兰著名社会心理学家教授彼得·科恩（Peter Cohen）认为，或许我们根本不应该用"成瘾"一词，而应该称之为"连接"（bonding）。人类天生最原始的需求是人际叙事关系的连接。当我们开心又健康时，我们会主动连接彼此的关系。

因而，当我们因为有心理上的创伤，或是遭逢重大压力，却没有及时找到人际叙事连接时，我们可能就会选择跟某物（烟、酒、药物、毒品、手机、电脑、偶像、衣物等）做连接，以帮助舒缓压力。这种"物连接"让我们越来越不愿意主动去构建"人连接"。也就是说，"物连接"逐渐成为"人际连接"的劣质替代品。正如加拿大医生加博尔·马泰（Gabor Mate）提出，所有的成瘾都跟创伤（trauma）有关，关键是如何找到是什么创伤造成的，没有任何一个人是心甘情愿成为瘾君子。

布鲁斯·亚历山大（Bruce Alexander）曾进行一项实验，他创造了老鼠生活在一起的乐园，老鼠的一切需求都被满足。生活区域内放置有两个水瓶，一个装着含有海洛因的水，一个是普通的水，结果老鼠尝试过两种水之后，没再选择喝含有海洛因的水，也没有一只老鼠在实验中上瘾。既然成瘾不是一种选择，而是主体回避伤痛的一种方式，成瘾源自主体无法忍受在生活中扮演的角色，那么，让单一病人身份闭锁者从成瘾状态走出来的关键就不在于强行要求他们戒断，而在于帮助他们重新构建应该有的多元身份，重新修复人与人之间的叙事连接，家庭和社会叙事关系。[①]

（二）那些没有陷入单一病人身份叙事闭锁的人

无论罹患哪种类型的疾病，在接受现实，积极进行治疗的基础上，我们要让自己有限的生命变得充满可能性，而不是被局限在病床上，封印在病人身份中，或者被某种看不见的标签所框限。

史蒂芬·霍金（Stephen Hawking，1942—2018）是一位饱受疾病折磨、长期坐轮椅的科学家，但是他没有陷入单一病人身份叙事闭锁，而是成为继爱因斯坦后最杰出的理论物理学家。1963 年，年仅 21 岁的霍金发现自己行动开始变得笨拙，经检查，被确诊为患有运动神经细胞萎缩症，医生当时预计，他只能活 2～3 年。这种疾病的英文名字叫 Motor Neurone Disease（MND），中文叫肌萎缩性脊髓侧索硬化症，也称为运动神经元疾病（也有俗称为"渐冻人症"）。它主要影响大脑和神经，引起肌肉衰弱和萎缩，随着发病时间的推移逐渐严重。

随着病情不断加重，1970 年霍金已经无法自己行走，他开始使用轮椅。其后几年，他肌肉萎缩情况日益严重，全身能活动的部分仅剩几个手指。1985 年，霍金身体出现严重的并发症肺炎，医生为其进行气管手术，虽然救回性命，但霍金自此丧失说话能力，只能依靠手指按动讲话器按钮表达自己的思想以及与外界交流。在此情况下，霍金仍于 1988 年完成《时间简史》这本深入浅出介绍宇宙学的著作。霍金克服疾病与身体障碍，以剑桥卢卡斯数学教授（Lucasian Professor of Mathematics）的身份持续进行研究，并于 2001 年出版《果壳中的宇宙》（*The Universe in a Nutshell*）。

闻名世界的临床医师、物理治疗学家、学者和教育家弗莱迪尔·扬达（Vladimir

---

① 原文是：So the opposite of addiction is not sobriety. It is human connection。

Janda，1928—2002）15 岁时患小儿麻痹，四肢瘫痪，两年内不能走路，但他没有陷入单一病人身份叙事闭锁。通过医生的治疗和自己的努力逐渐恢复行走能力。虽然有后遗症，需要使用助行器，但是他决心成为一名康复科医生。通过克服重重苦难，全身心投入学习中，扬达最终成为著名医学家和世界功能病理学（Functional Pathology）教育与实践的开山祖师。

事实上，对于一些患者而言，击败他的不是疾病，而是"单一病人身份叙事闭锁"带来的对自己命运把握的"无力感"和生命的"无意义感"。事实上，只要不放弃自己，患者依旧可以有不一样的美好人生。正如罹患尾部退化综合征（CRS）这一罕见疾病，一出生就没有下肢的加尼姆·阿尔·穆夫塔（Ghanim Al-Muftah）所言，我失去的只是双腿，而不是让人生通往无限种可能的路途。

20 岁的穆夫塔是 2022 年卡塔尔世界杯的宣传大使，也是世界杯开幕式上的"奇迹男孩"，他的一句"带着包容和尊重，我们就能生活在同一屋檐下"[1]感动了许多人。从一出生开始，穆夫塔就得到了自己父母的悉心照料，他们鼓励穆夫塔接纳自己的与众不同，同时多接触同龄人，接触社会，让他始终不放弃自己。穆夫塔不但成为亲善大使、企业家、励志演说家，还非常热爱运动，比如潜水、滑板，甚至是攀岩。2022 年，穆夫塔也顺利考入英国拉夫堡大学学习政治学。

对于一些身有限制行动的严重肢体残疾和障碍，并被严重影响日常生活的患者而言，走出单一病人身份叙事闭锁需要医生和照护者双方面的支持。世界上最后一个铁肺人被囚禁在铁皮棺材里 70 多年，但却凭借家人的陪伴和不屈服的毅力，成为能够短暂脱离铁肺生存并实现自己人生价值的律师。

20 世纪中期，小儿麻痹症在美国和欧洲之间大范围暴发。这个病通过飞沫传播，出现发热症状后，紧接着四肢酸痛，无法自我控制，最终导致脊柱和呼吸道瘫痪。病毒侵入神经系统后，仅在几个小时内，就能造成不可逆的后果。6 岁的保罗（Paul Alexander）就是这场瘟疫的受害者。为了维持生命，保罗的妈妈只好根据医生建议，让他住进"铁肺"。活下来的代价就是终生都脱离不了"铁肺"，永远无法站立。

具有人文爱心的医生为了能让他有机会短暂脱离这个机器，尝试着教会他用"呼吸法""吞空气"。虽然有窒息的危险，但是，医生知道，只有让这个孩子有机会脱离机器，有机会与人打交道，有机会获得人生意义感，他才能活下去。为了鼓励保罗开始这项艰难而危险的挑战，医生承诺成功后奖励他一只他想要的小狗。医生从保罗眼里第一次看到了亮光。保罗的父母也鼓励他说，我们相信你能

---

[1] 原文是：With tolerance and respect，we can live together under one roof。

做到任何你想要做的事情。经过很长一段时间的努力，没想到小小的保罗真的做到了。

在一点点的成功的刺激下，大部分时间待在铁肺里的保罗开始尝试着用嘴叼着笔学写字、学画画。所有人都觉得是个奇迹。但保罗觉得还不够，他还想像同龄孩子学习一样的知识。在教室里上课显然不现实，所以他只能靠自学。躺着的日子，他从没荒废过，每天睡醒就开始学习。就这样，保罗高中毕业时，保罗的成绩居然是班内最优秀的。这更坚定了保罗的未来人生规划——考上大学，从事能够帮助别人的工作。

保罗开始申请大学，南方卫理公会大学愿意录取他这个特殊的学生。就这样，他被连人带机器地搬进校园。每天脱离机器去教室里学习几个小时，这对铁肺人而言是一种危及生命的历练。但保罗觉得，只有这样，他才算是活着。历时15年，保罗拿下三个文凭，他的大学生活已经比很多人要更精彩。毕业后，保罗顺利地成为一名律师。走上职场后，他凭借着非常扎实的知识储备，随和又正直的为人，让很多人慕名而来，点名要请他做律师。

然而，随着保罗年纪越来越大，他需要躺在"铁肺"里的时间越来越多。躺在机器里，保罗像回到了自己的童年，嘴巴叼着笔杆敲敲打打，没人知道他在做什么，以为他只是在学习，提升自己。直到2020年3月，他的自传《为了狗的三分钟》（*3 Minutes For a Dog*）出版。保罗花了8年时间写下自己的故事。他认为，既然上帝让他这个不同一般的生命活下来，一定会赋予他不同一般的生命价值。保罗做出的每一个决定都可能被认为是妄想，但奇迹的是，他却能让每一个"妄想"成真。

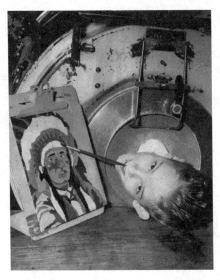

图 6-1　保罗在"铁肺"里画画

（三）叙事赋能患者突破单一病人身份叙事闭锁

在上一节中，我们分享了人际叙事连接的力量让长期瘫痪的女孩摆脱轮椅，恢复独立行走能力的故事。事实上，在叙事医学语境下，具备叙事智慧的医者或者照护者能够为患有终身慢性疾病和严重疾病的人创设美好的故事，有时，这些美好的故事能够帮助被疾病限制了自我生命潜能的人重获活力。瑞典一位著名的女作家的成长故事告诉我们，美好的故事具备的无限潜能，能够激励人超越自身和周围人的束缚和限定，释放出最大的能量。

> 1858 年，瑞典的一个富豪人家生下了一个女儿。然而不久，小女孩染患了一种无法解释的疾病，髋骨发育不良，基本丧失走路的能力。一次，家人带着女孩一起乘船旅行。船长的太太很同情这个无法走路、被轮椅限制了的小女孩，就给她讲了好多有趣的故事。当她讲到了船长拥有一只天堂鸟的故事时，小女孩立刻被故事迷住了，很想亲眼看一看这只奇特的鸟。于是，船长太太起身要为小女孩去取那只神奇的天堂鸟，将小女孩留在甲板上等待。
>
> 然而，等了一会儿，小女孩实在忍不住就要求船上的服务生立即带她去看那只神奇的天堂鸟。那服务生并不知道小女孩的腿不能走路，而只顾领着她一起去看那只美丽的小鸟。这时奇迹发生了，小女孩竟然能拉着服务生的手，慢慢地走了起来。从此，小女孩的病痊愈了。小女孩长大后，又忘我地投入到文学创作中。这个女孩就是塞尔玛·拉格罗夫（Selma Lagerlöf, 1858—1940），后来成为瑞典最伟大的作家之一，并于 1909 年成为第一个荣获诺贝尔文学奖的女性。

根据美国护理学家吉恩·华生 （Jean Watson）的"关怀理论"（caring theory），医者要在关怀过程中采用创造性的问题解决方法（creative problem solving），用自己的健康生命叙事去影响患者闭锁或受伤的生命叙事，首先就必须聆听患者故事。在叙事医学语境下，懂得倾听患者故事的医者在医疗实践中积累丰厚的叙事资本，医者可以利用这些叙事资本与不同类型的患者进行深度沟通，通过讲述那些没有陷入单一病人身份叙事闭锁的人的故事，可以极大地激励已经陷入闭锁的患者。

长期接受治疗的患者，如果不让自己与外界、与人建立连接的话，会出现精神萎靡、作息紊乱、兴趣丧失、人生意义感丧失等问题。北京中日友好医院肾病科张凌教授讲述过一个 38 岁的男性"透析巨婴"的故事。

> 这是一位 38 岁的小伙子，透析前，以优异成绩毕业于哈尔滨工业大学，规律接受血液透析已多年。半年前，甲状旁腺激素（PTH）最高达 729 pg/mL，合并钙磷异常。小伙子因为脚后跟疼痛不肯走路，父母心疼儿子，买了轮椅每天推着他。经过半年的西那卡塞＋帕立骨化醇治疗，PTH 成功下降到 400 pg/mL，钙磷

也在正常范围。小伙子的脚疼缓解了，可是双腿变细、无力，不能走路了，两只眼睛整天充满血丝。

走进病房，我看到这位只穿着裤衩、全神贯注地趴在病床上、盯着iPad打游戏的男性，而一位老人正坐在床旁。我问他："你每天玩游戏几个小时？出门晒太阳吗？"他头也不抬，也没有说话。护士告诉我，他每天不晒太阳，也不出门，每天除了吃点外卖、睡觉之外，就是躺在床上打游戏，一天要打15小时以上，甚至透析那4小时也在打游戏。

看着眼前这个全身消瘦、皮肤松弛、胡子拉碴、满脸皱纹、老气横秋的年轻患者，我突然明白了他为什么会这样：玩游戏上瘾不肯走路，加上营养不良，甲旁亢致使双腿肌肉严重萎缩，体位固定导致关节挛缩，而充满血丝的眼睛就是玩游戏造成的。

医者要让已经陷入单一病人身份叙事闭锁的患者了解，人的任何一个器官都是用进废退，合理使用才能保证长久正常运转。我们隔离自己，不与人交往，不发挥自己在家庭、在职场、在社会中的作用，不去思考人际交往，我们的大脑会萎缩，我们也会自我否定，陷入抑郁和狂躁，最终危及健康和生命。对于这类"透析巨婴"，我们可以跟他们讲述其他透析者的故事，引导他们从"透析患者""透析巨婴"转变成充满积极的生命能量的"透析者"，不仅透析血液，也透析灵魂，透析生命。

法国医生丹·赫里斯蒂（Dan Heristea）在分享他的自身经历时提到自己很小就成了肾透析患者，之后决心成为肾脏科医生。丹·赫里斯蒂说：对他而言，洗肾与行医是平行一辈子的事，他认为自己血液透析病人的身份帮助他成为一名更好的肾脏科医生。史铁生生前曾是透析患者，被称作"透析模范"。下肢残疾的史铁生躺在透析床上思考和构思作品，写出一本又一本书。长篇随笔《病隙碎笔》是史铁生尿毒症期间创作的。即使我们不能像史铁生一样坚韧积极、敏于思考，人生也不应被透析所局限。

在铁肺人保罗的故事里，叙事创作对他再次被拘禁在铁肺里的生活起到了积极的调节作用。良好的叙事素养让保罗一直从积极的一面看待自己的人生经历，创作自己的故事让他找到了另一种人生意义，用自己的自传故事引导更多失能者和患者远离单一身份局限，引导更多照护者理解，人际叙事连接因此创造出丰富的人生意义。患者迈出"单一身份叙事闭锁"封印的过程虽然有些艰难，但是只要医者、照护者和患者一起努力，一切皆有可能。

法国时尚杂志ELLE的总编辑尚–多明尼克·鲍比（Jean-Domimigue Bauby）在43岁的人生巅峰因脑干出血引发中风，并发展成闭锁综合征（Locked-in syndrome）。从此之后，终身陪伴他的只有轮椅，无法正常呼吸和进食，只有一只能够眨动的左眼来与外界保持联系。在没有任何征兆的情况下，鲍比被疾病无情地限制在了自己的身体里，无法动弹，无法表达，无法决定自己的一切。

但是，瘫痪之后，鲍比有了更多的时间感受当下，与家人建立了更亲密的连接。鲍比的前妻原谅了不忠的丈夫，与子女一起陪伴轮椅上的鲍比在沙滩上游玩，妻子的宽恕及儿女的关爱触动了鲍比残而不废的肢体。鲍比希望他能在这个宝贵的时间里，留下一些与家人、朋友和这个世界建立叙事连接的东西，因而，他决定不做一个绝对的病人，而是除了生病之外，写一本书，讲述自己的故事。鲍比在语言治疗师的协助下找到拼字母、眨眼睛的沟通方式。从那一刻起，他开始一个字母、一个字母写下这本只有薄薄百余页的小书——《潜水钟与蝴蝶》(*The Diving Bell and the Butterfly*)。

隐喻是作为承载潜意识重量至关重要的形式。"潜水钟"原是中古 19 世纪的一种酷刑，鲍比以此为隐喻，指"生命被形体所囚禁的困顿"，而"飞蝴蝶"则隐喻"生命在想象中具有的本质与自由"。上天却给了他这个考验，考验他能否在这个巨大而痛苦的潜水钟破茧而出，成为一只轻巧而自由的蝴蝶。最后借由这部回忆录叙事的创作，鲍比突破了潜水钟的限制，成了蝴蝶。尽管肉体不能，心灵却做到了——"当我困顿如茧的处境，比较不会压迫得我透不过气来时，我的心就能够像蝴蝶一样四处飘飞"。

如果说"潜水钟"和"铁皮肺"是"单一病人身份叙事闭锁"的隐喻之话，那么，"蝴蝶"就是接纳自己的现状，突破疾病限制，自由地发展自己的个性，通过自己的努力在这个世界留下自己不一样的痕迹。曾因罹患癌症短暂陷入叙事闭锁的作家凯莉·柯里根（Kelly Corrigan）说："接受我们无法掌控的事物，既可让我们自由，也能带来疗愈效果。"对于单一病人身份叙事闭锁者而言，限制自己生命绽放的是自己或者照护者的单一思维，是自己看待人生故事的叙事角度，而非疾病和残障。医者就是帮助患者和照护者突破这样的思维局限，拓展他们看问题的叙事角度的人生导师。

（四）医者引导患者避免单一病人身份叙事闭锁

医患之间的良好叙事沟通能够避免患者，尤其是慢性疾病患者陷入单一病人身份叙事闭锁中。许多患者在被诊断为癌症或其他严重疾病之后，尤其是需要接受长期治疗的患者，容易失去人生目标，陷入病人单一身份叙事闭锁，不利于心身恢复和生命质量。长期卧床的状态，如果不让自己与外界、与人建立连接的话，会出现精神萎靡、作息紊乱、兴趣丧失、人生意义感丧失等问题。医者有责任提醒照护者和患者建立更丰富的叙事连接，预防陷入这种状态。

美国康复医学之父霍华德·腊斯克医生（Howard A. Rusk，1901—1989）在慢性疾病患者、精神和身体失能患者的正常人身份恢复方面做出了重大贡献。在某种意义上而言，腊斯克所强调的物理治疗、心理健康和职业培训相结合的康复模式能够有效地避免患者陷入单一病人身份叙事闭锁。康复中的患者可以参加各种课程，包括会计、新闻学、法律、航海、商务、外语和打字。腊斯克创造性地设计了使伤员恢复功能的综合训练的原则和方法，提出全面康复的概念，为现代康复医学奠定了坚实的基础。

腊斯克创建纽约大学医疗中心康复研究所，从事康复医学研究工作。中风患者、截肢者、小儿麻痹症或遭遇意外后瘫痪的人，以及出生缺陷的人，都在腊斯克和他的工作人员治疗的患者之列。腊斯克提出医疗对象是一个整体的人，必须对他们进行全面的康复，不但要解决其身体功能问题，而且要解决其心理的、社会的、职业的和教育的问题，让他／她能够不间断地与周围人维持良好的日常叙事连接，最大限度地使他们恢复全人健康，重返社会。

儿童患者，尤其是罹患先天性疾病（心脏病、残疾）的儿童患者容易在家人错误的照护理念影响下，陷入单一病人身份叙事闭锁，因而，医者在这些患者出生后，应及时对家长和监护者进行这一方面的教育，引导婴幼儿在成长过程中，接受自己的生存状态，不自卑、不自闭，参与到丰富的社会活动中，充分与周围人建立人际连接，唯有如此，才能最大化地提升患儿的生命质量。有时几句温暖人心的照护指导话语就能完全转变一个孩子，乃至一个家庭的命运。

美国国家儿童医疗中心的执行院长科特·纽曼（Kurt Newman）讲述过以下这个故事：

> 迈克尔罹患罕见肝癌，并已扩散。当迈克尔的父母把他送到国家儿童医疗中心时，并没抱多大希望。身为儿科医生的纽曼为他进行手术时，切掉肝脏的三分之二以清除癌细胞，转移的癌细胞也切除了99%。但对于肿瘤来说，99%还远远不够，必须达到100%清除癌细胞才能保证不复发。当时下了手术台之后的纽曼感到非常沮丧。
>
> 之后，纽曼为迈克尔在皮肤下植入了一个给药仪器，进行肿瘤的化疗。纽曼鼓励迈克尔将自己当作正常孩子一样生活，不要完全将自己当作不正常的病人而将自己与其他人隔绝起来。迈克尔在医生的这一嘱咐的引导下，每天带着仪器上学、打球，交朋友。让纽曼感到惊讶的是，第二次手术前复查时发现，迈克尔的癌细胞居然完全不见了，切除了三分之二的肝脏也长好了。迈克尔不仅顺利读完高中、大学并在纽约工作、成家，还做过奥运会的火炬手。

在纽曼的引导下，迈克尔没有陷入单一病人身份叙事闭锁，没有将自己隔离起来，而是跟自我、跟疾病和谐相处，积极与家人、同学和社会建立良好的人际叙事连接。最终，迈克尔在某种程度上实现了道生，超越了疾病，成为例外的患者，过上健康的生活。

有了医者从叙事医学角度的指导，一些患儿甚至能够比健全、没有疾病困扰的少年儿童更能获得健康、阳光、自信，更愿意回馈社会。首都医科大学宣武医院神经外科首席科学家、中国国际神经科学研究所副所长凌锋教授曾经引导过一个重疾患儿的年轻妈妈，使其在养育孩子过程中避免将患儿限制在病人身份之中，让患儿在良好的环境中成长为"健康阳光、自信从容"的小伙儿，并被美国知名高校录取。

孙叶芃一出生就发现先天性脊柱裂伴有腰骶尾部脊髓脊膜膨出。这样的孩子需要及早进行脊膜膨出还纳修复手术。如果不手术，膨出的脊膜囊容易破裂引起感染，大部分这样的患儿活不到1周岁。从医生的角度来看，这个手术并不是特别难，难点在于手术要精细一点，需要高水平的多学科医生配合，这在当时许多医院可能是做不了的。

2002年4月，在其他医生都不敢做手术的情况下，凌锋教授给刚出生60天的孙叶芃进行了脊膜膨出修复术，手术进行了整整3个小时，这是凌锋教授医生生涯中遇到的年纪最小的神经外科手术患者。此后的19年里，孙叶芃经过5次大手术，一直无法正常行走，终生需悬挂尿袋并伴有部分身体功能障碍。

2021年2月26日下午2点，时隔19年，凌锋教授再次见到了曾经的小患者。这时的孙叶芃已经获得2019金字塔魔方中国亚军、小提琴英皇八级、国象一级棋士、全国最美中学生、高中成绩校史第一名，并被美国顶尖的公立大学加利福尼亚大学洛杉矶分校（UCLA）的应用数学专业录取。

对于孙叶芃的成长而言，凌锋教授19年前对孙叶芃妈妈的几句话起到了非常重要的作用。当时，凌锋教授决定亲自为小叶芃做术后拆线，一方面是因为凌锋教授认为，对于这么小的患儿而言，每一个细节都决定手术最终的成败；另一方面是因为凌锋教授希望用这个机会与患儿的妈妈建立人际叙事连接，嘱咐她不要让孩子感到自卑，不要用病人这个概念来限定孩子的天性，让他能够自由个性地发展，孩子一样可以成为非常优秀的人，否则，孩子虽然没被疾病击垮，却会被自卑和退缩所打倒。

在凌锋教授这句跟疾病和手术没有关系的话的指引下，孙叶芃一家人没有悲观失落。父母在养育小叶芃的过程中，没有强调他的病人身份，而是将其视为与其他孩子一样，能够完成他想做的事情的人。父母经常跟小叶芃讲霍金和罗斯福的故事，鼓励他走出自我，勇敢与其他孩子一起成长，用故事引发他做出自己的人生选择。最终，孙叶芃超越了身体的疾病，超越了残障的限制，活出了许多看上去健康的孩子活不出的精彩模样。

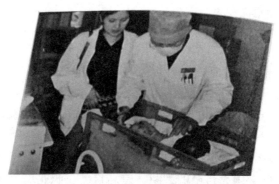

图6-2　凌锋教授为手术后的孙叶芃拆线

单一病人身份叙事闭锁影片推荐

韩延. 送你一朵小红花, 2020.

乔·舒马赫. 留住有情人 (*The Choice of Love*), 1991.

比尔·克拉克. 我的海星爸爸 (*Starfish*), 2016.

四、青年危机闭锁：叙事生涯规划的化解力

（一）新时代青年危机的定义与表现

大学阶段和刚踏入职场与社会的初期，大多数人会遭遇青年危机（Quarter-life crisis）。年轻人往往会因初次面临人生许多重大选择与改变而感到疑惑和茫然。这样的人生怀疑期一般出现在进入大学到开始进入社会的时期，通常在 18～30 岁之间。这一生命阶段的年轻人被放置在一个尴尬的局面里——还刚开始摸索人生，就被要求像成人一样开始承担社会角色、压力和责任。临床心理学家艾利克斯·福克（Dr. Alex Fowke）将"青年危机"定义为"关于职业、人际社会交往和财务状况的一段怀疑和失望期"。近年，失业、病痛、恐袭、婚姻、不育等问题困扰全球新人类，青年危机现象更加严重。

青 年 危 机 的 表 现

对未来感到茫然

对职业身份没有形成认同

工作似乎占据人生全部，让人感到沉重而疲倦

强烈怀疑自己的能力，害怕自己终将一事无成

失眠、焦虑、整天感到疲劳

烦躁、易怒、心情总是沮丧

著名的社会心理学家艾里克·艾瑞克森（Eric H. Erickson）提出，每一个生命主体在生命的每一个阶段都有一个重要的叙事关系网络，这种叙事关系网络因人而异，但每一个人都会有一个不断增加的重要关系网络，以进入更广阔的社会领域。青年时期处于从家庭和学校叙事连接转向职场与社会叙事连接的过渡期，因而，青年危机也表现为某种程度的"亲密—孤独危机"。在青少年期确立自我认同之后，许多年轻人将离开家庭的庇护，从此必须靠自己的判断，建立自己在职业规划、感情连接、家庭关系、社会交往、自我认同等方面的独特成长模式。

　　而这种成长是一个高度"个人化"历程。要从自我为中心的世界中脱颖而出，青年必须主动调节自己的视野。但是调节的过程是痛苦的，青年会感到日益的孤独。当我们越认识自己，就会越发觉每一个人其实是一个与他人隔绝的个体。这种孤独感的突然来袭会让我们产生一种无力感和焦虑感。这时如果我们无法调节自己的适应能力，改变原初的自恋思维，就很容易想到放弃，拒绝成长。我们会退缩，把自己完全隐没于自我之内或群体之中，借以克服孤独及无力感，然而，这并非长久之计。

　　英国临床心理学家奥利弗·罗宾森（Oliver Robinson）表示，青年危机是迈向成年和心智蜕变的必经之路，谁都无法避免。通常年轻人在踏入社会之前，对职涯发展抱着简单又美好的想象，以为终于可以一展身手了，然而当进入职场之后，累积了几年的工作经历，却残酷地发现：想象与现实之间有着巨大的落差。对工作美好的期待反而造成更多的挫折与压力，变得无所适从，甚至面临工作去留的抉择。在独特生命模式构建的摸索过程中，我们容易陷入疑虑和迷茫之中。

　　青年危机可能导致严重心身疾病，甚至引发犯罪、斗殴、自杀等极端行为。在青年时代的忙乱日子里，"盲"与"茫"成了剥夺年轻人存在感的最大危机。19世纪末的社会学家爱米尔·涂尔干（Émile Durkheim）的《自杀论》（Le suicide）透过宏观社会学的角度将自杀行为分为四种类型：自我本位型（egoistic）、失序型（anomic）、利他型（altruistic）和宿命型（fatalistic）。遭遇青年危机的主体选择的自杀行为糅合了涂尔干自杀分类的第一、二、四型：即是自我本位、失序和宿命型的混合，但总体而言，以"自我本位型自杀现象"居多。

　　用叙事医学框架下的术语来解读，人是活在社会叙事网络中的高级动物，自我本位型的人不是被社会和家庭遗弃，就是主动隔绝自己与周围人的叙事连接，在陷入自卑、忧郁、焦虑、怨怼等情绪困境之后走上自杀之路；失序型是主体遭遇突然的地震、战争、暴乱或丧亲等导致原本的生活秩序完全被打乱的重大事件，失去原有的归属和安全感，变得悲观厌世，深感自己不再会被接纳之后选择自杀的行为；宿命型则是主体感到自己无论如何努力都无法改变现状，深陷无力感和绝望感，看不到未来有任何可能而选择自杀的类型。

　　自从智能手机普及，"90后"和千禧时代的"新人类""新青年"与之前时代的年轻人相比，有很显著的"范式转移"（paradigm shift）。以前的代际叙事连接、同辈叙事连接和师生叙事连接等都被电子产品和屏幕交流所取代。新青年从互联网世界中可以获得唾手可得、取之不尽、用之不竭的信息和娱乐，人与人之间的直接真诚的叙事性沟通似乎失去了价值。然而这些表面的连接无法填补内心的空虚，也无法真正取代亲密叙事连接的需要。长期处于这种状态的年轻人一遇到危机，无法获得及时的叙事介入和调节，患上抑郁症，产生自杀和自杀念头的可能性自然显著提高。

　　然而，青年危机的出现不一定是坏事，只要意识到这个阶段的存在，将其看作一个引发我们沉静下来，好好反思的人生契机，就可以在这个停滞期里重新评估我们的人生去向与规划，获得成长的能量。

英国格林威治大学教授罗宾逊在研究中提到，这个"从青年危机到青年转机"的过程分为四个阶段：

第一阶段，感觉自己完全被困住，不愿意尝试改变的惰性驱使我们停在原地。

第二阶段，逐渐意识到改变是可能的，原地不动的痛苦驱使我们去探索新的可能性。

第三阶段，重建打造一个新的生活。

第四阶段，巩固对自己新的认知、价值观和理想，并落实到生活中。

从罗宾逊教授的研究可以看出，青年危机是"心智蜕变"的必经之路，每个人走出的路都不一样，叙事医学理念能够帮助我们缩短第一和第二阶段的时间，真正实现"三十而立"。

（二）叙事生涯规划的提出与青年危机叙事调节

叙事是一种"互为主体"（inter-subjectivity）或者"相互依存"（inter-being）的交流行为，与人类健康、生涯规划、职业发展和人文关怀直接相关。生涯发展与生命发展最大的差异是，每个人都有生命和生活，但并非每个人都有事业生涯和职业生涯。在叙事医学语境下，"叙事生涯规划"指的是以叙事为理念框架，通过叙事认同、叙事连接、叙事调节引导主体主动形成生活之道、事业之道和健康之道的过程。

汉语中的"生涯"一词最早出现在南朝陈沉炯的《独酌谣》中，诗中提到："生涯本漫漫，神理暂超超。"后来"生涯"一词逐渐被广泛使用。英语中的"career"一词，从字源来看，源自拉丁语的carrus，二者均指古代的战车，后来转义为道路和轨道，逐渐引申为人生发展轨迹，包括一个人在整个人生前进方向（racing course）中所扮演的不同角色和所历经的各种身份。在古希腊，career这个词蕴含"竞赛精神"的意思，最早常用作动词，如驾驭赛马（to career a horse）。在西方文化概念中，使用"生涯"一词就如同在马场上驰骋竞技，隐含有面对未知、勇于冒险、克服困难、掌控人生的精神。

如果说生命叙事进程关注的是向前的一种生命流动的话，"职业生涯发展"关注的更多的是生命主体"向上的事业流动"，表示生命主体在其所投身的事业中循级而上的流动状况。广义的生涯叙事其实就是一辈子走的路和经历的故事的总和。与生命叙事进程一样，每一个生命主体的生涯发展是一个连续不断向前推进的动态进程，是"一生当中依序发展的各种位置的综合体"。每一个现在的人生故事"位置"，都受到过去人生故事"位置"（retrospectivity，回顾性）的影响，也是为未来的人生故事"位置"做准备。

大学阶段的学生主要处于青年危机发生前和发生初期。孔子曰："人无远虑，必有近忧。"《左传·襄公》中曰："居安思危，思则有备，有备无患。"这一阶段如果不能未雨绸缪，很可能在危机中丧失规划和发展能力，滑向人生黑暗的深渊。我们对危机的预见和准备能够增加将危机化为转机的可能性。良好的生涯规划就像磨牙的过程，我们不能等到已经面临青年危机了，再来想办法应对。而是尽量做好规划，预防危机的发生，或者在危机不可避免地来临时，增加安然过渡的筹码。

生涯是一个生命旅程，是一个终身持续发展或成长的系列，而不是某一个时间点的某一个单一状态。这些经验会累积，前后会互相关联、影响，而不是各自成段落的。生涯规划涉及主体一生的发展与进步（development and progress through life），包括生活之道、健康之道和事业之道等。悟道的前提是生命主体具备生活常识、专业知识与技能、人际关系智慧、情绪管理能力、价值认同智慧、两性相处哲学、休闲与运动意识、怡情养性知识等。

生活之道、健康之道和事业之道的发展都与主体生命健康叙事素养息息相关。各种研究显示，尝试运用人际叙事连接策略，和他人分享生活、建立互相扶持、互相陪伴的感觉，是避免青年危机和中年忧郁的重要秘诀。

生命健康叙事理念认为，进入大学阶段的生命主体在个人身份认同、未来职业规划、生老病死认知和人际情感建立等方面将经历重要的转折，容易陷入不同的叙事闭锁，进而影响自己的健康成长和心智发展。在这一关键时期，如果有具备生命健康叙事理念的辅导员以及专业教师的积极引导和高效赋能，青年人不仅能打开局面，走出叙事闭锁，还能收获成长与智慧，形成正确的人生价值观，丰富人生意义，提升生活的幸福感和获得感。迈向不同的人生阶段都是一种转化，这些改变也伴随着生命的"成长痛"。随着叙事资本的积累，我们将积聚改变的能量，成功度过青年危机。

叙事赋能存在着多元的形式和途径，包括经典文学叙事阅读与分享、社团叙事交流活动、叙事职业生涯规划等。通过聆听他们面对的危机和困境，帮助他们重新审视、反思和阐释他们的人生故事，以此走出叙事闭锁的困境。当叙事进入到大学生的日常生活时，固化的生命主体、停滞或负面的故事将会转化进入到另一个更加开放包容的生命叙事进程中，主体在此能够感受到自己处于一个充满可能性的动态叙事空间中，借此引导自己向更好的方向发展。关注叙事，并注重大学生叙事素养的提升，能引发生命主体在行动、认知甚至是命运上发生内在的自觉转变。

（三）年轻医者的叙事生涯规划与青年危机化解

叙事医学倡导年轻医者尽早展开叙事生涯规划，通过广泛阅读树立自己的职业选择方向和职业身份认同，在迷失方向之后，通过积极回顾过去的人生故事，找出令自己恐惧和焦虑的源头，鼓起勇气走出舒适区（comfort zone），转换固化思维模式（比如从职业发展的阶梯思维转向睡莲思维，睡莲的每一个花瓣都象征着一个合适的机会，我们可以跳去任何一个在全面衡量之后自觉合理的方向，向理想的目标前进），调整自己重新面对全新的挑战，通过广泛建立叙事连接，找到能够协助我们突破危机的不同人。

我们可以以世界著名医生作家、《卫城记》（The Citadel）的作者阿契鲍尔德·约瑟夫·克朗宁（Archibald Joseph Cronin，大多时候用缩写名 A. J. Cronin）的故事为例来理解。在没有成为作家前，克朗宁曾陷入青年危机。在踏入医学职业领域之前，克朗宁对自己的医生职业发展抱着简单又美好的想象，以为终于可以一展身手，却残酷地发现：理想与现实之间有着巨大的落差。克朗宁在医学院毕业之后开始行医，他曾经有过展开皮肤科、耳鼻喉科、儿科研究与实践的想法，但都没有坚持多久就放弃了。在理想与现实之间无法找到平衡的克朗宁觉得越来越困惑和迷茫，很快陷入青年危机之中，被诊断为严重的胃溃疡。

刚刚出道的年轻医生克朗宁满心都是济世救人的理想，然而，在他的身边却充斥着各式各样的汲汲于名利的医生。有的年纪大了，对工作失掉热忱；有的人缺乏知识，只想医简单的病，把疑难杂症推给别人；有人抢功，利用职权把下属的医学发现据为己有；有的外科医生技术不好，草菅人命，手术不当，病人死在手术台上，还连一点羞愧之心都没有；有的医生，明知来就医的人身体很健康，却还想从他身上赚钱，开些不痛不痒的药。大多数的医生都想在大都市的医院工作，而不愿留在穷乡僻壤；有的医生怕麻烦，怕花时间，不细心地去查病人致病的原因，总是匆匆忙忙地开药方……

年轻的克朗宁自己虽然想要有所作为，但却发现面对形形色色的患者，他所接受的医学训练根本不够。事实上，克朗宁也发现当时整个医疗制度存在着严重的问题。在很多落后的地方，有的没有医院，没有医生需要的医疗设备。如果一位医生没有名气，和医院不熟，医院就不肯收他所要推荐转送的病人。医生的工作没有效率，没有组织管理。医生同行之间没有情谊，彼此不来往，甚至彼此厌恶。在医学岗位上做了几次调整之后，克朗宁仍然无法形成职业认同，也无法确立生涯目标，并为此饱受胃肠疾病困扰和折磨。

在妻子的强烈要求下，病中的克朗宁选择到苏格兰高地一处小农舍中休养6个月，给自己一定的时间进行思考和调整。克朗宁每天除了喂牛养鸡外，无所事事。这时他想到了写作。虽然一开始写作时，遇到了信息不足、心情烦闷的困境，但是在与农舍周围的农夫建立的叙事连接中，从这位苏格兰老农夫几辈人在荒野上坚持挖掘，希望能够开辟出一片牧场的故事中，顿悟了"坚持"对于生涯走向成功的重要性。克朗宁的生命从此彻底改变。老农夫的故事告诉克朗宁，生命的价值在于战胜自己，而懂得这个道理的人，将永远不会被击败。克朗宁从此开启了目标坚定的写作生涯。最终通过创作半自传虚构叙事作品，克朗宁获得了对医学职业的更全面思考。

老农面对简单枯燥的工作意志却坚定不移，这也让克朗宁回忆到实习期间遇到的一位令人崇敬的护士的故事。这位护士坚持20年来，单人匹马在方圆5公里的贫穷地区为当地的民众默默担负起繁重的疾病照护工作。克朗宁对这位护理前辈的隐忍、刚毅和付出印象非常深刻，也感叹自己身边居然还有这么愿意无私奉献的医者。为了急症即使要半夜起来，护士也精神百倍，毫无倦意。而她的薪酬实在过于菲薄。有一个深夜，克朗宁鼓足勇气要为她抱不平，问她为什么不要求多一点报酬，上帝一定知道你值得更多报酬的。这位护士答道：如果上帝知道我是值得的，我夫复何求。

在这个故事里，克朗宁给了自己一个职涯空档期来调整危机。在遇到青年危机时，我们可以选择主动提出一个月至一年间的"职涯空档期"或"离职长假"（career break）。"职涯空档期"是生命主体主动表达拓展技能和尝试新体验的一种意愿。休假回来之后的主体人生经验得到扩展，开始拥有不同视角，人际交往等软技能得到提升，为更好地继续原来的工作或者为换新的工作进行了积极的调整。总体而言，"职涯空档期"是一种有益的职涯暂停，是重启职业生涯的积极方式。

在与不同人物建立人际叙事连接，对自己的人生故事进行主动的回顾和叙事统整之后，克朗宁对自己创作的方向也有了更明确的选择。在叙事创作和人际叙事连接构建的双重调节作用下，克朗宁很快走出青年危机和健康危机，成为世界著名的作家，出版了《帽商的城堡》《群星俯视》《王国的钥匙》《青春的岁月》《紫荆树》等小说，被誉为"20世纪的狄更斯"。克朗宁的大部分叙事作品都与医生职业和疾病照护相关，蕴含了许多职业反思细节，可以说医生经历给他带来迷茫，但也给他带来灵感。

通过回忆自己的行医经历，创作与医生相关的叙事作品，克朗宁也发现其实除了那些无知愚蠢、追名逐利的医生之外，也还是有一些有才能、有道德，值得民众尊敬和信赖的医生。因而，他在《卫城记》以这些医生为原型塑造了好几位好医生，其中包括一位"身兼医德、医术和仁心"的"完美医生"的典范——丹尼医生，克朗宁通过这种方式向理想中的高尚医生致以崇高的敬意，也通过这一正面医者形象的塑造明确了自己的职业方向，走出了困惑与迷茫。在随后的日子里，克朗宁逐渐恢复健康。

《礼记·中庸》中言："凡事豫则立，不豫则废。言前定，则不跲；事前定，则不困；行前定，则不疚；道前定，则不穷。"意思是，做任何事情，事前有准备就可以成功，没有准备就会失败。每件事能预先拟定目标，就不会半途发生困难。自己行事作为能做好充分的事先准备，则不至于事后的愧疚、追悔。人生的原则和生涯的规划确定后，就不会有困窘之虞。对于年轻医者而言，提早做好生涯规划，主动提升自己的职业叙事素养，就能少遭遇危机，常使自己立于不败之地。

延 伸 阅 读 推 荐

亚当·史迈利·波斯瓦斯基. 迈过四分一人生危机（*The Quarter-Life Breakthrough*），2017.

亚历山德拉·罗宾斯. 征服青年危机：1/4 人生的 25 个求生守则（*The Quarter Life Crisis：The Unique Challenges of Life in Your Twenties*），2006.

大卫·欧·罗素. 派特的幸福剧本（*Silver Limngs playbook*），2012.

斯蒂夫·平克. 录取通知书（*Accepted*），2006.

理查德·林克莱特. 年少时代（*Boyhood*），2014.

结语：保持生命叙事开放性，全面提升生命质量

人类生命是各维度叙事关系的总和。叙事是人与人之间日常思想交流的重要载体，人生幸福的关键是拥有良好优质的人际叙事关系。我们每一个生命个体，都以相互依存、相互连接、共同责任的模式存在于这个世界上，没有一个人能脱离这个最终统整在一起的人际网络独立生存。在拉丁文中，"活着"是"inter hominem esse"，字面意思是"身处人群中"，而"死亡"则是"inter hominem esse desinere"，也就是"无法身处人群中或不再身处人群中"的意思。人类是社会性动物，或者更准确地说，是叙事的动物；在人类进化过程中，每一个生命个体对叙事连接的渴求已深深烙入DNA 中。

无论是青年危机还是疑虑型叙事闭锁、目标型叙事闭锁、单一身份叙事闭锁，重要的根源是我们在生命进程向前推进的过程中，缺少了必要的叙事连接。这种人际叙事断裂的状态让我们无法感受到自己所处的位置和生命的意义。因而，这时我们最需要的是真正的叙事连接。所谓真正的叙事连接，就是可以让你做完整和真实的自己，可以让你投入全部心灵与热情的一种关系。关系双方彼此相知，且相互投入。而这种真正的、有意义的亲密叙事连接的构建将引导闭锁者或身处危机中的人重新回到人群中，重新感受人际叙事网络给自己带来的活力和生命复元力。

 延 伸 阅 读 推 荐

维吉尼亚·萨提亚. 与人联结. 于彬译. 世界图书出版公司，2014.

阿玛斯. 内在的探索. 胡因梦译. 深圳报业集团出版社，2007.

约翰·海利. 照亮忧郁黑洞的一束光：重新与世界连结，走出蓝色深海（*Lost Connections：Uncovering the Real Causes of Depression*），2019.

卡尔·皮勒摩. 如果人生有地图：走过 1 000 位人生专家的生命轨迹，带你找到更好的自己（*30 Lessons for Living*：*Tried and True Advice from the Wisest Americans*），2018.

塞缪尔·申姆（Samuel Shem）. 神之殿（*The House of God*），1978.

课后思考题 1

约翰斯·霍普金斯医院有四大创立医生，分别是内科医生、内科病理学家威廉·奥斯勒爵士，外科医生威廉·斯图尔特·霍尔斯泰德（William Steward Halsted），妇产科医生霍华德·阿特伍德·凯利（Howord Atwood Kelly）和病理学家威廉·亨利·韦尔奇（William Henry Welch），他们都具备非常良好的专业素养和科学思维，为什么唯独奥斯勒成为现代医学之父。试从奥斯勒给予患者人文关爱，运用自己的叙事智慧引导患者走出叙事闭锁的故事出发，理解这个问题。

课后思考题 2

阅读埃德加·爱伦·坡（Edgar Allan Poe）的短篇小说《斯芬克斯》（The Sphinx），结合生活中的故事，谈谈你对疑虑叙事闭锁的看法。以下是故事的概述：

故事发生在纽约暴发霍乱疫情期间，叙述者声称看到近处山边的巨兽。叙事者"我"陷入了无边的惊惧之中，认为怪物的出现是死到临头的"凶兆"。原来所谓"巨兽"是一种名为"斯芬克斯蛾"的鬼脸小昆虫，当身长不过"1/16 英寸"的生物在距离"我"的瞳孔仅"1/16 英寸"的地方爬行时，便被放大成了叙事者眼中的"巨兽"。这部经典的哲理小说提醒我们警惕，对死亡的恐惧在瘟疫时期不应该被非理性地无限扩大，我们应该走出疑虑叙事闭锁，回归对当下生活的关注，深化对生命和死亡的正确认识。

后　记

　　前段时间，深圳理工大学讲席教授、香港中文大学流行病学荣休教授唐金陵教授向我们推荐一本书——《失信医疗：对美国卫生保健体系的反思》（*More than Medicine: The Broken Promise of American Health*，2023），并把其对这部著作的书评推送给笔者。该书的著作者罗伯特·M.卡普兰（Robert M. Kaplan）用大量的证据和严密的逻辑，揭示了美国医疗技术先进、投入高昂与公众健康现实之间存在的巨大反差，并认为美国民众对健康概念的深度误解、健康医疗领域对生物医学模式的过分依赖、社会和个人对健康行为的严重忽视，是矛盾和反差产生的主要根源。

　　卡普兰认为，美国目前医疗的问题根源于现代生物医学模式的"独裁与专横"。美国医学崇信的是生物决定论，认为生物因素（特别是遗传因素）对健康起着决定性的作用，继而认为基础科学研究能够解决所有问题，而其他可用以改善健康的途径均被排挤在认知范畴之外。唐金陵教授在书评中指出：生物医学模式固然存在局限，但它不是现代医学的最大问题。现代医学的最大问题在于生物医学模式太过成功，掩盖了其他也可用于改善人类健康的途径。这是西方医疗事业在近百年来的发展中，高投入和高技术没有带来高质量发展和高健康水平的底层逻辑。

　　在中国叙事医学语境下，我们主张健康事业不能全盘采用生物医学方法来理解和抵御疾病，还需要重视整个社会的生命健康叙事生态，以及个人叙事连接状况和行为习惯等因素对人类健康的重要影响。因而，我们倡导叙事思维与循证思维的高度融合。一方面，我们必须承认生物医学或者循证医学模式给疾病诊断与治疗带来的成功和做出的贡献；另一方面，我们也应看到绝对客观化的循证医学对健康医疗中主体经验维度的排斥对医疗整体质量产生了严重破坏。

　　叙事医学全新理念起源于美国，我们中国学者要做的是结合中国国情，在地化发展和完善叙事医学，形成中国叙事医学理论的逻辑体系和话语体系，指导中国的临床实践，提升中国医学生、医院管理者、临床一线医者的叙事素养和服务精神，切实提升患者和患者家属的就医体验和生命质量，提升患者的满意度，打造有温度的医疗，促进医患和谐，促进社会进步。唯有这样的叙事医学理论体系才经得起推敲，才能走得更远，才能造福中国民众。

与西方叙事医学不同的是，中国叙事医学实践是一种双向行动：一方面，医者的职业叙事能力在中国叙事医学理论体系的指引下得以提升，而民众的生命健康叙事素养则在其与具有叙事意识和叙事智慧的医者的叙事性交流和互动中得以提高；另一方面，中国叙事医学倡导良好的社会（家庭、学校、医院、职场与养老院）健康叙事生态构建，全面展开叙事健康传播与疾病科普活动，触发民众在健康认知、健康态度和健康行为等方面的自觉内在改变，为大健康的实现打下坚实的群众基础，为和谐医院与和谐社会建设做出贡献。

《剑桥医学史》里面有这么一段话："在西方世界，人们从来没有活得这么久，活得这么健康，医学也从来没有这么成就斐然。然而矛盾的是，医学也从来没有像今天这样招致人们强烈的怀疑和不满。"现代医学为什么招致人们强烈的怀疑和不满？因为医学教育者、临床实践者和医院管理者被困在生物医学认知框架所主导的循证思维中，忽略了人的疾病预防与健康管理、人的疾病诊断与全人治疗、人的疾病康复与社会认同、人的疾病沟通与共同决策也需要医学叙事思维。笔者认为，只有循证思维和叙事思维的有效融合才能实现民众高健康的美好愿景，最终助力医院实现高质量发展的宏伟蓝图。

中国叙事医学体系的构建正是在这一语境下获得了有前瞻性的医院领导的反思、认可和传播，伴随着全国30多家叙事中心的设立，中国叙事医学理念近些年得以快速融入临床各大科室与医院高质量发展的健康事业中，并且取得明显效果。广大医务工作者的叙事意识和叙事素养以及服务精神得到明显提升，医者家庭叙事生态趋向美满，医院叙事生态趋向和谐，医患叙事共同体逐步建立起来。中国叙事医学理念经过大量传播和实践表明，接受过叙事医学理念培养的医院，医患危机明显减少，医者职业身份认同感逐步形成，医者职业倦怠感得以缓解。同时，随着叙事介入下的安宁疗护逐步展开，叙事统整调节与叙事哀伤辅导工作的逐步推进，临终患者及其家属对疾病和死亡的认知水准逐步提升，末期患者死亡过程变得更加人性化，更加有尊严，民众整体生命质量得以提升……

2023 年 5 月 26—29 日，以中国高等学校叙事医学实践教育联盟成立及中国叙事医学体系构建专家共识的发布为起点，中国叙事医学将向纵深方向发展。越来越多研究者、教育者与实践者意识到叙事医学不是简单的讲故事、宣传好人好事，也不是西方的心理疗法或者叙事疗法。中国叙事医学理念倡导建立健康医疗语境下多维度的横向人际叙事连接，在良好的叙事生态中互相滋养，互相成就梦想，提升各自的生命质量。叙事医学不是外在于医学教育和临床实践的"锦上添花"之物，叙事思维是医学思维的内核，没有叙事思维，患者的生命安全基石和医院的医疗质量基石就会被撼动。

希望本专著能够起到抛砖引玉的作用，启发全国叙事医学同道更多反思，也希望全国各地更多热爱叙事医学的同道参与中国叙事医学体系的构建和完善。期待未来中国叙事医学的发展不只是停留在"思维体操"这个层面，而是变成临床现实的实操训练和医学教育的规范化培养中不可或缺的一个重要维度和一门必修课程。

杨晓霖

2023 年 11 月 16 日